クルト・シュナイダー
新版 臨床精神病理学

解説 ゲルト・フーバー
　　 ギセラ・グロス

翻訳 針間 博彦

原著第15版
2007年

Klinische Psychopathologie
Kurt Schneider
mit einem aktualisierten und
erweiterten Kommentar von
Gerd Huber und Gisela Gross
15. Auflage

文光堂

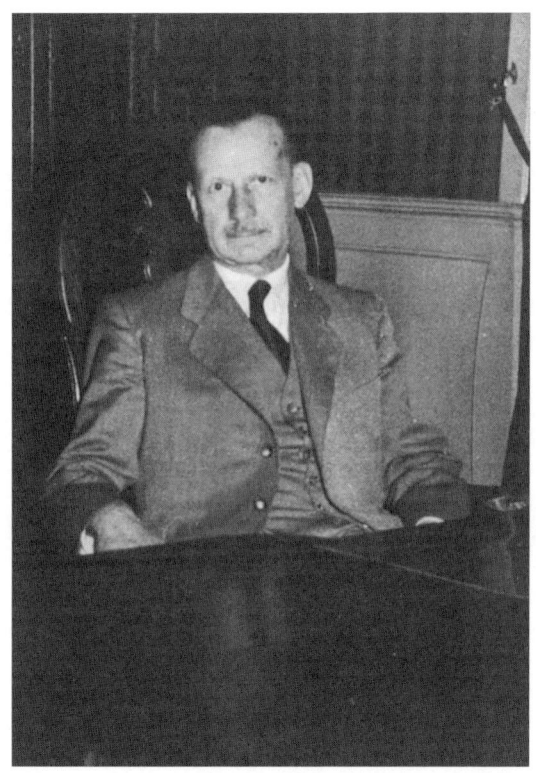

Kurt Schneider, 1887–1967

Klinische Psychopathologie

Kurt Schneider

Mit einem aktualisierten und erweiterten Kommentar von
Gerd Huber und Gisela Gross

15. Auflage

Georg Thieme Verlag
Stuttgart · New York

日本語版版權所有　文光堂

第15版日本語版への序言

『臨床精神病理学』の日本語版は，1959年に英訳が出版されるに先立って出版され[1]，後に改めて日本語に翻訳されていた[2]。我々は昨年，日本で招待講演を行った際，京都大学大学院医学研究科林拓二教授による我々の教科書『精神医学（Psychiatrie）』の日本語版[3]が出版されたことに驚いたものだが，その後，ドイツ精神医学とドイツ語に詳しい都立松沢病院針間博彦医師は，アップデートされ増補された我々の解説が加えられた，『臨床精神病理学』第15版の翻訳に取りかかった。今回出版される日本語版には，シュナイダー自身が執筆した『臨床精神病理学』の最終版である第8版の本文と我々が加えた新たな解説の翻訳が収録されている。

カナダの精神科医ヘーニッヒ（Hoenig）が論文「クルト・シュナイダーと英語圏精神医学」の中で記しているように，クルト・シュナイダーがドイツ語圏のみならず，大陸欧州，中南米，日本の精神医学の指導的精神医学者の1人と見なされたのは，1946年にハイデルベルク大学正教授として招聘されたのちのことではなく，すでにドイツ精神医学研究所臨床部門長（1931年より）であったミュンヘン時代のことであった。北米では，『臨床精神病理学』と『精神病質パーソナリティ』の英語版が出版されたのちも，基本的に，彼の業績のうち十分に受け入れられたものは，統合失調症とその診断および1級症状を取り扱ったごく一部にすぎなかった。かくしてクルト・シュナイダーの学問的業績全体が十分に習熟されなかったことは，一部の問題と誤解を引き起こす原因となった。

v

一方，日本の精神医学は長らくクルト・シュナイダーとその門下生らの精神医学に包括的かつ徹底的に取り組んできた。このたび出版される針間医師の日本語訳は，シュナイダーの立場に対する実り多い批判的議論の前提となり得る，彼の学問的業績に対する真のより良い理解，すなわち，「彼の精神医学に対するアプローチ全般のより深い理解」を可能にすることに寄与し得るものである。

　我々はシュナイダーの門下生として，はるか昔にさかのぼる日独の学問的結び付きという伝統を絶やさぬよう，数多くの試みを行ってきた。1970年代以降，我々は日本の大学で多くの招待講演を行い，また多くの日本人の同僚達を我々のもとに受け入れてきた。最近では2005年秋，東京，大阪，京都で長時間に及ぶ議論と講演を行った。『臨床精神病理学』の後の——また将来の——諸版と解説が，出発点となった立場の弛緩，批判，発展をもたらし，また精神医学の基本問題を再考させることになれば，それはまさにシュナイダーの意に沿ったことである。

　2006年11月　ボンにて

ギセラ・グロス
ゲルト・フーバー

訳者注[1] 第4版の日本語訳，文光堂，1957年。
　　　[2] 第6版の日本語訳，文光堂，1963年。
　　　[3] 『精神病とは何か』，G. フーバー著，林拓二訳，新曜社，東京，2005年。

序言

第15版への序言

　1987年のクルト・シュナイダー生誕100周年の日に，ギセラ・グロスと私は，古典的精神病理学の主要業績である本書の，クルト・シュナイダー自身の執筆による最終版である第8版の原文に，解説を加えた。それは第13版，第14版（1987年，1992年）として出版された。

　それからさらに10年が過ぎ，我々の精神病研究グループは，会員総会にて満場一致で採択された決定により，本書の解説を増補して新たに発表するようチーメ（Thieme）出版に要請した。この解説は最近の精神病研究の発展を考慮に入れてアップデートしたものであり，今回の第15版で初めて出版される。

　本書は精神医学の研究・教育にとっての出発点・指針として，著者の死後40年間にその重要性をむしろ増している。クルト・シュナイダーは彼の学説が他のあらゆる精神医学学説と同じように，暫定的な性格のものであることを常に強調し，彼の「臨床精神病理学」の多くの文章，発言，理解は，その後ろに疑問符を付け得るものであると語っていた。解説文に付した文献一覧と事項索引も大幅に増補することにより，容易に特定の項目を見つけ，関連文献に当たれるようにした。

　我々の精神病研究グループを代表し，チーメ出版に感謝を申し述べる。本グループは1971年以来，「ヴァイセナウ（Weißenau）統合失調症シンポジウム」を開催し，クルト・シュナイダー科学賞を授与している。これは精神病研究の分野で国際的に卓越した科学者のうち，シュナイダーの業績の模範的継承者として多くの功績を残し，常に良好で協調的な共同研究を行なってい

る者を賞するものである。

　この第15版は，ドイツ語版と同時に，本文と解説の新たな日本語版が針間博彦医師の翻訳により出版される。「臨床精神病理学」は過去50年間にあらゆる重要な国際語，すなわち日本語，スペイン語，イタリア語，フランス語，英語，ギリシャ語，ポルトガル語，ロシア語に翻訳されており，その大部分は再版されているのである。

2006年11月　ボンにて

ギセラ・グロス

ゲルト・フーバー

旧版の序言

初版[4]の序言

　3つの論文のうち2番目のものだけが初出である。1番目の論文は1935年に発表されたものであり，3番目の論文は1944年に第3版が発表された。いずれも本書では基本的に変更しなかった。各章の彫琢を損なわぬよう，重複を完全に回避しなかった。とくに1番目の論文と2番目の論文の間には密接な関係がある。異常体験反応は感情の臨床病態心理学という各論にすぎない。3番目の論文は所々で，とりわけ循環病性うつ病の記述に際し，他の2つの論文について触れている。

　この小冊子には，「精神病質パーソナリティ」を除き，私の論文のうち今日でも妥当と思われるすべてのものが，1つにまとめられている。

1945年11月　ミュンヘンにて

　　　　　　　　　　　　　　　　クルト・シュナイダー

---

[4] Schneider K (1946) Beiträge zur Psychiatrie. Thieme, Wiesbaden（表題は「精神医学論文集」。「感情と欲動の病態心理学」「異常体験反応」「精神所見と精神医学的診断」を収録。）

第 2 版の序言

　本論文集の初版（1946 年）には，「感情と欲動の病態心理学」（1935 年に単独で発表），「異常体験反応」，「精神所見と精神医学的診断」（1944 年に単独で第 3 版が発表）が収録されていた。これら 3 つの論文に多少の変更を加えた。この第 2 版で初出の論文は，「臨床体系学と疾患概念」と「身体的基盤が明らかな精神病の構成」である。大部分において臨床的な著作となったので，初版では 1 番目に置かれていた論文を最後に移動させた。

　1947 年 8 月　ハイデルベルクにて

　　　　　　　　　　　　　　　　　　　　クルト・シュナイダー

第 3 版の序言

　本書の成り立ちについて次の点を書き留めておく。「感情と欲動の病態心理学」の初出は，1935 年，ライプツィヒ（Leipzig）のチーメ出版からの刊行である。「精神所見と精神医学的診断」も同じく個別に，1939 年，1942 年，1944 年，あわせて 3 つの版が同社から刊行された。これら 2 つの論文は今日まで何度か改変されたが，1946 年，「異常体験反応」という新たな論文と一緒に

まとめられ，『論文集』初版として出版された。『論文集』第2版では，「臨床体系学と疾患概念」と「身体的基盤が明らかな精神病の構成」が加えられた。

この『論文集』第3版では，いわば空席を埋める形で，第2論文として「精神病質パーソナリティ」が，第4論文として「精神遅滞者とその精神病」が新たに加えられた。そのほか，例えば自我障害に関する部分など，いくつかの個所で若干の加筆を行い，とりわけ妄想と抑うつ状態に関し，再び一部を改作した。今回の改変も日常の臨床経験による絶え間ない訂正の結果であり，単に表現を改善しただけの個所は少ない。論文「感情と欲動の病態心理学」は，いまやそのもっぱら非臨床的な性格のため，他の論文への補遺として位置づけることにした。他の論文は体系的に関連し合い，精神医学全体を概観するものである。表題からはこのことがすぐに見て取れないのは，第6論文の表題が内因性精神病に関する論文であることを表していないからにすぎない。本書はこうして全体が体系的に彫琢されたので，新たに『臨床精神病理学』という表題を付けた。ちなみに，いまや本書には，私自身のこと，そして<u>私にとって今日なお妥当なこと</u>に基づいて，私が精神病理学的・臨床的に精神医学に対して言いたかったことがすべて含まれている。

新たに文献一覧とわずかな事項索引を加えた。事項索引には，本質的なもの，とりわけ本書の中で重要なすべてのものを挙げた。

1950年2月　ハイデルベルクにて

クルト・シュナイダー

第4版の序言

　臨床精神病理学は臨床単位という観点から精神的異常を取り扱うので，精神病理学的な症状学説と診断学となる。精神医学が身体的事実自体も取り扱わねばならないのとは反対に，臨床精神病理学が精神的異常と身体的異常の関係の可能性を論じるのは，およそ身体的異常が見いだされる場合に限られる。
　ここで精神病理学が行われる方法は分析的記述という方法である。これは了解的方法に限らない。
　本文は多くの個所で改善，増補された。とりわけ，妄想，抑うつ状態，内因性精神病の誘発という問題について加筆した。第6章には，その特徴がよくわかるよう副題を付けた。そこで論じられているのは精神病理学的診断学そのものではなく，内因性精神病の診断学だからである。こうした理由から，個々の機能領域の記述の詳しさと掘り下げ方は，これまで以上に不均等になった。内因性精神病の診断にとって，妄想や抑うつは記憶や知能とは比較できないほど重要である。

　1955年3月　ハイデルベルクにて

　　　　　　　　　　　　　　　　　クルト・シュナイダー

序言

第 5 版の序言

　本書が『臨床精神病理学』という表題で出版されるのは，これで 3 度目である。この名称が初めて用いられたのは，我々が知る限り，我々の『医師のための精神医学講義』（ライプツィヒ，1936 年）第 2 版の前文の中である。

　今回も少なからぬ加筆・訂正が行われている。我々の体系学を詳細に批判し，特定の緊張緩和をもたらしたこと，精神病質パーソナリティ領域でこれまで以上に広く弛緩させたこと，内因性精神病の諸形態と症状概念について余論を付したことなどである。

　第 6 章はこれまで繰り返し訂正・増補されており，これで 8 回目の発表である。今回は「循環病と統合失調症」という表題である。つまり，1939 年より用いてきた「精神所見と精神医学的診断」という表題は，やや誤解を招くので取り止めた。

　目次が詳しいものであるので，これまでのわずかな事項索引を省くことができた。

　1958 年 8 月　ハイデルベルクにて
　　　　　　　　　　　　　　　　　クルト・シュナイダー

第6版の序言

　今回の新たな点は，数カ所で加筆と削除を行ったことである。それ以外は，わずかな不一致を滑らかにしたことのほか，さほど変更していない。文献は1961年までのものである。

　「精神医学論文集」という副題は取り止めた。これは1946年，1948年に発刊され本書の発端となった，断片的な論文集の表題であった。

　熟慮の末，今回も事項索引を省いた。この小さな本は事典ではなく，読本である。取り上げられていることは目次に詳しく述べてある。もっとも，これらのテーマのうち多くのものは他の個所でも触れられており，結局，すべてがすべてと関連することを考慮すべきである。

　1962年3月　ハイデルベルクにて

　　　　　　　　　　　　　　　　　　　　　　クルト・シュナイダー

第7版の序言

　新たな点は少なからぬ加筆，削除，その他の訂正であるが，例を挙げるほどのものでもない。おそらく言及に値するのは，自己

陳述の評価に関する新たな一節であろう。

　今回も文献は1961年までのものである。とりわけ，私に捧げられたH. クランツ（H. Kranz）編集『今日の精神病理学（Psychopathologie heute）』〔シュトゥットガルト（Stuttgart），1962年〕には，この新版で用いることもできた多くの文献が含まれている。だが他の文献も少なくない。しかし，これまでとれていたバランスに，最新の，要するに最も示唆的な研究を加えることは，うまくいかないと思われる。研究成果と見解の名を挙げて，時折ごくわずかにそれらを指摘したところで，意味はないであろう。本書の目的は決して研究報告を挙げることではない。

　本書はスペイン語，イタリア語，フランス語，日本語，英語，ギリシャ語に翻訳され，そのうち一部は再版された。ここに謝辞を述べる。

　1965年9月　ハイデルベルクにて

　　　　　　　　　　　　　　　　　　クルト・シュナイダー

第8版の序言

　本文はわずかしか改変していない。だが，1961年以降の文献を示す必要があると思われた。旧版の文献に補足を加える形とし，テーマとアプローチの点で多少とも本書に見合う業績を選び出した。それ以上は際限がなくなる。新たな文献を本文中に取り込むことはしなかった。その理由は第7版の序言で述べた。数十

年を概観し，ときに19世紀にまでさかのぼったこれまでの文献一覧と比べても，この新たな補足は決してわずかなものではない。

　単行本については，従来の文献一覧の中で旧版を挙げなかったものに限り，新版を挙げた。

　ボン大学のゲルト・フーバー教授は，本書の校正を繰り返し忠実に引き受けてくれた。彼の常に変わらぬ，信頼性のある援助に対し，今回も心底より感謝を申し述べる。

1967年7月　ハイデルベルグにて

クルト・シュナイダー

第9版の序言

　本文は第8版から変更していない。著者の死去から3年がたったが，このことは正当である。基本的に，臨床精神病理学領域におけるそれ以後の新たな点は，消化されていないからである。この命題的な教科書はすでに古典的であるにもかかわらず，非独断的な，偏見のない，先行的性格を意識した基本態度において，現代のあらゆる精神医学的研究にとっての出発点・指針として，今なお現在的意義を有している。本書が伝えていることは，シュナイダーが彼自身のこと，そして私見では今日なお妥当なことに基づいて，精神医学に対して言いたかったことである。将来，後の編者は，他の，またそれまでに得られる新たな知見・理解と対決

させる形で，臨床経験から生じた伝統的精神医学の主要業績である本書に，思い切って一種の批判的解説を加える試みを行い得るかもしれない。

1970年6月　ウルム―バイセナウにて

ゲルト・フーバー

第13版の序言

　1967年10月27日，クルト・シュナイダーは死去した。亡くなるわずか前に彼は『臨床精神病理学』の最後の改訂を行い，1967年7月，少なからぬ個所が書き直されたこの8回目の新版への序言を記していた。以後，この第8版から変更のない版が4回出版された。第9版（1970年）への序言の中で，我々は臨床経験から生じた伝統的精神医学の主要業績である本書に，いつの日か思い切って一種の批判的解説を加える試みを行ってみたいと述べた。第8版から20年を経て，我々はハイジ・シュナイダー夫人とチーメ出版からの激励に従い，クルト・シュナイダー生誕100周年の日である1987年1月7日に，本文に手を加えることなく，ささやかな注釈と索引を補足したものを発表することにした。「それまでに得られる新たな知見・理解と対決させる」ことは，スペース上の理由から不可能であった。この古典的教科書に，新旧の業績や見解を考慮した議論の出発点となり得ない個所など，一段落，いや一文もない。今回我々は，クルト・シュナイ

ダーの精神医学的基本立場に関する短い解説を加え，1967年シュナイダー自身が記したように，本書に「テーマとアプローチの点で多少とも見合う」わずかな出版物を選択し，提示するにとどめざるを得なかった。

　マリア・リンツ女史は，解説と新たに活字に組み直された本文全体の校正を引き受け，索引と文献一覧を作成した。我々のうちの1人は第8版の校正読みを行ったが，彼女の仕事はそれよりもはるかにクルト・シュナイダーからの謝辞に値するものである。

1986年11月　ボンにて

ギセラ・グロス
ゲルト・フーバー

目　次

第 15 版日本語版への序言，第 15 版への序言および旧版の序言 ………i

臨床体系と疾患概念

I.

臨床精神病理学の体系……………………………………………………1
精神病の概念………………………………………………………………4
体系の説明…………………………………………………………………4

II.

精神医学における疾患概念………………………………………………7
奇形…………………………………………………………………………8
循環病と統合失調症は「疾患的」なものであると要請することが
できるか……………………………………………………………………8

III.

単に異常なものと疾患的なものとの間の移行という問題……………11
循環病と統合失調症との間の移行………………………………………12

精神病質パーソナリティ

I.

異常パーソナリティと精神病質パーソナリティの概念………………15
精神病質パーソナリティの分類可能性…………………………………16

II.

発揚性精神病質者…………………………………………………………18
抑うつ性精神病質者………………………………………………………19
自信欠乏性精神病質者……………………………………………………20

xix

目　次

狂信性精神病質者……………………………………………………22
顕示性精神病質者……………………………………………………23
気分易変性精神病質者………………………………………………23
爆発性精神病質者……………………………………………………24
情性欠如性精神病質者………………………………………………24
意志欠如性精神病質者………………………………………………25
無力性精神病質者……………………………………………………25

III.

精神病質者の類型学に対する批判…………………………………27
精神病質者の類型は診断ではない…………………………………27
持続性の相対化………………………………………………………30
素質と体験……………………………………………………………31
「精神病質者」という呼称に関する観点……………………………33

異常体験反応

I.

体験反応の概念………………………………………………………36
地下……………………………………………………………………37
背景……………………………………………………………………39
異常体験反応の概念…………………………………………………40
外的体験に対する反応と内的葛藤反応……………………………40
体験反応領域の術語…………………………………………………41
主導感情による体験反応の分類……………………………………43

II.

悲哀……………………………………………………………………44
驚愕……………………………………………………………………48
不安……………………………………………………………………50
目的反応………………………………………………………………54
パーソナリティ反応…………………………………………………56

精神遅滞者とその精神病

I.

知能の概念 …………………………………………………………58
精神遅滞者の類型 …………………………………………………60

II.

精神遅滞者の精神病 ………………………………………………61
構造分析 ……………………………………………………………63

身体的基盤が明らかな精神病の構成

I.

身体的基盤が明らかな精神病の概念 ……………………………67
必発症状と任意症状 ………………………………………………68

II.

急性形態 ……………………………………………………………69
「症状性」および「誘発された」内因性の病像 …………………70
慢性形態 ……………………………………………………………72

III.

てんかんにおける精神病 …………………………………………75
先天性認知症 ………………………………………………………75
罹患という体験 ……………………………………………………76

循環病と統合失調症

I.

精神病理学的診断学 ………………………………………………77
内因性精神病の概念 ………………………………………………78

目　次

内因性精神病の臨床形態 …………………………………………………79
状態と経過 ……………………………………………………………………81

II.

精神病理学総論の体系 ……………………………………………………82
知覚の障害 ……………………………………………………………………83
思考の障害 ……………………………………………………………………86
強迫 ……………………………………………………………………………89
妄想 ……………………………………………………………………………91
感情の障害 ……………………………………………………………………101
志向と意志の障害 …………………………………………………………103
自我体験の障害 ……………………………………………………………104
記憶の障害 ……………………………………………………………………108
心的反応能力の障害 ………………………………………………………108
意識の障害 ……………………………………………………………………110
知能の障害 ……………………………………………………………………111
表出の障害 ……………………………………………………………………111

III.

「症状」とは何か ……………………………………………………………112
診断を組み立てる際の症状の等級づけ ……………………………113
自己陳述の評価 ……………………………………………………………114
1級統合失調症状 …………………………………………………………115
抑うつ状態の診断的分析 …………………………………………………117
中間例 …………………………………………………………………………123

補遺：感情と欲動の病態心理学概説

I.

感情と感覚 ……………………………………………………………………125
身体感情とその異常 ………………………………………………………126
心的感情とその異常 ………………………………………………………127

II.

欲動と感情 …………………………………………………………………136
身体的欲動とその異常 ……………………………………………………137
心的欲動とその異常 ………………………………………………………138

III.

欲動間の力動，欲動と意志との関係 ……………………………………139

文　献　142

解　説［ゲルト・フーバー，ギセラ・グロス］　146

臨床体系学と疾患概念

Ⅰ．臨床精神病理学の体系．精神病の概念．体系の説明 ……………146

Ⅱ．精神医学における疾患概念．奇形．循環病と統合失調症は
「疾患的」なものであると要請することができるか

Ⅲ．「単に異常なもの」と疾患的なものとの間の移行という問題．
循環病と統合失調症の間の移行 ……………………………………154

精神病質パーソナリティ

Ⅰ．異常パーソナリティと精神病質パーソナリティの概念．精神
病質パーソナリティの分類可能性 …………………………………158

Ⅱ．個別類型
Ⅲ．精神病質者の類型学に対する批判 …………………………………164

異常体験反応

（異常）体験反応の概念．地下，背景．外的体験に対する反応と

目　次

内的葛藤反応．神経症．術語．主導感情（悲哀，驚愕，不安）．
目的反応．パーソナリティ反応 ……………………………………167

精神遅滞者とその精神病　　171

身体的基盤が明らかな精神病の構成　　173

循環病と統合失調症

I. 精神病理学的診断．内因性精神病の概念と臨床形態．状態と経
　 過 ………………………………………………………………………177

II. 精神病理学総論の体系．体験の種類・基本特性・外包の障害．
　 妄想知覚，思考（強迫と妄想），感情，志向と意志．自我体験，
　 記憶，心的反応能力．意識，知能．表出 ………………………185

III. 診断を組み立てる際の症状の等級付け．自己陳述の評価．
　　 1級・2級統合失調症状．中間例．統合失調症診断にとっての
　　 シュナイダー統合失調症概念の重要性 ……………………………197

結　語　　209

解説の文献　　217

訳者あとがき　　225

クルト・シュナイダーの生涯(232)，クルト・シュナイダーの業績
目録(242)，『臨床精神病理学』出版・改訂の経緯(247)，著作経歴・
解説者経歴・訳者経歴(276)

索　引　　248

臨床体系学と疾患概念

I.

　次の2つの点をはっきりと理解しなければ，いかなる方法によっても臨床精神病理学は分かり得ない。1. 心的異常には，心のあり方の異常変種[1]としてのものと，疾患（および奇形）の結果としてのものがある。2. 第2の群において通常用いられる診断上の概念と名称は，一部は身体学的なものであり，一部は心理学（精神病理学）的なものである。この場合，診断は二本立てである。これら2つの観点は，臨床形態の分類の中にも表れていなければならない。さもなければ，認識上表面的で見せかけにすぎない系列が生じることになろう。臨床精神病理学の体系は，同時に臨床精神医学の体系である。

　精神医学の体系学が部分的に身体的事実を，また部分的に精神病理学的事実を用いていることは，当然，すでにしばしば指摘されている。ケルトケ（Körtke）は二重体系が必要であると明言したが，それを完成させなかった。もし彼がそれを完成させていたならば，我々はその試みに一つ一つ反論しなければならなかっただろう。F. ハルトマン（F. Hartmann）は二重体系学の草案を作成した。これはほとんど知られておらず，我々もこれまで知らなかったが，最近 J.-E. マイヤー（J.-E. Meyer）によって指摘された。だがその草案はまったく異なる方法論的・臨床的見解によるものであるから，ここで報告するものとは比較できない。

訳者注[1] 心のあり方の異常変種（abnorme Spielarten seelischen Wesens）：ノーバーの英訳は "abnormal variations of psychic being"。シュナイダーはこの "seelisches Wesen" を "seelisches Sein（心的存在）"，"Seelenleben（精神生活）" とも表現している。すなわち，"Wesen" はここでは「存在，あり方」との意味である。また，"Spielart" と "Variation" はほぼ同義に用いられており，それぞれ「変種」，「変異」と訳した。

我々は検討にあたり<u>経験的</u>二元論に立脚しているが，身体と精神の関係に関する<u>形而上学的</u>解釈に対し態度を決定しているわけではない。形而上学的な二元論者でなくても，例えば進行麻痺では脳のなんらかの変化が認知症の「原因となった」，あるいは少なくとも脳変化が認知症に「対応する」，と表現しなければならないだろう。実際，この関係を別の方法で表現することは，はなはだ迂遠でおよそ不自然な言葉を用いない限り，ほとんど不可能である。身体的原因が未知である精神病に対し，身体的原因を仮説的に要請することは，こうした出発点と密接に関連している。つまり，我々は一般に通常用いられている<u>この経験的二元論を基本としている</u>。

　我々は次の体系学に到達している。

　　　　I．心のあり方の異常変種
　　　　　　　　異常知能素質
　　　　　　　　異常パーソナリティ[2]
　　　　　　　　異常体験反応

　　　　II．疾患(および奇形)の結果

身体医学的(病因論的)系列	心理学的(症候学的)系列
中毒	
進行麻痺	
他の感染症	
内科疾患	急性：意識混濁
脳奇形	慢性：パーソナリティ解体(先天性：パーソナリティ低格)および認知症[3]
脳外傷	
脳動脈硬化症	
老年期脳疾患	
他の脳疾患	
真性てんかん	
？	循環病[4]
？	統合失調症[5]

第1群でも，身体的な原因あるいは対応関係を想定することが可能である。例えば，異常パーソナリティの原因として特定の体質的身体状態を考えることは，十分に意味のあることである。もっとも，我々の観点から出発すれば，例えば，ある人がある体験に対し絶望という反応を示す場合，原因を身体的なものの中に求めることは無意味である。しかし，心的きっかけから発したその反応性気分変調が，身体内では何かに対応している，と想像することも可能である。したがって，第1群の左側にも身体的事実を想定することが可能である。だがその場合の身体的事実は，形態学的あるいは機能的な変異と考えることはできても，<u>疾患</u>と考えることはできないであろう。すなわち，それは正常な精神生活にほぼ対応する身体的過程と基本的に異なるものではないと考えられる。我々は身体的事実には完全あるいは部分的な蓋然性があると考えることも，身体的事実が何らかの形態で存在すると承認することも，連続した

---

[2] パーソナリティ(Persönlichkeit)：従来の「人格」という訳語は倫理的価値判断を含んだ語感を与え，シュナイダーの意に反するであろう。最近の訳語変更の流れに従い，"Persönlichkeit"はすべて「パーソナリティ」と訳した。

[3] 認知症(Demenz)：シュナイダーは後天性の知能低下だけでなく，疾患および奇形による先天性の精神遅滞もこれに含めている。したがって今日の「認知症(痴呆)」よりも広義である。

[4] 循環病(Zyklothymie)：zyklo＝循環，thym＝気分。シュナイダーはこの語を「躁うつ病」よりも広義の，双極性および単極性の感情病(affektive Psychose)という意味で用いている［なお，ICD-10のF 34.0 気分循環症(cyclothymia)は，これとはまったく別の概念である］。シュナイダーはすでに1932年からこの「循環病」という語を用いており，その理由をこう説明している(Psychiatrische Vorlesungen für Ärzte, 1936)。「我々が循環病と呼ぶものは，精神医学文献ではたいてい躁うつ精神病あるいは循環精神病(manische-depressives oder zirkuläres Irresein)と呼ばれている。我々が循環病という呼称のほうを好むのは，患者が文字通りの意味で"狂っている(irr)"ことはほとんどなく，患者がこの"Irresein(狂った存在)"という呼称によって不利益を負わされていることは，まったく不当だからである。また，躁うつという表現は，我々にとってあまりにも理論上のものである。なぜなら，躁の時期もうつの時期もある患者は，実際はごく少数にすぎないからである。」

[5] 統合失調症(Schizophrenie)：schizo＝分裂，phren＝精神。「精神分裂病」が直訳だが，近年の呼称(訳語)変更に従って「統合失調症」とした。もっとも，ZyklothymieとSchizophrenieは語尾が「-ie」と対応しているように同列の概念であるから，本来は「―病」（あるいは「―症」）と統一すべきところである。

対応関係が存在すると確信することも，身体的事実の存在を疑うこともできる。疾患と混同されることを誤解なく防ぐために，我々は第1群を第2群に対応するように配置しなかった。つまり，臨床的呼称を右の心理学的事実の列にずらし，左の身体医学的系列に3つの疑問符を記すことをしなかった。第1群の配置は，精神領域における結果を伴う疾患群である第2群とは，まったく異なる。いずれにせよ，<u>診断学</u>は第2群においてのみ二本立てである。

　「<u>精神病</u>」とは何かについて，<u>科学的に見て厳密な概念</u>が要求されるのであれば，我々はこう言うであろう。精神病とは，第2群に属する，つまり「疾患的[6]」である心的異常のすべてであり，またそれらのみであると。我々にとって，奇形の結果もそれに含まれる。すると，いかに著しい異常体験反応も精神病ではない一方，脳外傷によるいかに軽度の心的変化も，またいかに軽症の循環病性うつ病も，精神病である。こうした精神病の概念規定は，たいてい程度・外見的派手さ・社会学的観点に従っている漠然とした精神病呼称に取って代わるのに，おそらくふさわしいものであろう。しかし，疾患的な心的障害であれば，いかに軽症のものであってもすべて精神病と呼ぶことは，臨床的な言葉の使い方にはあまりにも反しているであろう。だが少なくとも非疾患的な心的障害に対しては，それがいかに「重症」のものであっても，決して精神病という言葉を使うべきではない。

　個々の点について，以下にさらに説明しよう。顕著な先天性精神遅滞状態のうち，第1群に属するものはおそらくごくわずかである。ほとんどのもの，とりわけ重度のものは，例えば感染・脳外傷・奇形といった疾患の結果であり，パーソナリティ低格と認知症に含まれる。だが異常パーソナリティがパーソナリティの変異にすぎないように，知能の欠乏も，単なる知能素質の変異と見なさざるを得ない場合が多い。このことは，<u>増多の方向への変異</u>では自明である。我々の言う異常知能素質とは，この単なる知能の変異のことである。

　我々は異常パーソナリティのうち，その異常性に本人が苦しむ，ある

---

[6] 疾患的(krankhaft)：単に「病的(pathologisch)」という意味ではなく，「疾患(Krankheit)を基礎とする」という限定した意味で用いられている。

いは社会が苦しまされるものを精神病質[7]パーソナリティとして区別している。だがこの区別の仕方は例外なく不明瞭である。もっぱら科学的に見て本質的な概念は，常に平均から逸脱した変異という異常パーソナリティ概念である。異常な生気欲動素質，特に性的なものは，ここでは異常パーソナリティに含めてよい（こうした変異は稀に脳炎後などに疾患の結果として生じる。だがそれはたいてい単に増強あるいは露呈されたものであろう）。我々は嗜癖もまた異常パーソナリティと異常体験反応の単なる表れとして扱い，固有の1群として扱わない。言うまでもなく，嗜癖による精神病性の結果は中毒であり，これは疾患の結果である。

　我々は体験反応性発展も異常体験反応に含める。これは急性の重大な体験や長期に遷延する体験作用から生じる心的ゆがみである。

　「中毒」から「真性てんかん」までの診断が呈する精神的病像は，周知のように非特異的である。ボンヘッファー（Bonhoeffer）以後，これらの病像はしばしば「外因反応型」と呼ばれており，この言葉はとりわけ急性のものに用いられている。不当なことに，てんかんの精神病性病像が「外因反応型」に含められていない。だが「外因反応型」という表現は，極めて広範な説明をしないかぎり誤解を招くので，用いないほうがよい。我々は身体的基盤が明らかな精神病[8]という言葉を用いている。この群の急性病像と慢性病像は，境界なしに相互に移行する。

　真性てんかんは病因論的に解明された疾患ではなく，神経学的症候群にすぎない。したがって，それは他の疾患形態に対し特殊な位置を占めている。だが，このことによって心理学的系列が妨げられるわけではな

---

[7] 精神病質（Psychopathie）：psycho（精神）＋pathie（病的状態）。「社会病質（Soziopathie）」，「身体病質（Somatopathie）」，「感情病質（Thymopathie）」などの概念もある。

[8] 身体的基盤が明らかな精神病（körperlich begründbare Psychose）：字義通りには「身体的に基礎付け可能な精神病」。身体的な原因を明らかにすることができる精神病という意味であり，器質性・症状性・中毒性精神病を総括した概念である。一方，körperlich nicht begründbare Psychose（身体的に基礎付け不能な精神病）は身体的原因を（今のところ）明らかにすることができない精神病という意味であり，「内因性精神病」と同義の概念である。これは「身体的基盤が不明の精神病」と訳した。

く，その点において真性てんかんは疾患であり身体的病因である，とみなしてよい。

　循環病と統合失調症の左にある2つの疑問符は，「あるかないか」を問うものではなく，「それは何か」を問うものである。つまり，これらの精神病理学的形態の基盤に疾患が存在することを疑っているのではない。そのことを疑うと，循環病と統合失調症を「疾患の結果」の中に包含できなくなる。この「あるかないか」については後述する。循環病と統合失調症は不明の疾患の精神病理学的「症状」である，という要請を我々は堅持する。「要請」という語が要件という意味に解されるのであれば，「仮説」というほうがよい。

　循環病と統合失調症という心理学的事実の左の身体的系列に1つの疑問符を付しているのは，これらの形態の身体的原因が単一の疾患にあると我々は考えている，という意味ではない。そうしたことは，循環病ではたしかに考えられるが，統合失調症では考えられない。少なくとも我々が唯一知り得る精神的病像には両形態間の移行や中間例があることを考えれば，循環病に単一の身体的基盤がある可能性も疑わしい。これらの「内因性精神病」の領域から，さらに別の類型を説得力のある方法で取り出し公認を得ることには，いまだ誰も成功していない。実情は今日でも次のとおりである。身体的本質が不明の精神病から，多少とも定型的な循環病性精神病を差し引いた残りを，統合失調症と呼ぶ。循環病に合致しないすべての症状を統合失調症状としてまとめる。今日我々が統合失調症と呼ぶ病像のすべてに共通して繰り返し出現する症状を指摘することはできない。このことは，ある特定の精神病理学的症状群が存在する場合，異常変異と循環病状態に対比させて「これは統合失調症である」といえることと矛盾しない。しかし，その症状群以外の多くの症状群も統合失調症である。経過もまた統合失調症の同属性を想定させるものではない。

　身体面が把握可能な疾患の急性・慢性の精神的病像と統合失調症との間には，移行が存在する。だがこれは統合失調症との間に限られることであり，循環病，少なくともうつ病性循環病との間に移行は存在しない。言うまでもなく，全般性の抑うつ気分をすべて「循環病性」と呼んではならない。

あらゆる体系がそうであるように，我々の草案は揺るぎない枝を持つ揺るぎない樹木に似ている。その周りを揺れ動く葉が覆っているが，それらは価値を持ち得ないし，持つべきでもない。実際の病像はしばしば極めて複雑な構成を示す。把握可能な疾患の急性および慢性の病像の中には，(稀だが)時に意識混濁・パーソナリティ解体・認知症に包含し得ない精神病，とりわけパーソナリティ解体や認知症を<u>伴わない</u>意識清明下の幻覚症や妄想状態がある。また，意識混濁を伴わない「通過症候群」[ヴィーク(Wieck)]もある。これは可逆的であるから，やはりパーソナリティ解体とも認知症とも呼べない。とりわけ健忘症候群がそうであり，これは通常の意味での精神病と見なすことがほとんどできない。

II.

　疾患の結果における二本立ての診断，という観点に疑念が呈されることは，ほとんどないといってさしつかえない。だがその一方で，第1群と第2群の区別は矛盾を生じ得る。この区別は心的異常を非疾患的なものと疾患的なものに分けるものである。よって我々は，我々の<u>疾患概念</u>について詳しく解説しなければならない。つまり，それは我々自身の疾患概念を明らかにすることでしかなく，他の考え方を議論することではない。理念の議論には常に条件付きの価値しかない。いかなる理念の議論にも前提があり，その前提を自己認識している場合は，それを公に示すのが最善である。

　我々にとって疾患概念とは，精神医学においても厳密に<u>医学的</u>なものである。疾患そのものは身体内にしか存在しないのであるから，心的異常が疾患的な器官過程に帰し得る場合に，その心的異常を「疾患的」と呼ぶ。こうした根拠に基づくことなく，精神的な奇妙さや純粋に社会的な奇妙さを「疾患的」と呼ぶことには<u>比喩</u>の意味しかなく，認識価値はまったくない。現在，医学にとって「疾患」に属するものは，器官変化のほかは，ほとんどが健康感の欠如，最終的には生命の危機という基準である。つまり，医学は<u>純粋</u>な存在概念だけでなく，医学的な価値概念も用いていることがほとんどである。だが後者の基準を精神医学に適用

することはできない。多くの精神病患者は自分が不健康であるとは感じず，一部の患者はことさら健康であるとさえ感じ，本質的にほとんどの患者，とりわけ内因性精神病の基盤となる疾患の患者には，生命の危機がないからである。そのため，精神医学において疾患概念として残るのは，純粋な存在概念だけである。我々にとって「疾患的」であるのは，器官過程とその機能的結果および局所的残遺に起因する心的障害である。つまり，我々は精神医学における疾患概念の根拠を，もっぱら<u>身体の疾患的変化</u>に置いている。先の医学的価値を付け加えることを断念せねばならないとすると，いかなる場合に身体の変化を疾患的と呼び得るのか，一般病理学は明確に答えられなくなる。しかし，だからといって，我々が上述した疾患概念を理念として堅持することは妨げられない。

　すでに述べたように，<u>奇形は我々の見解では臨床上</u>，疾患に含めてよい。

　精神医学にとって意味があるのは，第一に脳奇形，すなわち一部の先天性精神遅滞の原因としてのものである。器官奇形のほかに，例えば代謝といった機能の「奇形」も想定し得る。これは我々の診断表では「内科疾患」に含まれる。こうした障害に多少とも統合失調症の責任を負わせてよいかについては，それを肯定する知識がまったくない。単にそれが考え得るからといって，我々の診断表の統合失調症や循環病に対し，何か似たような障害を記入することはできない。第１群の知能欠乏と異常パーソナリティにおそらく対応するであろう構造と機能の変異を「奇形」と見なすことは，あらゆる知識，明らかな根拠に基づくあらゆる推測を越えたことである。我々が疾患について述べる場合，常に奇形が含まれている。

　我々は統合失調症と循環病の基盤となる疾患過程を知らない。しかし，それらの基盤に疾患がある<u>こと</u>は，極めてよく支持される要請であり，極めて十分な理由に基づく<u>仮説</u>である。遺伝性の頻度が高いこと，世代過程と結び付いていること，一般的身体変化が頻繁に存在すること，身体療法が反論の余地なく優位であること（循環病には他の治療法がないこと）よりも，正常な精神生活にもその異常変異にも何ら類似のものがない症状が他の症状と共に出現する，という精神病理的事実のほうが重要である。統合失調症と循環病という精神病は，圧倒的多数の例

では体験とのつながりを有しておらず、体験反応という意味で体験に動機付けられていることはまったくない。これらの精神病は、とりわけ生活発展の完結性・意味合法則性・意味連続性を切断する。意味合法則性、より広義に意味関連という問題を方法論的に取り上げることはできない。最近、キスカー(Kisker)はこの問題に関する包括的論文を発表した。

あらゆる意味合法則性が、体験されない、また体験され得ない地下[9]の上に載っていることは確かである。発達上の一時期(思春期)や、一部の気分変調(地下抑うつ)においてそうであるように、地下の「動き」が意味連続性を引き伸ばしたり、張り詰めさせたり、弛緩させたり、傷つけたりすることがある。だがそれは、たとえ精神病質性の程度のものであっても、意味連続性を切断することはない。意味連続性を切断するのは疾患だけである。もっとも、意味連続性は常に切断されているとは限らない。とりわけ発病時にはそうである。こうした状況は比喩的に述べない限りほとんど表現することができない。

たしかに、循環病と統合失調症が疾患を基盤とすること、したがってそれらが「疾患的」であることを、誰に対しても納得のいくように「確信」させることはできない。こうした要請を疑って受け入れず、身体的基盤が明らかな精神病はほぼ例外なく、これらの今のところ身体的基盤が不明の精神病[10]とはまったく異なる外観を呈する、という注目に値する事実に依拠することも可能である。この事実はいかにして説明できるのだろうか。

そうすると、我々の体系学は性急で独断的である、と非難することも

---

[9] 地下(Untergrund)：「地(Grund)の下(unter)」(英語では undergroud)。シュナイダーはこれを「地(Grund)の背後(hinter)」である「背景(Hintergrund)」(英語では backgroud)から区別している。「背景」は体験されるが、「地下」は体験されず、体験できない。「地下」は限界概念であり、精神分析のいう無意識とはまったく異なるという。旧訳は「基底」だが、こうした理由から、またフーバーらの基底症状(Basissymptome)概念との混同を避けるためもあり、文字通りに「地下」と訳した。

[10] 身体的基盤が不明の精神病(körperlich nicht begründbare Psychose)：字義通りには「身体的に基礎付け不能な精神病」。シュナイダーは「内因性精神病」をこう呼ぶ。

可能である。実際，本当に分かっていることだけに厳密に準拠するならば，体系は外観を変え，例えば次のようにならざるを得なくなる。

　I．心のあり方の異常変種。II．精神病性の心的異常。1．身体的基盤が明らかなもの。2．身体的基盤が不明のもの(II.1.はこの場合も二本立てであろう)。こうすると，疾患に沿った我々の精神病概念は，それに代わるものが分からないまま，批判に耐えないものとなろう。また疾患概念も，それ自体に手を付けないのであれば，その適用範囲はあまりにも限られたものとなり，例えば刑事鑑定に用いることはできなくなるであろう。というのは，内因性精神病を包摂しない疾患概念を法廷でどう扱うというのか。ここでこの「要請」はすでに困った問題である。

　すると，これらの身体的基盤が不明の精神病とは，いかなるもので「あろうか」。我々はそれらを体験反応性発展としての「神経症」と解釈し直して第1群に含めることを譲歩することなく拒否するが，その根拠を示すことはできない。ただ，次のことを思い起こされたい。内因性-精神病性の病像を体験反応性の状態から区別することは，内因性-精神病性の病像を身体的基盤が明らかな精神病における状態から区別することよりも，はるかに確実になし得る。なぜなら，内因性-精神病性の状態と身体的基盤が明らかな精神病の状態との間には，ともかく時に重なり合いが存在するからである。哲学的-思弁的解釈に没頭するつもりがなければ，内因性-精神病性の状態を前にすると，人間学的神秘を前にした時のように立ちすくむほかはない。人間-精神医学の煩わしさは，心のあり方の異常変種と，明らかに疾患を基盤とする心的異常のほかに，これらの「内因性精神病」が存在することである。動物-精神医学では事情が異なり，1番目と2番目しか存在しない。我々は上に述べた根拠から，発見的原理という意味において仮説を支持し，それに従って，「疾患的」であるということを支持する。

　これは信仰告白であり，異議がないわけではない。たしかに，循環病相とほとんどの統合失調症性精神病についての異議はかなり少ない。しかし，我々が何年も前から繰り返し述べてきたように，一部の精神病——そのほとんどは類パラノイア性(パラフレニー性)精神病である——については，疑いが生じる。少なくともその場合の精神病現象は，もはや意味も相互関連もなく身体病から立ち上る泡と見なすことができな

い。すると次のように考えるしかなかろう。疾患は，すでに準備されていた生活史上の問題・葛藤・布置を，精神病性のものに置換して歪める。つまり疾患は，完全あるいは本質的に，精神病前および精神病外の材料を用いて「作業」する。我々はこうした形態を性格因性あるいは体験反応性の発展とは理解しないことを，今一度明言しておく。しかし，少なくともこの場合，またおそらく他の場合にも，身体因性のもの，心因性のもののほかに，第3にメタ因性のものが存在すると考えられる可能性があること，また身体的原因も心理的原因もなしに精神が発「狂」することについては，未解決のままにしておかねばならない。

ちなみに，最近フーバー（Huber）によって，少なくとも統合失調症性精神病の身体的基盤を支持する，かなり有望な肯定的手がかりが得られた。もっとも，その所見の解釈はいまだ不確実である。

<u>情動の表現</u>としての身体障害，例えば驚愕後の心因性歩行障害は，いかなる場合にも我々にとって疾患的器官変化に属さない。もっとも，結果としてそうした変化を伴うことがある。例えば，心因性運動障害が器質性拘縮をもたらし，心因性嘔吐が胃炎をもたらすことがある。

III.

我々の臨床観察の2番目の点である，単なる異常な心的存在と，身体的基盤が不明だが疾患的と仮説される精神病との間の<u>移行</u>という問題について，詳しく述べよう。この検討においては，「異常」とは<u>ここでは単なる「正常」の変種を意味すること</u>，つまり正常との<u>根本的相違はない</u>ことを常に念頭に置くべきである。後に「異常」パーソナリティについて述べることは，正常なパーソナリティにもまったく同じように当てはまり，逆もまたしかりである。さらに，パーソナリティには必ず体験反応と体験反応性発展が含まれる。このことを毎回指摘するのは鈍重すぎるであろう。

まず身体的側面について述べよう。身体の形態学的ないし機能的変種が疾患に移行し得ることは，問題ではないだろう。注意すべきことは，真の移行といえるのは<u>漸進的発展</u>だけであり，ある状態からある疾患への<u>飛躍的発展は真の移行とはいえない</u>，ということである。こうした真

の移行はおそらく存在する。したがって，精神医学においても，特定の体質あるいは器官ないし器官系の特定の状態と，精神病性の結果を伴う疾患との間に移行を想定しても，根本的にこうした真の移行を妨げることはないだろう。すると，認識論的な疑念やその他諸々の疑念を無視すれば，こうした移行はおそらく精神的側面にも存在することになる。つまり，特定のパーソナリティと循環病性ないし統合失調症性精神病の間には，おそらく移行が存在することになる。

　こうした言説に従うならば，理論的には，（正常および）異常パーソナリティと循環病性ないし統合失調症性の疾患-状態との間に移行を想定することに，疑念の余地はない。にもかかわらず我々がこうした移行を受け入れない根拠は，方法論的あるいは身体医学的考察ではなく，臨床経験上，こうした移行が見られないことである。どちらが存在するのかという疑いが生じ得る例は，文字通りまったく並外れて稀である。移行には十分な臨床的裏付けがない。身体的異常と器官機能障害の亢進としてではなく，それに至る移行がない，まさに新たなものとして把握し得る疾患も存在する。例として脊髄癆や多発性硬化症だけを挙げるが，ほとんどの疾患がここに挙げられるかもしれない。循環病や統合失調症の基盤となる疾患はこうした種類の疾患であって，単なる異常な機能・状態から明確な境界なしに生じる形態ではないことは，明らかである。にもかかわらず，体質が有する意義は承認し得る。ここでは，疾患への潜勢性の発展，移行という問題は受け入れられないが，ある状態から飛躍的に発展する可能性は受け入れられるのであり，これらの精神病では考慮され得るかもしれない。例えば，「慢性アルコール体質」と振戦せん妄の関係を考えると，前者は後者の前提であるが，慢性アルコール症から潜勢性にせん妄が生じるのではない。こうした飛躍が生じるには，何か新たなことが起こらなければならない。

　異常パーソナリティか統合失調症か，あるいは異常パーソナリティか循環病かという疑いが生じ得る例は，すでに述べたようにごく稀である。我々はいくつかのデータを示すが，それらには診断的立場が反映されているため，立場の異なる診断者にとってその意義は相対化されることを，我々は十分に承知している。そのため，より最近のデータを算出することは断念した。我々はミュンヘン-シュヴァービング（München-

Schwabing)市立病院精神科において次のデータを得た。1932 年から 1936 年までに，1647 例の異常パーソナリティおよび異常体験反応と 941 例の統合失調症の間で診断に疑義のある例が 28 例あり，また 1647 例の異常パーソナリティおよび異常体験反応と 166 例の循環病の間で診断に疑義のある例が 7 例あった。これは極めて少ない。もし特定のパーソナリティと統合失調症性ないし循環病性精神病の間に移行が存在するのであれば，移行は数の上でこれよりはるかに頻繁に見られるはずであろう。時に診断を明らかにし得ないことは確かであり，その場合は「統合失調質[11]」ないし「循環病質」精神病質・体験反応と言うよりも，「不明例」，あるいは「統合失調症の疑い」，「循環病の疑い」と言うほうがよい。具体例では，診断を決定するよう最大限努めるべきであり，そうした決定もほとんど必ず無理なく成功する。診断に疑義のあるこうした稀な例では，根本的に解決不能である，つまり実際に移行を示すのかという疑問，あるいは診察時に分類できないだけなのか，それともおそらく持続的にも分類できないのかという疑問が必ず生じる。病像が当初，あるいは長期的に見ても，もっぱらパーソナリティとその体験・反応の仕方の特徴によって刻印されているため，精神病性のメルクマールを確実に把握し得ない統合失調症性ないし循環病性精神病の例が存在するかもしれない。比較のため，例えばアルコール酩酊や進行麻痺について考えてみよう。観察者の眼から見れば，どちらも当初は単なる性格の先鋭化にしか見えない。にもかかわらず，それらは正常との移行も，単なる異常変異との移行も示さない。こうしたことが，この場合にも時にあるのだろう。

　身体的なものにおける移行という問題は，精神的現象像における移行という問題から区別しなければならない。身体的なものに明確な境界が存在するからといって，精神的なものにも必ず明確な境界が存在するわけではない。とりわけ疾患の発病時やより軽症の例ではそうである。特定のパーソナリティと循環病性ないし統合失調症性精神病との間の移行という問題において，身体的なものに関する議論は純粋に思弁的なもの

---

[11] 統合失調質(schizoid)：本書では"schizo-"は「統合失調」，"schizophren"は「統合失調症性」と訳した。

にすぎない。なぜなら，パーソナリティに関してもこれら2種の精神病に関しても，身体的なことは知られていないからである。したがって，調べることができるのは精神的病像における移行だけであり，それも，あらゆる心理学にともかくも付随する，わずかな正確さでのことでしかない。我々は移行を思わせる例をほとんど見いだしていない。ごく稀に，一過性あるいは持続的に移行を思わせる例が見られるが，我々はそうした例を，身体的基盤が明らかな精神病の，とりわけ発病時における単なる精神的先鋭化に類似したものとして説明する。

したがって我々は，異常パーソナリティ・異常体験反応と統合失調症性精神病・循環病性精神病の間には，際立った鑑別診断学が存在すると確信している。それに対し，統合失調症と循環病の間には，鑑別類型学しか存在しない。上述した5年間に，確定した病名のみに基づくと，941例の統合失調症と166例の循環病のうち，中間例と考えられる例はわずかに11例しか認められなかった。だがこの数は実際の状況が算定されたものではない。循環病と比べると統合失調症の診断余地は非常に広く曖昧なので，非定型例が多様な統合失調症性形態圏に安易に含められやすいのも当然である。よって非定型例が診断不明のままであることは稀である。

この鑑別類型学的問題(この場合に限らない)においては，次のことを自覚されたい。実際に問われているのは，「これは統合失調症であるか，それとも循環病であるか」ではなく，単に「これは私が統合失調症と呼び習わすものと一致するか，それとも私が循環病と呼び習わすものと一致するか」である。したがって，非定型例を確認することや中間例を数え上げることは，その時々の臨床的見解に完全に従うのである。

精神病質パーソナリティ

I.

　基本概念をごく簡潔に，いわば命題的に前置きしよう。個人的な心的存在においては，多くの個別特徴のほかに，知能，身体的(生気的)感情・欲動生活，パーソナリティという3つの特性複合体が区別される。パーソナリティには非身体的な感情と志向，および意志が包括される。これら3つの側面は密接に関連しているが，ある程度の正当性をもって個別に観察することができる。

　異常パーソナリティとは，我々が考えるパーソナリティの平均幅からの偏倚である。したがって，尺度となるのは平均規準であって価値規準ではない。あらゆる点において，異常パーソナリティは正常と呼ばれる状況に境界なしに移行する。

　我々は異常パーソナリティの中から，本人がその異常性に苦しむ，あるいは社会がそれに苦しまされるパーソナリティを，精神病質パーソナリティとして切り離す。異常パーソナリティと精神病質パーソナリティは重なり合う。科学的に見て本質的であるのは異常パーソナリティという概念だけであり，精神病質パーソナリティという概念はその中に止揚される。そのため，我々も両方の概念を並行して用いたり，入れ替えて用いたりする。我々が行う精神病質者の定義の後半部分は，極めて相対的に(社会学的に)判断される観点に従って形成されているため，純粋に心理学的に使用することができない。

　異常(したがって精神病質)パーソナリティは，我々のいう意味で「疾患的」なものではない。異常パーソナリティを疾患や奇形に帰するいかなる理由も存在しない。異常パーソナリティと身体的に関連するものは構造や機能の量的異常でしかない，と考えるべきであろう。

　異常パーソナリティは，疾患的であることが十分な根拠をもって要請される循環病性および統合失調症性精神病から根本的に明確に区別され

得る。個々の例の解釈は時に難しいことがあるが，それでも移行は存在しない。にもかかわらず，これらの精神病にはあるパーソナリティ素質が認められる。クレッチマー(Kretschmer)は，統合失調症における統合失調質症状の量的増大は，ある特殊な「過程要因」が出現することを除外しないという。しかし，明らかにこの「過程要因」は(理論上)身体面を意味しており，精神面ではなお移行が存在する。にもかかわらず，これは合意を得ることがもはや遠くない立場である。循環病は特に「正常な」，非精神病質性のパーソナリティの上に育つのに対し，統合失調症は変種的なパーソナリティ，それもまさに様々な外観の上に育つ。だがいずれにも決して例外がないわけではなく，ほとんどの場合にそうだというだけである。

　異常パーソナリティは素質としての変異であるが，体験されない地下の発展と変動を通じて，また運命という広義の体験の作用を通じて，広く可変的である。我々が素質と理解しているものは，遺伝性の素質と容易に同一視することができない。外因性の子宮内要因が流入する可能性もあり，実際は幼少期の要因さえもが流入し得るが，これらは根本的にはもはや素質に関与しない。かく形成された存在という形而上学的な想定は，我々の素質概念においては境界画定しない。素質概念については後により詳しく解説しよう。

　精神病質パーソナリティの分類はたいてい，その都度目立つ支配的な特徴に従って，そうしたパーソナリティの類型を組み立てることによって行われてきた。クレペリン(Kraepelin)は1896年以降，この方法を採用した。あらゆる教科書での提示も，我々自身の提示も同様である。

　この方法は個別の類型を基本的に相互に比較不能な方法で並列するものであるが，他方，精神病質者の諸類型をある性格学的体系から導き出し，それによって体系的な病的性格学を生み出そうとする試みが，様々な学派によって行われてきた。かつてグルーレ(Gruhle)が行ったように，諸々の人間的特性を表にして描き，そのうち過度のものから精神病質性の諸類型を導き出すことも可能である。そうした体系の中では，ホンブルガー(Homburger)とカーン(Kahn)のように心的層形成を想定することもできるし，そうした骨組みの中で異常な特性を，したがって精神病質性の特性をも，正常な特性の過度のものとして示すこともできる

(ちなみに，こうした心理学的「層形成」を N. ハルトマン(N. Hartmann)のカテゴリー的層形成と混同してはならない)。また，クレッチマーとエヴァルト(Ewald)のように，反応の体験処理の仕方をいわば体系として基礎に置いた者もいる。こうした性格学的基礎付けからも類型形成が生じるが，こうして導き出された諸形態を用いても，ある体系の中でいわばその形態が占める位置を決めることしかできず，それはやはり類型学的なものである。ちなみに，作り上げる[12] ための空想力が十分にあれば，トラマー(Tramer)が非体系的に組み立てられている我々の類型に対しても行ったように，もともと体系なしに考えられたあらゆる類型学に対しても，その基礎に体系を置くことができよう。これらの体系の1つとして，一貫して説得力のある包括的なものを導き出してはいない。臨床上重要なことが余剰として残らないようにするためには，しばしば無理に体系の中に収めるしかなくなる。その上，具象的な，生きた精神病質者類型が自然な位置を占めない，臨床的に空虚な，単に体系のために作り出された個所が必ずある。その由来を個別に追及することはしないでおく。とりわけこのことと関連するのは，諸特性を対極的に配置しようとするほぼ一貫した努力である。例えば，必要不可欠な対極的反対形態として「爆発者」に対し「非易興奮者」を，「意志欠如者」に対し「自立者」を定めてみても，少なくとも臨床にとって興味を引かないものしか形成されない。精神医学的興味は，何らかの負の変異に向けられる。これまで存在しなかった包括的な性格学的体系を作り，その中で極端と考えられる個々の特性に下線を引いていけば，たしかに精神病質性の特性をすべて示すことができるにちがいない。だがほとんどの個所は，臨床的に空のままにならざるを得ないであろう。体系的な<u>純粋病的性格学</u>というものはあり得ない。およそあり得るのは，性格学的特性の体系学だけである。そうした体系学から精神病質性の特徴をいわば収集したところで，そこから得られるのはもはや体系的なものではなく，それに従って精神病質者類型が呼び習わされているところの，それぞれの特性である。その結果は，素質がもともと非体系的であったよう

---

[12] 作り上げる(konstruktif)：「建設的」といった肯定的意味ではなく，「根拠なく作り上げる，でっち上げる」といった批判的意味で用いられている。

に，非体系的なものでしかない。類型学的分類に対する批判は，体系に基づく，あるいは体系が存在することにしている分類にも当てはまる。

我々が述べるのは非体系的な類型学説である。我々は精神病質パーソナリティの一連の亜型を，相互に比較不能な方法で記述する。それらの亜型はさまざまな結び付きが可能であり，またその頻度が高い。その上，明らかな類型から単なる「特徴」に至るまで，あらゆる希釈段階が存在する。先にこれらの亜型を簡単に記述し，後にこうした組み立てについて批判的に論じることにしよう。

精神病，とりわけ循環病性および統合失調症性精神病からの区別についてここで述べることはできない。そのためには精神病の症状全体を引き合いに出さねばならないからである。本質的にいえば，鑑別診断は精神病の症状側に起因する。ごく一般的に，次のことだけをいっておこう。循環病は持続的な状態ではなく，エピソード性の状態であるので，循環病との区別はたいてい容易である。他方，循環病の諸症状はある点では精神病質症状に近似して見えるため，時に区別が困難になることがある。統合失調症の症状は循環病の症状よりも精神病質症状から全体としておそらくかけ離れているので，統合失調症との区別は容易である。他方，統合失調症は多少とも持続的な状態であるので，その区別はしばしば困難である。これはすべてまったくおおよそにしか当てはまらない。エピソード性に出現する精神病質現象は，持続的に見ればほとんど必ず診断が決まるにせよ，循環病性精神病から区別することも，統合失調症性精神病から区別することも，根本的に最も困難である。

II.

発揚性[13]ないし活動性精神病質者は，愉快な基本気分，活発な(多血質[14])気質，ある程度の活動性を伴う性格の極端さである。親切で人助けをし，しばしば有能であり，作業能力があることが稀でないが，深刻さや徹底性に欠けていて，信頼性がほとんどなく，無批判的，軽率であ

---

[13] 発揚性(hyperthymisch)：hyper(亢進)＋thym(気分，感情)。ティーエン(Ziehen, Th.)(1905)による語。

り，たやすく決定可能である。単純素朴な自己感情[15] を示し，ただただ身近で現実的なことに向かう楽天家である。行動はしばしば形式張らず，距離がなく，闊達である。発揚者にはこうしたたいていバランスのとれた者のほかに，本来の愉快な基本気分を伴わない興奮したせわしない発揚者もいる。発揚者は特に紛争者，軽佻者として精神病質圏に入る。紛争を起こしやすいことは，活発な気質と高い自己感情の結果として了解可能である。何も気に入らず，自分と何ら関係のないことにもかかわろうとする。だが和解的であり，味方に戻るのも早い。特に青年の発揚者は，活動性や活発さの結果，環境や職を転々とするため，時に社会的に軽佻者に見えることも了解可能である。非行化した軽佻な青年の中に発揚性精神病質者が見られることは少なくない。良い意図を持ってもすぐに忘れるし，辛い経験も体験のされ方が浅い。思慮することなく，勝利を確信した自己意識[16] に心が奪われるのである。

　抑うつ性精神病質者の基本気分は，バランスのとれた発揚者のそれとは異なり，特定の気質との密接な関係がない。発揚者はたいてい多血質であるのに対し，抑うつ者はたしかに静かな人であることが多いが，粘液質であることは少ない。多少とも持続的に落ち込んだ気分，悲観的で少なくとも懐疑的な人生観に苦しむ。定常的な生活不安と世界不安が存在する。自信や信頼に乏しく，無邪気な喜びの能力に欠ける。とりわけ物事の裏側に目が向き，曇りのないものなどなく，何事も何かのために台無しになっている。思い悩みは日常的課題からあらゆる種類の憂い，自己卑下，現存在の価値と意味に対する疑念へと逸れていき，落ち着くことがない。曇りのある経験は深刻かつ長期に体験されて危機をもたらす一方，現実の困窮はしばしば苦悩から引き離してくれる。喜ばしい体験が苦悩から引き離してくれることは稀であり，いずれにせよ短期間でしかない。あたかも何か辛いことが常に存在していなければならないかのごとくである。それは外部から来なければ，地下の深部という内部か

---

[14] 多血質(sanguinisch)：ガレノス(Galenus, C)の4つの体液分類である多血質(sanguinisch)，胆汁質(cholerisch)，黒胆汁質(melancholisch)，粘液質(phlegmatisch)による。
[15] 自己感情(Selbstgefühl)：自負，自尊心。
[16] 勝利を確信した自己意識：素朴な自尊心，過剰な自信。

ら来る。外部からの悲しみが収まると、その場所はすぐにしばしば直接関係のない憂いや、純粋に内部の労苦によって埋められる。心配や脅威をもたらす何か現実のことが起こると、これらは再び消えてなくなる。こうした人の悲しみを追い出すのは喜びではなく、他の悲しみである。このことは必ずしも表面に存在しておらず、抑うつ者は多くの仮面と衣装を持っている。「不安躁状態」や「逃避躁状態」のように、時に抑うつ者は紛れもなく愉快で活動的に見えることもあるが、おそらく当人はそうではないのだろう。多くの抑うつ者は活動的で倦むことのない厳格な義務人だが、成功しても喜ぶことはなく、休息するたびに、それまで押し留められていた幽霊が押し寄せてくる危険が生じる。一部の抑うつ者は傲慢であり、内面的に分かりやすく簡単に考える人々のことを、しばしば単純さ、いや浅はかさと結びつけて嘲笑する。苦しむ自分は貴族であると感じているのである。また、苦しむことに功徳を見いだす抑うつ者もいる。こうした見方は、考え込み思い悩む傾向、現世の生活を台無しにすること、心の中では援助を必要としていることと同じように、救済してくれる確固とした世界観へと彼らを導くか、あるいはそれを目指して努力させる。だがその努力はしばしば無駄に終わる。外的な生活態度には時に洗練された美意識が見られるが、それは内的な絶望感を覆い隠すためのものである。すなわち、大きなことはすべて疑わしく思われるので、些細なことに気を配るのである。この反対、すなわち外的な生活・振る舞いを顧みないことも、同じように了解可能である。抑うつ性パーソナリティには、柔和な、優しい、臆病な、すぐに怖じ気づくパーソナリティという憂愁な変異と、冷淡な、愚痴が多い、頑固な、疑い深い、易刺激的な、不平が多い、意地悪な、他人の不幸を喜ぶパーソナリティという不機嫌な変異がある。後者の場合、運命に対する悲観には狂信的なところがある。物事がまたうまくいかないと勝利の歓声を上げ、他人に良いことが何もないと、いい気味だと思う。

　自信欠乏性精神病質者は、抑うつ性精神病質者からさほど離れていない。たしかに自信欠乏性精神病質者は常に軽度に抑うつ的であるが、抑うつ者の生活不確実性は必ずしも自信欠乏性ではない。我々が意味しているのは、内的不確実性を有し、自己信頼が不十分な人である。こうした状態も、必ずしも容易に目に見えるとは限らない。自信欠乏者の内的

不自由と内気さは，外に対しては時にあまりにも自信に満ちた，いや尊大な振る舞い，あるいは目を引く外見によって懸命にバランスが取られる。見過ごされたくないのである。このことは，自信欠乏性が身体的あるいは社会的領域に存在する人に特に当てはまる。自信欠乏者が抱く良心の呵責と不全感は，必ずではないが極めて頻繁に，倫理的行動に影響を与える。絶えず心のやましさを持って走り回り，失敗するあらゆることに関して真っ先に自分に責任を求める。クレッチマーはこうした倫理的な良心の呵責を有する者を，無比の具体性をもって敏感者として記述し，その際に出現する類パラノイア性発展を記載した。だが，彼がそうしたように，この発展を直線的に精神病に結びつけてはならない。敏感者とは，その生活が最大の，いや誇張された良心と清潔さの中で経過するのであるが，にもかかわらず自分自身について持続的に思い悩む人のことである。古くから知られているように，ほとんどの<u>強迫過程</u>はこうした特性，あるいはこれに類似した特性を基盤として育つ。強迫神経症者ではなく制縛性ないし強迫性精神病質者というほうが適切である。強迫着想はしばしば電光のように，たいていあるキーワードに誘発されて襲いかかるのであり，襲いかかる不安は身体感覚(めまい，動悸)を伴うことが少なくない。1つの色がすべてを覆って台無しにするように，強迫思考は支配し，それと内容的にまったく無縁な，何の関連もない，それにまったく属していないこともしばしば無効にする。新たな強迫が支配するようになると，古い強迫のほとんどが消え，その内容は完全に批判的に検討，いや嘲笑される。だが間もなく古い強迫が再び現れて，新たな強迫が消えることもある。繰り返し出現するさまざまな内容が交代しながら持続的に現れることが多く，常に<u>1つの強迫</u>がある。ある強迫が再び現れてとうてい消えないのではないかという不安も，たしかに強迫である。これは，しばしば奇妙で門外漢にとって了解不能な，あらゆる方法による予防・保護措置を講じさせる。しばしば一次的であるのは内容のない不安な不確実性であり，この一次的強迫気分は二次的に初めてその内容，あるいは交代する諸々の内容を見いだす。だがその内容は，その人の志向と評価，生活史に深く関連したものである。こうした強迫着想は自信欠乏性パーソナリティの持続的な罪悪感情と不全感から生じる。心のやましさを感じることなく，自分に与えられる享楽を生涯

にわたって掴む人々もいるが，極端な自信欠乏者は生活の享楽がなく，常に心のやましさがある。こうした人は，何かを怠ったのではないか，何か悪いことをしたのではないか，あるいは単にごく一般的に，何かが起こったのではないかという恒常的な不安の中で生きている。この不安は一見任意の機会からその内容を取り出す。すなわち，旋律が歌詞を見いだすのである。こうした制縛者である女性は，あるとき自分自身について著しく思い悩む不安を示し，一体また何のことで自分を責めているのかと問われると，「それがまだ分かりません」と言った。こうした不安には不運不安，責任不安，過失不安があり，これらが強くなると想起錯誤が生じることもある。良心の呵責による懺悔もこうした不安である。これは「強靱な良心」の反対を有する人である。以上のことから，自信欠乏者がしばしば強迫着想を有することは多少とも了解されるが，どの強迫着想を有するかは了解されない。これは症例報告によらなければ示すことができず，直接了解しようとしても，たいていはさほどうまくいかない。強迫欲動の場合はさらに難しい。洗浄強迫のように，強迫欲動が単に強迫着想の防衛に役立つ場合や，何かするかもしれない，例えば自分の子供を殺すかもしれないなど，単なる危惧であって真の発動性ではない場合であれば，なお了解することで十分である。しかし，例えば走行中の電車の前に飛び込むといった一次的強迫発動性は，了解からたいてい完全に離れている。しかし，この時に強迫と見なすのが困難な体験には，たいてい自信欠乏性パーソナリティという基盤が存在しないので，この側面からこうした発動性を了解することもできない。精神病理学的に，強迫は後に概念的に取り扱うことにしよう。

　狂信性精神病質者は優格的な個人的ないし理念的考想複合体に支配されている。つまり，本来の狂信者は紛れもなく活動的，誇大的なパーソナリティである。個人的狂信者は好訴者と同じように自分の実際の権利，あるいはあるとされる権利を求めて闘争し，理念的狂信者は自分の計画のために闘争したりデモを行ったりする。だが一部の分派者のように，さほどあるいはまったく闘争的でなく，現実に背を向け，静かで，ひねくれた，純粋に空想的な狂信者もいる。我々はこうした狂信者を弱々しい狂信者と呼ぶ。誇大的狂信者は好訴者，とりわけ賠償好訴者として精神医学的興味の対象となる。時に狂信者には，通常の不信を越え

た，例えば嫉妬を内容とする類パラノイア性発展が見られることがある。だがこれはクレッチマーが示したように単に誇大的なパーソナリティではなく，より複雑な組み立てのパーソナリティである。

　<u>顕示性</u>[17] 精神病質者は実際以上に見られようとするパーソナリティである。ヤスパース(Jaspers)はこれをヒステリー者の本質として示したが，我々はこの呼称を決して用いない。つまり<u>虚栄心の強い偽りのパーソナリティ</u>である。この顕示性は一方では<u>奇矯なあり方</u>として示される。注意を引くために極めて尋常でない意見を主張したり，そうしたことをしたりし，外面的振る舞いもしばしば目を引くようなやり方である。いまひとつの可能性は自己満足のための自慢である。実際のパーソナリティを高く見せるため，最後にはおとぎ話を話したり演じたりし，相当な空想が加わることになる。その場合は<u>空想虚言</u>と呼ばれるが，これはやや古めかしい呼称である。虚言者は実生活ではかなうことのない役割を演じようとして，他者と自分の前で芝居をする。古典的な信用詐欺師は純粋な虚言者であり，彼にとって重要であるのは物質的利益ではなく，役そのものである。もっとも，この2つは重なり合うことが多い。虚言者は自分が現実の基盤を捨てたことを知らない，とは言えないだろう。決して多くない紛れもない例では，教師や兵士を演じて遊ぶ子供と同じような演技である，と考えねばならない。言うまでもなく，こうした子供は自分が教師や兵士であると「信じている」わけではないが，にもかかわらず役に完全に没入している。その際，振る舞いを自覚した自信，人当たりの良い作法，好意的なあり方が重要である。同情詐欺師は静かに耐え忍ぶ者として姿を現す。このように顕示的な性格は偽りのものであるから，人間的関係を持つことは困難である。偶像視するほどに崇拝されても，急に無関心，いや誹謗中傷に取って代わられることが多い。こうした人は賞賛されなくなったと思うと，すぐに周りの人を退屈に思う。

　<u>気分易変性</u>精神病質者は易刺激的−抑うつ的な機嫌が思いがけない時に出現する人である。この気分変調が反応性のもの，すなわち心的に動

---

[17] 顕示性(geltungbedürtig)：Geltung(人から認められること)＋bedürtig(必要とする)。

機付けられたものであるかを決めるのは困難である。ともかくこうした人は，日によって容易に，また持続的に抑うつ反応を示す。この抑うつ反応性の亢進・増強は，それ自体は反応性に規定されることのない地下に基づいている。しばしばこの気分変調から逃走や過量飲酒などの行為が生じる。「欲動人」はたいてい気分易変者であり，気分変調が一次的である。しかし，一次的気分変調を把握し得ない類似の欲動行為も存在する。ある売春婦は堅実な職を何度も辞めたことについて，「するとまた，あれをせずにはいられなくなります。それは血の中に入っていくかのような，よく分からない衝動です」と言った。気分易変性精神病質者は時に「てんかん気質」精神病質者と呼ばれるが，我々はこの呼称を使わないよう警告する。気分易変発作を有するてんかん患者もたしかに存在するが，気分易変性精神病質者をてんかんに含める理由はまったくない。

　爆発性精神病質者は記載が容易である。ごく些細なことをきっかけに激高する人，つまり外部に対して易興奮的，易刺激的な，気の荒い人である。その反応はクレッチマーのいう原始反応である。何かの言葉が気に障ると，その価値と意味がパーソナリティによって正しく把握・処理されないうちに，罵詈による応酬や暴力行為といった突然燃え上がる形の反応が生じる。

　情性欠如性精神病質者は同情，羞恥，名誉感情，後悔，良心がまったくあるいはほとんどない人である。そのあり方はしばしば暗く，冷淡で，愚痴が多く，その行為はしばしば活動的で粗暴である。いかなる場合にも道徳的「精神遅滞[18]」とは言わない。なぜなら，精神遅滞とは知的欠陥を意味し，知的欠陥は精神遅滞であることが多いにせよ，必ずではないからである。情性欠如者は根本的に改善不能・矯正不能である。なぜなら，紛れもない例では，それに基づいて影響を与え得るような基盤がことごとく欠如しているからである。犯罪を行う情性欠如者のほかに，十分に社会的な情性欠如者もいることを忘れてはならない。彼らは鋼のような性質を持っており，「屍を乗り越えて行く」。その知能はしば

---

[18] 精神遅滞(Schwachsinn)：schwach(弱い)＋sinn(感覚，意識)。従来の「精神薄弱」が正確な訳語だが，「精神遅滞」という呼称に統一した。

しばずば抜けている。

　意志欠如性精神病質者はあらゆる影響に対し無抵抗である。誘惑されやすい人であり，たいてい良い影響も受けやすいので，例えば福祉施設に入所している青年の意志欠如者は，処遇しやすいことがほとんどである。しかし，良い影響を与えられても，それは長続きしない。施設を出ると，もっともらしい話をする行き当たりばったりの人の虜になる。その社会的病像は軽佻性である。

　我々が考える無力性精神病質者は，無力性でやせ型の体格を有する人ではない。我々はこの表現を性格学的に用い，2つの下位形態を区別する。ちなみに，それらは一緒に出現することが極めて多い。第1の下位形態は，自分は心的に不十分であると感じている特定の人々を含むものである。時にその訴えは，作業能力の欠乏，集中不能，記憶力の低下など，ごく一般的なものである。また，こうした人は時に疎隔体験に苦しむ。すなわち，すべての知覚界，自分の行い，あらゆる感情が，遠い，非現実的な，偽りのものに思われる。こうした状態はすべて，必ずではないが頻繁に，自己観察によって引き起こされる，あるいは少なくとも維持される。何かうまくいかないことがあると，それが些細なことであってもしばしば不安を生じ，不安を伴う自己制御が堅持されたり繰り返されたりする。心的な作業と行為が，本当のものと感じられる自然な実行に至るためには，ある種の素朴さが必要である。第2の下位形態は，性格的な理由から身体的に容易に不全を生じる人である。毎時間出現するわずかな不快や，わずかな機能障害は，正常であれば観察されることなく急速に消失する。無力者は習慣的に注意を自分の身体に向けているため，器官系の機能と共同作用が障害される。これらもまた意識の制御から離れて妨げられない場合にのみ遂行されるものである。実際の機能障害は心因性に増強され堅持される。こうした自己観察者は外部の物事の中で生きているのではなく，持続的に自分の内部に目を向けており，身体事象に対する無邪気さを失っている。この無邪気さは身体事象の機能が妨げられないために必要なものである。易疲労性，不眠，頭痛，心臓・血管・膀胱・月経障害などが訴えられる。この無力性精神病質者が同時に非心因性の身体障害を有することが極めて多いことは疑いなく，そのことによって，障害の成立にとって自己観察が有する重要性は再び

制限される。明らかに自己観察に責任がないことはたしかに多いが，引きずり出されるような何らかの多忙さによって気が逸れると，障害は消失するのである。神経系の障害，自律神経系の易変性，「神経」衰弱を想定することは根拠のない先取りであろうから，我々はより慎重に，ごく不特定に身体的易変者，身体病質者[19]と呼ぶ。本来の疾患は部分的にその事象において同様の役割を果たし得るが，ここでは考慮から外す。身体病質と精神病質という両極の間には，次のようなさまざまな可能性を想像することができる。1．心的異常がなく，体験が原因としての役割をまったく果たさない身体的易変性，身体病質が存在する。新生児もすでに「神経病質者」であり得るという事実も，そうしたものの存在を示している。2．身体病質的体質という障害に対し，それ自体は精神病質的と呼び得ないパーソナリティが反応し，心気症，生活不確実性，不安性，抑うつ気分変調を呈する。3．反応を示すパーソナリティが精神病質パーソナリティであり，反応の程度と方法も異常となる。4．一次的なものは精神的なもの，つまりそれ自体は正常な体験反応という形態のものであり，その体験反応の結果として機能上の身体障害が生じる。これは身体制御が易変的であればあるほど起こりやすい。5．一次的なものは精神病質パーソナリティである。おおまかに表現してさしつかえなければ，精神病質パーソナリティは心気症的な制御と自己観察を通じて，それ自体はまったく易変的でない生体に変調を生じるため，あらゆる種類の心因性身体障害が生じる。我々はこの類型を純粋無力性精神病質者を呼ぶ。だが無力者に実際に存在する身体病質的易変性が大きければ大きいほど，自己観察に向かいやすく，また自己観察は強まりやすい。原動力は必ずしも不安ではなく，願望であることも多く，また動機を把握し得ないことも多い。しばしば身体病質と精神病質は同じ異常な共通体質の表現であり，精神病質に身体障害の責任を負わせることはできないことがある。こうした機能上の身体障害は必ずしも体験，緊張，葛藤の表現として了解できない。この場合，心理学化することは今日しばしば想定されている以上に早く限界にぶつかる。習慣的に身体病質的ではない人でも，何ら精神的きっかけのないそうした障害に襲われるこ

---

[19] 身体病質者(Somatopath)：「精神病質者(Psychopath)」と対比された表現。

とがある(作り上げられた解釈に対してはまったく反駁できない)。時にそうした身体障害がたしかに精神的に生じることがあるが，その場合，いわば死んだ体験はもはや役割を果たしておらず，身体障害は自動化する。

III.

　精神病質者の類型学的分類は，精神病質者という概念自体をたいてい受け入れていない精神分析学派のほか，例えばクラーゲス(Klages)，リーボルト(Liebold)，シュレーダー(Schröder)，ハインツェ(Heinze)によってもしばしば批判された。クレッチマーはまったく異なる地平から，特に純粋に心理学的な類型の組み立てに反対し，それは基本的に社会学的なものにすぎないと見なした。この異論は，クレペリンの類型形成に部分的に当てはまるように，たしかに一部の類型形成に当てはまるが，我々の類型形成には当てはまらない。クレッチマーの思想は，純粋に心理学的なものを根本的に越えており，精神物理学的な体質類型，いや普遍的な人間学を目指している。たしかに彼が描いたラインはいくつかの重要な精神病質者形態に当てはまるが，当てはまらない形態もある。そのため，体質生物学的に中立なものが取り残されている。臨床的に重要で頻度の高い形態が，彼の区分ラインと並んで取り残されている。つまり，彼自身も棄てがたいような形態，いや敏感者やヒステリー者といった彼自身が特に詳しく取り組んだ形態もが取り残されている。

　実際，体系的な下部構造のある類型であれ，ない類型であれ，精神病質者の類型に対する批判は一部の点で正しい。このような考察から生じるのは，理論的理由から，また実際的理由からも，知りかつ注意しなければならない危険性である。

　精神病質者の類型は診断のように見える。しかし，これはまったく正当化されない類似である。例えば，抑うつ性精神病質者はまさに，はなから「そうした人」である。また，疾患や疾患の心的結果と同じように，人すなわちパーソナリティに診断的レッテルを貼ることはできない。せいぜい人すなわちパーソナリティが目を引くほど示す特性を指摘し，特筆し，取り出すことしかできないのであり，それによって疾患の

症状に比し得るものが得られるわけではない。こうした特性の強調は常に特定の観点，特に主観的な健康状態という観点，現存在感情・生活感情という観点，周囲や社会がその人に関してその特性の結果有する問題という観点のもとに行われる。これらの観点において重要な特性のほかにも，その同じ人には，他の観点，例えば倫理的観点においてしばしば劣らず重要だが，診断的呼称ではうまく表現されず，暗闇の中で覆われたままである他の特性が無数に存在する。疾患診断も単に人の，いや身体の特定の側面しか意味しないが，これは疾患診断に関して自明のことである。しかし，精神病質者の類型学的呼称は，人の心的側面の全体，少なくとも絶対的本質に及ぶかのような外見を生じやすい。精神病質者学説がこうした診断に適応した類型形成から始まり，医学的カテゴリーによる考え方に慣れた医師にとって受け入れやすかったことは，歴史的に理解できることである。そうすると，こうした類型形成が好んでしぶとく堅持されていることも理解できる。つまり，医学的―臨床的思考という慣れた道から外れていないように見える。

　すでに述べたように，レッテル貼りは，具体的な人において，特別な観点から特に重要な，個々の特性をとらえたものでしかない（ちなみに，同じ命名が行われるものがすべて心理学的に「同じもの」とは限らない。例えば，抑うつ者にも実に様々な様式がある）。さらに，強調される特性は実にさまざまな深さに存在することに注意すべきである。その特性が関わる断面は中心に近いこともあれば，表面に近いこともある。J.H. シュルツ（J.H. Schultz）の概念を変えて，ずばり「中核精神病質者」，「辺縁精神病質者」と呼ぶこともできようが，すべての例が確実にこれらの分類に当てはまるわけではない。自信欠乏者では，その断面は深部に存在する。実際，紛れもない自信欠乏性はまさに中心的な，深部に存在する，人の本質を余すところなく示す性格特徴である。これは高度の情性欠如者や顕示者にも，またおそらく顕著な狂信者にも当てはまる。だが他の類型形成の中には，まさに末梢の特徴に従っており，パーソナリティの「中核」の本質を述べたものとはほど遠いものもある。つまり，そうした類型形成は表面的なもの，うわべの呼称であり，しばしば行動に関して重要なだけである。発揚性，抑うつ性，気分易変性，爆発性，意志欠如性，無力性精神病質者と呼ばれる人のより深い本質は，

いかに果てしなく多様であることか。これらの呼称は全体としての人間について本質的，決定的なことを言い表していない。しかし，人間全体を考慮してより本質的なことを言い表している呼称も，やはり人間理解にとって十分ではあり得ず，形式的なものでしかない。自信欠乏者はどの領域において自信欠乏的であるか。自信欠乏者にはいかなる強迫があるのか。顕示者にはいかなる顕示的要求・目的があるのか。その特別な功名心とは何か，すなわちいかなる点で実際以上，能力以上になりたいのか。狂信者は何を狂信的に行うのか。明らかに，こうした特性が全体的なものであることは稀である。それはせいぜいごく単純な情性欠如者では全体的なものであるといえるが，それでもその人には，たとえ猫の世話だけにせよ，たいていは温かい感情の島もある。人間，パーソナリティの研究は，精神病質パーソナリティの研究も含め，精神病の研究とは全く別の方法で行われる。精神病では，内容，主題，個人の症状形成を考慮に入れずに形式へと突き進もうとするが，ほとんどの精神病質者では，内容的なものが本質であり，それに注意を払わなければ覆っているものしか見えなくなる。だがこの内容的なもの，「何か」は，個々の例，つまり症例報告によらなければ示すことができない。「なぜか」もまた，それが究明可能であるとすれば，同様である。

　呼称として取り出された特性は多くの特性の一部にすぎず，考察の意味，目的に関して相対的なものであるから，精神病質者の類型を具象的に叙述することは極めて困難である。すなわち，そうすることはおそらく可能であり，しかも，我々が前節で意図的に控え目に行ったよりもはるかに具象的に叙述することも可能である。しかし，すぐに脇に逸れ，類型に属するものにとどまらなくなり，個人的なもの，具体的なもの，肖像画となってしまう。呼称として選ばれた特性と必ずしも結び付いていない諸特性も，一緒に叙述の中に取り込まれる。例えば抑うつ性精神病質者について，抑うつ基本気分だけにとどまらずに，その人をさらに宗教的に思い悩む者，静かな博愛主義者，あるいは活動的な義務人と叙述すると，すでにかなり逸脱していることになる。なぜなら，ほとんどの抑うつ性精神病質者だけがこうした特性を有するなどということは，話にもならないからである。具象的なものを描こうとすると，こうして類型を越えることは避けられない。だがそれは基本的に逸脱であり，恣

意的なもの，空想したもの，文学的に見て作ったものにたどり着く。たしかに忘れてはならないのは，あらゆる類型が他の特性を任意に有し得るのではないこと，またある特定の特性は「副次的特徴」として見いだされやすいことである。まさに排除し合う特性もあれば，頻繁に一致して見られる特性もある。例えば，バランスのとれた，装っているのではない本当の発揚者が自信欠乏性であることはなく，誇大的狂信者が意志欠如性であることはない。それに対し，発揚者は爆発性であることが少なくなく，抑うつ者は無力性であることが多い。つまり，特定の繰り返し現れるカップリング，組み合わせ，<u>特性群</u>が存在するのであるが，具象的な叙述はほとんど必ず多少とも規則的なものを越えてしまい，そのため目的を見失ってしまう。その上，こうした特性の結び付きに注目すると，具象的な叙述はすぐに純粋な類型から逸れてしまう。

　個人の発現形態[20]と結び付き方は豊富であるがゆえに，<u>1つの特性が，それに従ってその人に的を射た命名ができるほど，完全に支配的でその人に特徴的であることは稀である</u>。下位形態を含むいくつかの類型呼称をしばしば組み合わせ，さらにある類型の単なる<u>特徴</u>について頻繁に言及してみても，それで十分であることは稀である。結果として，<u>実際，こうした類型を用いて正しく作業することはできない</u>。例えば「抑うつ性精神病質者」，あるいは「情性欠如という特徴を伴う意志欠如性精神病質者」と記述して満足できることは稀であり，たいていそれは多形態性あるいは類型学的色落ちのため，単なる「精神病質者」と同じことである。例えば，1年間に病院を受診する精神病質者を類型に従って分別・分類しようとすると，おおいに途方に暮れることになろう。有用な概念の1つあるいは複数の組み合わせをいわば無理なく適用できる例は，ごくわずかにすぎないであろう。心のあり方という計り知れない領域は，その異常変異においても，臨床診断学の方法である疾患命名モデルに従って概念的に対処することはできないのである。

　精神病質者に類型呼称を用いると，何か<u>持続的</u>なもの，習慣的で「体質的」な変種が想定される。だがこの場合も，<u>強力な相対化が必要である</u>。たしかに紛れもない発揚者は，エピソード性にであれ持続的にであ

---

[20] 発現形態(Ausgestaltung)：精神的状態像の形成され方。

れ、ここでも変化が出現するにせよ、たいてい生涯を通じて発揚者であり続ける。また、単に隠蔽によって装っているのではない本当の情性欠如者は、いつまでもそのままであろう。しかし、そうではない類型もある。青年期に自信欠乏性や顕示性であっても、後にそれは十分に、あるいはほとんど特徴が残らないほど、失われることがある。また、ある年齢時に無力性不全の傾向があっても、他の時期にはまったくそうでないことがある。知能が低い者を除けば、成人した意志欠如者がほとんど存在しないことは明らかである。こうした変動と変化は、パーソナリティの展開と発展、ある特性のしばしば交代する出現と後退を支えている<u>体験不能な地下</u>を基盤とすることがある。だが現象像の交代が経験、<u>体験</u>、運命によるものであることが明らかな特性もある。このことに関し、体験によって形成・増強・減弱・育成され<u>得る</u>のはどのパーソナリティ特徴であり、<u>され得ないのがどのパーソナリティ特徴であるのか</u>が、あまりにも注目されていない。発揚性気質、感情の冷淡さはほとんどあるいはまったく体験に影響されないが、自信欠乏性、抑うつ性の生活地下気分、無力性の自己観察、心気症は体験に影響されるであろう。これらの特徴が影響を受けることにも限界がある。素質が極めて強い場合、体験はそれらの特徴をまったく、あるいはわずかしか変えないか、あるいは短時間しか変えない。だが素質が弱い場合、形成される可能性は極めて大きい。我々のいう地下によって内因性に支えられたものであれ、あるいは反応性のものであれ、カーンが述べたように、精神病質エピソードも存在するのである。

　類型学的な精神病質者呼称を用いる臨床家がレッテル貼りで満足し、かく名付けられたパーソナリティで「済ませる」ことはたしかにないであろう。しかし、将来の医師であれ、福祉関係者であれ、初学者は類型学を用いることによってこれらの呼称から一歩も動くことなく、個々の「精神病質者」に問題を見出すことを止めるという誘惑にかられるであろう。精神科医はそうした呼称を用いることによって「烙印を押す」だけで、「まさに精神病質者である」という諦観した宿命論に陥っている、と一般的に非難することは、たしかにまったく間違っている。だが一部の人の手にかかると、類型学は実際にそうしたものを引き起こし得る。とりわけ、個々の人間を単に形式的にしか見ず、内容的なもの、変動と

不全のきっかけと心的理由，生活史上のことを見過ごし，よって精神療法的働きかけの可能性を見過ごす危険が生じる．だが実際，1つの同じ精神病質パーソナリティの枠内にも，また類型学的に把握可能・命名可能なパーソナリティの内部にも，極めて多くの動きの余地がある．<u>先天的，素質的な個性・弱点・危険な点・障壁となる点や，地下変動を見過ごしてはならない</u>し，また決して自分自身の空想による解釈にかまけてはならない．先天的，素質的，体質的という概念をこれ以上詳細に区別することは，ここでは意義がないであろう．我々は単に，体験に<u>先立って与えられた</u>もの，人が特性として<u>授かった</u>もの，と言いたいだけである．体験にせいぜい影響されることはあっても依存することなく，エンテレヒー[21]が発展し，素質が存在し，パーソナリティの展開と実現の可能性が存在するのである．おそらく，生々しい情動後に生じる粗大な急性心因性身体障害を別にすれば，「神経症」は素質的に異常な精神病質パーソナリティの上に育ち，そのパーソナリティの持つ諸条件の少なくとも<u>1つ</u>を有している．このことが見過ごされ得るとは実に驚くべきことである．知能に関し，また知能資質の単なる変異である精神遅滞に関し，素質を疑う人はいない．これと同じことがパーソナリティとその異常変種に当てはまらない理由があろうか．精神病質パーソナリティに何らかの素質的なものが存在するということは，言い換えれば，精神病質者が<u>存在する</u>ことは疑いないということである．我々が素質と見なすものは幼少時の葛藤の結果であると考える，つまりさらにもう一度了解しようとするならば，先が見えない暗闇に入り込んでしまい，それはたいてい空想によって明るくするしかなくなる．類型を弾力的に捉え，持続性という概念を相対的に捉えるならば，素質的なものを承認してもなお，体験と運命の評価，生活史上のこと，精神療法の成功にとって十分な余地が残っている．たしかに，素質をあまり重視せず，心的影響を高く評価することは，精神療法家とすべての教育者にとって有益である．そのような楽観がなければ，そうした職業は息をつくことができない．だが批判的に見るならば，既定のパーソナリティと非反応性すなわち内因性の地下変動，という別の見方もあろう．こうした見方がなければ，

---

[21] エンテレヒー (Entelechie)：生命力．

一部の失望や，逆に自分がしていることに対する素朴な自己過大評価が生じることにもなる。自分の努力によって何かが達成されたと思うことがしばしばあるが，それは単に心理学化できない地下変動が応じてくれただけのことである。また，心理学的なものの中でも間違える可能性がある。助けとなったのは，精神療法家とは無関係の体験，例えば誰か別の人に相談したことかもしれないのである。

　パーソナリティの異常発展における素質的なものと体験反応性のものとの区別は，ほとんど不可欠な問題である。だがこれは経験的に実証困難な1つの基本的な考え方である。それは問題にすることができるし，おそらくそうしなければならないが，個々の例ではしばしば明確に答えることができない。素質と体験される環境（人間についてはこう言わねばならない）は，互いに出会う2つの盲目の力ではない。素質と体験される環境は，一緒になって1つの作用圏を形成している［V.v.ヴァイツゼッカー（V.v.Weizsäcker）にならって「形態圏」と言うこともできるであろうが，事実に即した類似点を示すことは困難である］。素質としてのパーソナリティは，その体験の上に展開する。パーソナリティは，体験が自身にとって持つ特別な価値と意味に従って体験を選択し，把握し，取り込み，融合する。体験はパーソナリティに基づき，このパーソナリティ自身にとって，あるいは同時に他のパーソナリティにとっても，あるいは他のパーソナリティにとってのみ，幸いあるいは災い，元気づけるものあるいは苦痛をもたらすものとなる。パーソナリティが体験に出会うのは，クモが石に出くわし，行く手をふさがれて方向を変えさせられるのとは異なるのである。

　素質と体験の相互作用に関するこうした根本的理解にもかかわらず，臨床上はたいていどちらかの側により強い力点を置くことができる。したがって，精神病質パーソナリティと異常体験反応性発展を区別することは正当である。

　一部の長く用いられた臨床的概念は現在後退している。「神経衰弱」は消失し，「ヒステリー」は所々の特別な領分内で守られるいるにすぎない。「精神病質者」もすでに病身であり，その時代はおそらく過ぎ去るであろう。だがそれは名前だけの話であり，実情はそうではない。当面，呼称なしで済ませられないことは明らかである。「精神病質者」は

「精神病質パーソナリティ」のやや無頓着な短縮形であるが，臨床上，精神病に対する短い反問として日常的に使われている。「異常パーソナリティ」というより広義で上位の呼称は，たしかに科学的に見てより正しく，この場合唯一適切なものである。だがそれは日常語としては長すぎる上[22]，より詳しく特徴を述べない限り，やや誤解を招くものでもある。進行麻痺による欠陥や統合失調症性欠陥の患者も，ある意味において「異常パーソナリティ」と呼び得る。なぜなら，この場合の「異常パーソナリティ」が表現しているものは，パーソナリティの単なる強度の異常，変種，変異ではないからである。「精神病質者」は言葉の上でこのことをなおさら，いやまったく表現していない。だがその正しい意味は，今やまさに広く浸透している。もっとも，それは完全に浸透しているわけではない。1つにはこうした理由から，「精神病質者」という呼称は臨床上の内輪に任せておき，外部に対してはできるかぎりその使用を控え，決してより詳しい叙述なしに使用しないほうがよい。その言葉から，倫理的あるいは社会的に見てあらゆる場合に否定的なことが，しばしば読み取られている。これは「ヒステリー」の場合と似た過程である。すなわち，評価するもの，道徳化するものへとますます明白に逸れていくのである。また，「精神病質者」と聞くと，いまだに一種の小精神病，精神病の前段階，精神病の軽症型を思い浮かべる人がいる。これまでの数十年に及ぶ努力が無駄だったように思われることが多い。したがって，「精神病質者」という呼称は，医師・青少年局員への報告や，あらゆる種類の鑑定の中では控えたほうがよい。当人がどんな人か，また必要であればいかなる葛藤状況の中にいるのかを，できるかぎり生き生きと，具象的に，「専門用語」を用いずに叙述すべきである。ときに，その後に次のようにいえることがある。「この場合，そう呼びたければ精神病質パーソナリティと呼ぶことが可能である」。実際，少なくとも，そう呼びたければ，としかいえないことが多い。

　精神病質パーソナリティの類型学的把握を採り上げる際は，ここで述べたあらゆる留保を付け，またこれらの類型呼称の1つ1つの背後に広

---

[22] ドイツ語では「異常パーソナリティ」は abnorme Persönlichkeit と長く，「精神病質者」は Psychopath と短い。

がっている問題を思い起こされたい。そうすれば，このような類型学は，その認識価値がうわべだけの限られたものでしかないにせよ，今日なお使用可能である。少なくとも，それを手がかりとすることによって，極めて多くの人間的なことを示すことができる。

異常体験反応

I.

　<u>体験反応</u>とは，有意味に[23]動機づけられた，<u>体験に対する感情的応答</u>である。こうした体験反応には何かについての悲哀，何かのための後悔，何かを前にしての恐怖，何かについての激怒がある。これらの感情は常に志向あるいは反対志向を直接含んでおり，そこからしばしば行為あるいは不作為が生じる。この志向と行為，反対志向と不作為も体験反応である。状況を第一に<u>合理的</u>に理解して処理することを，我々は体験反応に入れていない。

　我々が体験反応と命名するものの基準は，数十年前，ヤスパースによって設けられた。それらは次のようにまとめられる。1. 原因となった体験がなければ，その反応性の状態は出現しなかった。2. 状態の内容，主題は，その状態の原因と了解可能な関連がある。3. その状態の時間的経過は原因に依存する。特に，原因が解消されると，その状態も終わる。例：母が子の病気のことで憂いを抱く。子が病気にならなかったならば，母の憂いは生じなかっただろう。母の憂いは，内容的に子の病気に関するものである。母の憂いは子の病気の経過と一致して変動し，病気が治ると憂いも終わる。

　さらに，次のように言える。第1の基準はあらゆる例，あらゆる体験反応に当てはまる。体験反応が体験を原因とすることは，体験反応の本質に属する。第2の基準は第1の基準ほど厳密に当てはまらない。例えば，鉄道事故の驚愕後にもうろう状態となってさまよう場合，その状態はその大惨事を思考内容とするのではなく，おそらく不適切な多幸的色

---

[23] 有意味（sinnvoll）：体験反応の内容が，その動機となった体験の内容と意味関連があること。反対に，体験の内容と意味関連がないことを，シュナイダーは「意味盲（sinnblind）」と表現している。

彩を示すであろうが，それでも体験反応と呼ばれる。また，ある体験に引き続いて心的不全，自己観察，心気症が生じており，その体験が心を占めなくなっていても，体験反応と呼ばれる。たしかに第2の基準はほとんどの例に当てはまり，体験反応が存在することの極めて重要な手がかりとなる。例えば，特定の体験以後，悲哀的気分変調が存在しているが，体験が考えの内容，気分変調の主題を形成していないことが分かった場合，それが反応性の状態であることはほとんど必ず除外し得る。それはせいぜい心的誘発であろう。第2の基準を逆にしてはならない。たしかに，状態が特定の体験を内容として有していない場合，体験反応を想定し得ることはほとんどない。しかし，多くの精神病は主題として特定の体験を有しているが，その体験は精神病の原因ではないのである。第3の基準も完全に厳密に当てはまるわけではない。反応の経過は必ずしも原因となった体験の状況と並行して動くわけではない。例えば，時間的に近接した変わりのない事情であっても，それが想起されると，それに対して必ずしも同じ仕方で反応するわけではない。ある体験に対する感情反応が中断あるいは減弱した場合，日常語で「また違って見える」と言う。これは決定的なものである必要はまったくない。さらに以前に起こった体験では，こうした変動ははるかに多く存在する。苦痛をもたらす経験がほんの時折（必ずではないが，時にあるキーワードによって顕現化されて）苦悩を生じるが，普段その苦悩は存在しない，ということがよくある。我々はこうした例を一時的(間欠的)体験反応と呼ぶ。

　これは動機づけるのではなく，純粋に原因として作用する，体験反応の体験されない地下であり，極めて重要である。他の体験，一日のうちの時刻，天気，生気的気分つまり身体的健康状態，睡眠，満腹，とりわけ種々の嗜好品，さらには音楽も，この地下に影響を及ぼし得るのであり，またそれによって反応の強度に影響を及ぼし得るのである。晩にワインを一瓶飲むと，悲しみが振り払われて解決したように思えるが，翌朝に目が覚めると元の辛さに戻っている，という経験が知られている。嗜好品は反応の種類すなわち感情の符号[24]を逆にすることもある。例え

---

[24] 感情の正符号(＋)，負符号(－)はそれぞれ快，不快の性質を示す。

ばアルコールの影響下では，それ自体は不愉快な事実にも良い面が見いだされ，一時的に「災い転じて福となす」ことすらある。

　だが体験の地下は，しばしば何ら明白な原因なく変化する。すでに述べたように，体験の感情的重みは必ずしも了解可能な意味という法則に従うわけではない。だが地下は，体験の重みに変更を加える要因にすぎないのではない。そのために準備された地下状況に基づく，易変的で反応性の気分易変調性もある。また，反応性のものを伴わない純粋な地下抑うつも存在する。さらに地下は，心理学的に自由に浮かんでくる[25]気分だけでなく，(自由に浮かんでくる考えや志向とともに)自由に浮かんでくる不安，強迫，疎隔体験，無力性不全の時間も支えている。地下そのものが何であるかは経験を越えたことであり，純粋に哲学的な問いである。地下は我々にとって単に限界概念である。つまり，我々が地下という語によって把握しているのは，経験がその下に到達することができない限界であり，それを表す言葉が存在しないもの，つまり単純に身体的なものとして要請することも，心理学化することもできないものである。つまり，それは精神分析のいう無意識的なものとはまったく異なっている。

　我々があっさりと地下ないし地下抑うつという場合，常に正常な生活および精神病質性の生活における気分変動を考えている。こうした地下の概念を用いることによってのみ，地下抑うつを循環病性うつ病から区別することが可能となる。循環病，統合失調症，てんかん，およびあらゆる種類の脳疾患に見られる心理学的に自由に浮かんでくる気分変調は，意識外の地下に基づくものである。地下そのものは限界概念であり，研究可能な対象とはなり得ないので，そこで個別に何が起こっているか，またいかなる相違が想定され得るかを空想することは無益である。したがって，こうした研究では気分変調の体験様式と埋め込みだけが頼りであり，それらに基づいて区別を示すこと，あるいは少なくとも示すよう試みることしかできない。

　地下からの絶え間ない要素にもかかわらず，体験に対する了解可能な

---

[25] 自由に浮かんでくる(frei steigend)：気分や考えなどが「地下(Untergrund)」から自ずと生じること。

反応によって，精神生活は達成され，心的気分は広範に規定されている。気分を支配するのは，とりわけ心を動かす急性の体験である。急性のものが何もなければ，気分が広く無関心でなく，また特定の色彩があっても支配的な内容がない場合，気分を支えているのは自由に浮かんでくる考えの主題，すなわち想起された体験と(憂いや待つ喜びとしての)先を見越した空想的な未来思考である。これらはすべて，了解可能なきっかけなしに，さまざまな強い感情的重みを有することが多い。地下は平均気分を規定しているのである。

　この体験されず，体験できない体験の地下から，一部の体験反応の体験される背景を区別することができる。単純な背景反応は次のようなものである。ある朝，一通の手紙が届き，その内容がわずかに気分変調を起こす。そのことを一日中考えているわけではないが，鈍い緊張が残っている。その日のうちに，別の日であればたいした感情反応の理由にはならないことが起こる。だが先行する印象を背景として，大きな反応，たいてい悲哀的というより易刺激的な反応が生じる。そのため，またそれが一時的であるため，本来の背景抑うつと呼ぶことはほとんどできない。頭痛のある日にそれ自体は重要でないことに対して尋常でないほど著しい反応を示す場合や，心的ショックの後に抑うつ反応性の全般的増大・増強を伴う緊張の時間が残る場合も，背景反応といえよう。

　これらの例に見られるように，背景自体は動機付けられていることも，把握可能な身体的原因を有することもある。だが背景は，体験されない地下に支えられていることもある。例えば，明白な理由なしに「日が悪く」，別の日であれば取るに足らない些細なことに対して大きな反応を示す場合である。背景反応という概念に頼り過ぎてはならない。背景反応といえるのは，何か体験されたものが，たとえ必ずしも想起される瞬間にではないにせよ，他の体験に対する反応に影響を与える場合である。こうしたことがその反応の増強や減弱として表現され得るのである。

　我々は地下と背景を論じるにあたり，抑うつ体験反応から始めた。だがこの観点は抑うつ体験反応のみに観察され得るのではなく，あらゆる種類の体験反応に適用し得る。地下は修飾要因として常に重要であり，体験される背景も時に存在する。例えば，驚愕を経験した後に驚愕性

が，不安な体験を経験した後に不安性が残ることがある。

　異常体験反応とは，とりわけ通常ならぬ強度——動機と比べて不適切であることもそれに含めなければならない——，持続時間や外観の異常，あるいは異常行動の点で正常な体験反応の平均から逸脱しているものである。こうした異常体験反応と正常な体験反応の間には，流動的移行がある。ある反応を異常反応と呼ぶか否かは，しばしば検討する者に，また彼が原因をどう評価するかにも広く依存している。切手を紛失したこと，あるいは庭の花が踏み倒されたことについての慰めようもない悲しみは，収集家や園芸愛好家にとっては，他の人にとってよりも「正常」なこととして了解しやすい。原因となった体験に比し反応が異常に弱い，あるいは持続が異常に短い場合もある。情性欠如者の枯渇した反応を思い起こすとよい。

　精神病患者の体験が部分的にそうであるように，体験反応が正常な反応から質的にも逸脱し得るか否かは，答えるのが困難である。反応性幻覚，反応性意識混濁，反応性-心因性身体障害は体験反応に含められやすいが，それらはあらゆる生活の中にそれとなく存在している。したがって，質的に異常な体験反応はどんな人にも存在すると認定してもよいし，異常体験反応は強度の異常にすぎないと理解してもよい。

　ここまでは，外的体験に対する反応だけを念頭に置いていた。だが内的体験，例えば内的不釣り合い，緊張，特に欲動状況に対する反応も存在する。我々はそれを内的葛藤反応と呼ぶ。ここで問題となるのは，内的な欠乏・不調和そのものではなく，そのことに苦しむ態度，つまり内的葛藤反応である。内的葛藤反応はしばしば外的体験から引火するため，外的体験反応から明瞭に区別することができない。自分は醜いと思っている少女が常にその外見のために苦悩している場合，愛する男性がその外見のために彼女を愛さなくなる，あるいは多少の情愛は抱いているが，その外見のために身を引くと初めて，彼女はまさにその外見のために抑うつ的となる。クレッチマーがこれを「鍵体験」と呼んでいることは明らかである。その体験はまさに弱点にずばりと触れるのである。鍵体験は内的葛藤を増強・硬化する。

　このことは体験反応においてパーソナリティが果たす役割に通じる。常にパーソナリティとは反応するものであり，パーソナリティはその反

応上でしか目に見えないのであり，反応に従って評価し，反応を通じて記述することしかできない。だがここでは次のことが興味を引く。内的葛藤反応はまったく特定のパーソナリティと結び付いている。それはおそらく常に敏感性，自信欠乏性である（あらゆる内的不幸は自信欠乏性の上に育つ。自己意識があれば内的不幸が生じることはなく，外的逆境にも簡単に打ち勝つことができる）。外的体験に対する反応は全体としてより超性格的であり，一般に人間的なものである。どんな人でも何かについて悲哀的となったり，何かを前にして不安を抱いたりすることがある。ただし，悲哀や不安をもたらすのに十分なきっかけが些細であればあるほど，またこの反応の程度・外観・持続期間や，そこから生じる行動が異常であればあるほど，重点はよりパーソナリティに置くべきである。どんな人でも相応のきっかけがあれば悲哀反応や不安反応を示すが，特定の人はごく些細なきっかけに対してもこうした反応を示し，きっかけが重要なものであれば，特に強く持続的な反応を示す。だがこれは，重要なきっかけに対して生じる重症の悲哀ないし不安状態は，特定のパーソナリティを前提とする，という意味ではない。だが実際は，外的体験に対する反応の中には激怒や嫉妬のように，程度が異常な場合はまったく特定のパーソナリティと結び付いているものもある。

　我々が記述にあたって念頭に置いているのは，外的体験に対する多少とも超性格的な異常反応である。鍵体験が認められる場合でも，性格因性の反応，パーソナリティによって引き起こされる反応は，直接に病的性格学，異常（精神病質）パーソナリティ，内的葛藤反応に通じる。我々の観点には，「原始反応」と「パーソナリティ反応」というクレッチマーの対比や，「パーソナリティ反応」と「環境反応」というブラウン(Braun)の対比に対し，いかなる関係および相違があるかについて，ここで詳しく示すことはできない。2人とも「体験反応」という表現を無頓着に用いている。

　ホンブルガーの「状況反応」という呼称は定着しなかったが，おそらくこれを別にすれば，我々が異常体験反応と呼ぶものに対するあらゆる呼称は誤解を招くものである。それらは体験に対する有意味な反応を表現したものではなく，純粋に身体的な反応，あるいはボンヘッファーの「外因反応型」が意味したように，心的なものにも二次的に作用する身

体的反応を思わせるものである。「統合失調症反応型」についての議論が当時かみ合わなかったことを思い起こされたい。それは統合失調症病像を伴う身体的反応であると理解した者もいれば，統合失調症状を伴う体験反応であると理解した者もいた。ちなみに統合失調症状を伴う体験反応は，見かけ上類似した症状を別にすれば，それこそ統合失調症にしか存在しない。とりわけ「病的反応」，「異常反応」，「異常心的反応」はこうした誤解を招く呼称である。「精神病質反応」という言葉は精神病質者の反応を思わせるので，用いることができない。「心因反応」という表現は許容し得る。もっとも，これは時を経て目的反応，傾向性のものを思わせる響きを持つようになってしまった。だが単に傾向性のものを「心因性」と呼ぶことは無意味である。我々は時に「心因性もうろう状態」，「心因性身体障害」という言葉を用いることがある。この場合の「心因性」には，器質性の身体障害，器質性の例えばてんかん性もうろう状態と対比するという意味がある。こうした対比が無ければ，「心因性」とは真性でない，作られたもの，意図されたもの，すなわち「仮性」であるという判断，いや評価でしかない。「心因性」という表現をこの方向に拡大解釈し，「真性」をこれに対比させるのは，今日では通常のことであるが，賢明ではない。こうすると心因性のものは，言葉上の意味を失い，まったく別のものになってしまう。「心因性」という概念はこのように道徳的な方向に逸れてしまっているため，今日，ランゲ (Lange) のように「心因性」（我々のいう反応性）抑うつを内因性うつ病に対比させることができなくなっている。だがこれは基本的に十分根拠のある対比であり，また「心因性」という言葉上の意味にとって適当なものであろうから，こうした対比を行うことはまったく正当である。「反応」（例えば「精神病」に対比するものとしての）という言葉は，体験反応を念頭に置いているのであれば，臨床上の日常語の中でためらいなく用いてよいだろう。我々もここでは時にこの言葉を用いている。

　したがって我々は「心因性」という呼称も用いる一方，「ヒステリー性」という呼称は，最近至るところで受け入れられていないように，我々も受け入れていない。同様に，我々は「神経症」という表現も受け入れていない。「ヒステリー性」は何も言い表さない価値判断になってしまった。「神経症」が神経障害ではなく心的障害であることは，最近

の精神病理学・精神療法の業績であるのだが,「神経症」という表現はこうした今日の理解と言語的に矛盾している。また,「神経症」を「有する」という言い方は,「神経症者」を彼が負うべき責任からあまりにも安易に解放している。彼らは神経症<u>を有する</u>のではなく,神経症者<u>なのである</u>。治りたいのであれば,まず学ぶべきはこのことを洞察することである。ちなみに,無意識的となって想起されない体験を「神経症」概念の中に取り込んでしまうと,異常体験反応がカバーする領域は曖昧になってしまうであろう。このことについてはこれ以上論じない。「精神神経症」という呼称もまた本質を規定しておらず,本質から外れているので,我々は決して用いない。

　したがって,我々は次の2つの概念によってこの領域全体を論じる。1. <u>外的体験に対する異常反応</u>。これは狭義の異常体験反応である。2. <u>内的葛藤反応</u>。いずれの群も心因性身体障害の病像を示し得る。ここでは第1群のうち,より超性格的な種類のものについて述べる。この「より」から明らかなように,この超性格的なものと性格因性のものとの間には流動的移行がある。いずれの群も異常<u>体験反応性発展</u>を生じ得る。

　「疾患」という表現はここではいかなる場合にも適切でないことに,言及だけしておく。我々はこれまで繰り返し,精神医学における疾患概念を身体的原因による心的障害に限定してきたのであり,ここでその理由を述べることはできない。疾患ではないのであるから,治療も,ごくわずかに支持的に用いられることを別にすれば医学的なものではあり得ず,精神療法でしかあり得ない。

　異常体験反応は例えば反応性抑うつ,反応性もうろう状態,反応性「妄想」のように,外的に目を引く臨床像によって記述されることがほとんどである。上述したように,体験反応は体験に対する<u>感情的応答</u>であり,我々はその感情の種類を分類原理とする。つまり,異常体験反応をその<u>主導感情</u>に従って記述する。例えば,反応性もうろう状態にもいくつかの種類があり,驚愕,不安,激怒の際に生じるものもあれば,悲哀の際に生じるものも稀にある。また,類パラノイア反応には不安や嫉妬の際のものもあれば,心的羞恥のためのものもある。もっとも,激怒,嫉妬,羞恥は後で述べるように我々のテーマから外れている。

　多くの種類の心的感情はいずれも時に異常反応の主導感情となり得

る。一部の呼称は上位感情の変種・色彩・変異しか意味していない。例えば，憂いと郷愁は悲哀に属し，不気味さと戦慄は不安に属し，激怒は極度に亢進したものとして立腹と憤怒に属している。我々の言語には感情の種類についても色彩ニュアンスを含め多くの表現があるが，ここで我々の興味の対象となるのは，そのうちごく少数である。それらに相応する反応が生活上生じても，たいてい臨床的に重要な程度には達しない。だがここで我々が詳しく検討する感情は，それから生じる状態が臨床的な程度に達し，時に精神病の程度を有し，真の精神病との鑑別診断的検討も必要となり得るものに限られる。それはおそらく<u>悲哀</u>，<u>驚愕</u>，<u>不安</u>(恐怖)だけである。他の種の感情，例えば激怒，嫉妬，不信，心的羞恥は，それ自体は精神医学的に重要だが，著しく異常な反応として見られるのは<u>特定のパーソナリティに限られる</u>。そのためそれらは我々のテーマの周辺でしか取り上げられない。

　大都市の病院に入院する人のうち，異常体験反応がどの程度の割合を占めるのかは，おそらく興味深いだろう。1934年から1938年にミュンヘン-シュバービング市立病院精神科に入院した7571人のうち，953人が異常体験反応であった。これはおよそ12.6％であり，男性の11％，女性の14％であった。異常体験反応の約75％は反応性抑うつ状態であり，そのうち自殺企図のためによる入院が極めて多かった。統計上，異常反応をこの異常体験反応の群に入れるか，それとも精神病質パーソナリティに入れるかは，当然しばしば恣意的である。にもかかわらず，上記の5年間に割合の大きな違いはなかった。どちらの群に分類するかを決定する観点は，反応における主たる重点が外的運命ではなくパーソナリティにある例は精神病質パーソナリティに含められる，ということであった。それはここでも支持される。

II.

　まず，反応性の動機付けられた抑うつ，すなわち何かについての<u>悲哀</u>について述べる(抑うつ反応には，終結した事情に対するものだけでなく，何かが起こる，あるいは起こるかもしれないという知らせや兆候，つまり脅威に対するものもあることを見過ごしてはならない)。極端な

例では、あたかも生活の流れの中に岩塊が投げ込まれ、それが流れをせき止めるかのごとくである。すべてを支配しその上に影を落とす1つの考えが頭から離れない。どんな時もその考えが前に出てきて他の考えが浮かぶのを許さず、喜びを阻止し、良きものを苦しみに変え、活動性を麻痺させ、身体事象にも深く入り込む。この悲哀は特定のパーソナリティと結び付いているのではなく、パーソナリティによって様々な外観を呈する。些細なきっかけにも抑うつ反応を示す人もいれば、重要なきっかけに対して初めて抑うつ反応を示す人もいる。反応は前者では強く、後者では弱い。またそれは前者では深く、後者では浅い。前者は俗に「何事も重大に考える」というが、これはきっかけに関してのことである。後者は俗に「簡単に乗り越える」というが、これは反応の持続期間に関してのことである。状態のそれほど形式的でない外観も、パーソナリティに刻印されている。パーソナリティによって、悲哀は柔和で、無感情的で、静かに耐え忍び、受動的に苦しみ、諦念的-従順なこともあれば、全く忍耐がなく反抗的なことも、不機嫌で愚痴が多く、易刺激的で、狂信的-頑固なこともある。最後の場合、他者に責任を求め、しばしば攻撃的な非難と弾劾となる。いかにして悲しみに耐え、それを処理するかは、人の奥深い特徴の1つである。ちなみに、抑うつ性パーソナリティが重度の反応性気分変調に陥ることは稀である。彼らは苦しみと憂いの扱いにあまりにも慣れているので、苦痛が彼らを打ち倒す不意のものになることはない。もっとも、これは法則ではない。抑うつ的な人の中には、次から次へと抑うつ反応を繰り返す人もいる。

　個別には、悲哀はさまざまな色彩を有している。例えば、単に死を悼む気持ち、後悔、憂い、郷愁である。体験反応の本質に従い、原因がなくなると悲哀は終わる。だが稀な例では、奮起できない無感情の状態が残存する。この場合、純粋に原因として作用し、もはや動機として作用しなくなった体験よりも、体験の作用価値のほうが長く持続する。時に、ごくわずかなきっかけにも抑うつ的に反応する傾向、感動して泣く傾向が残存することもある。こうした反応の成立には経験し終わった悲しみという背景が必要であり、我々はこうした反応を背景反応に含めている。

　すべての極めて重大な体験、とりわけ悲哀的な体験は、生活をそれ以

前とそれ以後に分断する。「それ以前のことがそれ以後のことから引き離されている」［リルケ(Rilke)］。消褪(治癒)の印はこの境界が再び不明瞭になることである。悲哀の対象，きっかけが修正不能，除去不能であれば，体験が処理されなければならない。これは，何らかの点で本質的なことについては，再発を繰り返さずには進まない。我々は先に一時的反応について述べたが，深い情性にとって深刻な悲しみが，決定的かつ本当に終わって決着が着く——克服され，ある時再び現れて新たに悩ませることはなくなる——ことは決してないといってよい。悲しみを克服し得る方法にはさまざまなものがある。単なる枯渇と瘢痕化，諦念，断念，放棄，他の人との慰安，怨恨による価値引き下げ，気晴らし，麻酔(仕事によるものを含む)，宗教的献身，服従，肯定などである。さまざまな方法が次々と，あるいは同時に試みられることが多い。この処理の仕方の種類，この悲しみを終える方法も，1つのパーソナリティ特徴である。精神療法的課題となるのは，その際に手助けをすることである。例えば夫婦間の葛藤のように苦しみが取り除き得るものであれば，おそらく仲裁して「丸く収める」ことが可能である。苦しみが取り除き得ないものであれば，その処理を助けるのである。いかにしてそれに取りかかるかは，患者の人柄，援助者の人柄，そして両者の価値観に依存している。精神療法は根本的に，「私」か「あなた」か「それ[26]」に働きかける。援助者は自分に身を委ねる人に自分の評価という刻印を捺し，相手を「自分のイメージ通り」に作りかえるか，相手の中に可能性・願望・目的として存在するものを用いて巧みに働きかけ，相手の力を借りて相手を組み立て直そうとするか，あるいは双方の上位にあって拘束力のある「それ」，すなわち確固と継ぎ合わされた伝統的世界観という観点から治療する。具体的な精神療法的作業においては，たいていこれらの可能性が混ぜ合わさっている。

　明らかに深刻で単純な抑うつが精神科病院で見られることは稀である。むしろ頻繁に見られるのは，ストレスの大きな体験に関連した無力性の病像である。関与しなくなり，だらしなく，奮起しないのである。頑固なやせ我慢が多いが，それよりもさらに多いのは，自己欺瞞や見か

---

[26] それ(Es)：精神分析の「エス」とは異なる意味で用いられている。

け上苦悩の喜びに溢れている，といった偽りの特徴である。それどころか，医師と話せるように，また何度も話せるように，自己演出をして苦しみを悪用することもある。最後には，明らかに自分を興味ある人間にしようとして，純然たる演技をする。見られていない時にはすべてが消えており，医師が来ると初めて苦悩の表情を浮かべることが少なくない。だが当然，真に我を忘れて逆上する時もある。なぜこれほど多くの偽りの抑うつ，あるいは偽りのものとなった抑うつが見られるのだろうか。その理由はおそらく，<u>苦しみ</u>を訴えて<u>医師</u>を受診する人は，総じて逆の意味で選り抜きだからだろう。悲しみを「疾患」と考え，こうした方法で転嫁するなど，昔の世代の人は思いも寄らなかっただろう。今日でも，自分の運命を自身に課せられた課題・責任と見なす成熟した人であれば，そうしようとはしない。もっともなことである。

　今述べたことは，より豊かな臨床像には当然当てはまらない。だが抑うつ反応ではそうした病像はあまり見られず，とりわけ述べられるのは半睡眠状態における単独の幻覚，例えば悼まれる死者の映像と呼び声である。もうろう状態はごく稀にしか見られない。

　抑うつを生じるあらゆるストレスの際に，心因性身体障害は頻繁に見られる。苦しみは何らかの器官系，それもたいていすでに冒されやすくなっている器官系に「打撃」を与える。特定の疾患，例えば胃潰瘍や糖尿病もこうして活性化されることがある。麻痺，振戦，けいれんといった粗大な心因性身体障害は，反応性抑うつでは稀である。

　抑うつ反応における自殺企図の後，患者は非自発的に受診する。自殺企図は，耐えられない状況から逃避することを意図して意識的に行われることもあれば，急性の情動の中で短絡反応として無分別に行われることもある。とりわけ女性の自殺企図は，逃避目的のものよりも短絡反応としてのものがはるかに頻度が高い［G. シュミット（G. Schmidt）］。抑うつ反応の患者に見られる他の目立った行為として，過度の飲酒や失踪がある。またごく稀に，郷愁に伴う放火や幼児殺害罪もある。これは以前，思春期の家政婦にとって帰郷したいがための救いの逃げ道であると考えられていた。

　<u>循環病性</u>(「<u>内因性</u>」)<u>うつ病</u>との<u>鑑別診断</u>は，ここでは詳しく述べない。循環病性うつ病が体験に誘発される場合，その体験はいつまでも気

分変調の内容なのではなく，体験がなくなると気分変調も終わるわけでもない。誘因となる体験と自己苦悩の重症度との間には，およそ適当な関係すらないことが多い。循環病性うつ病の主題はしばしば過ぎて久しいことから採られるので，上述のように一時的(間欠的)体験反応もあることを覚えておくことが，鑑別診断上重要である。抑うつ性体験反応と循環病相の鑑別診断が経過を追っても疑わしいままであるのは，ごく稀な例にすぎない。

　反応性躁状態は(おおまかに考えれば)反応性抑うつと対をなすものだが，これに臨床的意義はない。正符号[27]を有する感情が著しい異常体験反応を生じることは決してない。喜びに「狂喜する」ことは，制限のない生活の中でのみわずかな程度に見られる。喜びが悲しみよりもはるかに早く消え去ることは，人間的なことの本質である。ドムリッヒ(Domrich)は100年以上も前に，「悲しみはおのずと肥え太り，喜びはやせ細る」と記したが，これは事をよく言い当てている。

　驚愕は純粋に反応性の驚愕反応と，驚愕内容という体験に対する反応に区別される。前者は何かによる驚愕であり，後者は何かについての驚愕である。前者は感覚印象，爆音，突然の視覚現象，冷たい手によって生じる驚愕である。後者は感覚知覚の意味について生じる驚愕であり，その感覚知覚自体に反射的に驚愕を生じさせるものがある必要はない。例えば，話された，あるいは書かれた単純な言葉によって，驚愕を生じる知らせが伝えられる場合である。知覚の内容，意味に関する驚愕は，それだけで驚愕体験反応である。この心的驚愕において知覚の強さはまったく重要でない。味方の砲兵隊が撃つ際の聴音哨は心的驚愕を生じないが，前方からの物音は，ごく微かなものであってもおそらく心的驚愕を生じるだろう。暗やみの中から男の姿が浮かぶと少女に心的驚愕が生じるが，これは反射的に驚愕を生じさせる感覚刺激である必要はない。こうした心的驚愕は「不安」，つまり知覚の脅威的意味を把握することによって生じる不安と呼ぶべきではないか，という疑問が生じる。

　部分的に血管運動性である身体的な驚愕反応については，ここで述べない。驚愕後に無関心な非関与が一定の時間続く「情動麻痺」[ベルツ

---

[27] プラス(+)。快の感情。

(Baelz)〕も，たいてい血管運動性の結果に含められている。こうした理解は純粋な推定である。心的ショックの中には，例えば抑うつ反応のように，粗大な血管運動性の結果を伴うことなく，しばしば結果として感情麻痺を生じるものがあることがその反証である。心的疼痛が鈍感な無感情に取って代わられるのである。『親和力』[28]には，「幸いにも，人はある程度の不幸しか有することができない。それを越える不幸は，人を破壊するか，あるいは無関心にする。恐怖と希望が１つになって廃棄し合い，暗い感情欠如の中に消えていく状況が存在する」とある。

驚愕後の特定のもうろう状態も純粋に反応性の血管運動性現象であると見なす考え方がある。そうしたものは時に出現するかもしれないが，たいていは驚愕内容の作用であり，実際は驚愕体験反応である。それは不安や恐怖から必ずしも切り離せないが，根本的に区別可能である。G. シュヴァープ(G. Schwab)[29]が描いた騎手は，自分が雪に覆われたボーデン湖の上を駆けて渡ったことを，後で人から聞いて知った。このように，現実には過ぎ去っていて，もはや脅威的な危険はなくなっており，「逃れて驚愕する」こともある。それでも，乗り越えた危険を目の当たりにした，意識混濁にまで増大する心的ショックが存在する。あらゆる驚愕体験反応の先決条件は，その人にとって，あるいは彼の身近で個人的な価値圏出身の者にとって，現実の危険，あるいはあるとされる危険が，存在する，あるいは乗り越えられたことである。例として，ある都市が破壊されたという知らせを聞いたとき，厳密な意味での驚愕が生じるのは，そこに例えば身近な人が住んでいるか，そこに何かを所有しているか，あるいはそこにある何かを愛している場合に限られるであろう。つまり，「驚愕ニュース」や「驚愕の映像」によるショックは，すべてが本来の意味での心的驚愕反応なのではなく，しばしば恐怖心，悲哀，むかつきに似たものである。圧力が安全弁を貫くにはある程度の時間がかかるように，時に驚愕体験の後ある時間を経て初めて，もうろう状態が出現することがある。時にもうろう状態は，乗り越えた状況を反

---

[28] 『親和力(Wahlverwandtschaften)』：ドイツの詩人ゲーテ(Goethe)(1749-1832)の小説。
[29] Gustav Schwab(1772-1850)：ドイツの作家。

復することがある。ライマン（Raimann）はこれを「想起せん妄」と呼んだ。もうろう状態の内容はまったく別の，愉快な，まったく外面的なもののこともあり，これは「抑圧せん妄」と呼ぶこともできる。あらゆる心因性もうろう状態について，身体への「打撃」が受け入れられるという身体的「転化」がなくてもよいか，という疑問が生じる。これは，反応が感覚的内容，とりわけ強度に対する反射的反応ではなく，内容，例えば驚愕的なことに対する反応である場合にも当てはまる。もうろう状態の名に値するのは，おそらくそうした状態に限られ，その他の状態をもうろう状態と呼ぶことは，お遊びで大騒ぎしているだけであるといえよう。中毒性，とりわけアルコール性や薬剤性の重なり（「上塗り」）は極めて頻度が高く，これもしばしば意識混濁の色彩を生じる。つまり，この意識混濁は由来が別である。意識して作られた身体障害とは対照的に，心因性身体障害が生じるためにも，準備された身体的「装置」が始動されなければならない。心因性身体障害も，またおそらく心因性意識混濁も，目的傾向のために自由に用いられるので，実際は段階付けと移行が生じる。

　驚愕後の心因性身体障害は，とりわけ驚愕の反射的な身体的随伴・続発状態の固定として存在する。例えば，失語，吃音，麻痺，振戦，チック，失神，けいれんを伴う失神である。これらすべての現象，とりわけこうした固定が特に出現するのは，再び危険が訪れるのではないかという不安と，脅威的状況から脱する，あるいはそこに陥らないようにする努力が驚愕反応と結びついている場合である。

　驚愕体験反応自体は超性格的なものであるが，人によって驚愕的な人もいれば，さほど驚愕的でない人もいる。これらの呼称はむしろ反射性の驚愕反応を意味するのであろう。その際，その日その日の気分，それまでの経験，空間的・時間的状況が大きな意味を持つ。驚愕の程度はその出現状況によって異なる。ドアが閉まる音がすると，平時であればせいぜい反射的に身をすくめるだけだが，空襲時には反射的にはるかに強い驚愕が生じるだけでなく，心的にもしばしば重大性と危険が感じ取られる。この場合も不安反応が本質であることは明らかであり，そうした例での不安反応は反射的・心的驚愕反応と結びついており，切り離すことができない。

<u>不安</u>には多くの種類がある。最近は動機のない不安だけを不安と呼び，動機付けられた不安は「恐怖」と呼ぶのが普通である。しかし，我々が用いる言葉は，その使い方から必要もなく逸れるべきではないものであり，「何かを前にした」不安もそれに含まれている。したがって，不安には動機付けられたものも，動機のないものもある。それに対し，恐怖は常に動機付けられた反応性のものである。動機のない不安は，胸部や心臓領域に限局される，あるいは身体内にび漫性に存在する身体感情のことがある。しかし，そもそも非反応性の心的感情も存在するように，動機付けられていない心的不安も存在する。例えば，内容のない不特定の不気味さである。するとそれは体験反応では<u>ない</u>だろう。もっともそうした例では，たとえ動機がすっかり忘れられた，あるいは単に不安の原因として認識されないだけであろうとも，おそらく動機を単に見失い，「抑圧」しただけではないのか，という問いが生じる。こうした「無意識的反応」を想定することには極めて慎重でなければならない。なぜなら，それを想定すると，実際にも精神分析が広く行っているように，把握可能な身体的基盤のないあらゆる心的障害も，またあらゆる精神病も，体験反応によって解釈し直されることになるからである。動機に責任のない，あるいは動機をあずかり知らない不安があることは確実である。とりわけ児童・青年の不安状態はしばしば次のことと関連している。たしかに無意識的なものにはなっていないが，はっきりと意識されない体験，心をかき乱す印象，特に理解半ばの性的初体験とそれに結びついた罪悪感情である。それは夢にも繰り返し現われ，覚醒時や半覚醒時に夜驚症の像を呈することが多い。動機のない不安の中には，たしかに別の方法で解釈されるものもある。すなわち，それは動機を見失った不安ではなく，人間存在に与えられた原感情であるという解釈である。<u>人間的現存在を考慮すれば，人にほとんど不安がないことは，時に不安があることよりもはるかに説明を要する</u>。

　我々は<u>動機付けられた不安</u>も「不安」と呼び，必ずしも「恐怖」とは呼ばない。不安というと総じて基本的な，感情的・欲動的なもののように聞こえ，恐怖というと合理的，熟慮的なもののように聞こえる。動機づけられた不安の初期には，しばしば心的驚愕が存在する。すなわち，知覚の脅威的な意味が驚愕的に把握される。あらゆる種類の不安の身体

的随伴・続発現象は，驚愕体験の場合と同じものである。急性でない不安の身体的随伴・続発現象はたしかに不明瞭だが，不穏，圧迫感，苦痛を伴う緊張が必ず存在する。

　より強く動機づけられた不安も，動機づけられていない不安も，その心的結果がたわいない物事の錯覚性誤認であることは少なくない。『魔王』[30]にあるように，これは不安をさらに増強する。

　もうろう状態は不安の際にも存在する。そうしたものは平時にはほとんど見られず，戦時中の空襲時も故郷ではほとんど見られなかった。私は戦場で次のものを類型として見た。単なる不安性の興奮と錯乱，悲壮で厳粛な緊張と高揚，無感情性昏迷，まったく反対の返答や幼稚な返答をする仮性認知症。最後の例では，たいてい後に述べる目的反応を推定してよい。他の場合も，本当の意識混濁の存在はしばしば疑わしく，また言うまでもなく，原因が経験された驚愕であるのか，あるいは不安であるのかは，ほとんど確認不可能であった。

　戦場では，心因性もうろう状態と統合失調症との鑑別診断はしばしば困難であった。その理由は診察の困難さ，薬剤による病像の重なり，既往歴が不明なことなどである。全員がそうであるように確実に「特別なこと」を体験してきた男性が，今回まったく特別なことを体験したのかどうかは稀にしか分からない。さらに難しい問題は，統合失調症患者も，とりわけ急性の患者は，戦場ではしばしば戦闘と危険をその内容，つまり主題としており，その点において外見的な病像が反応性もうろう状態に似ていることである。あらゆる種類の「症状性」精神病もまた，戦場で見る夢と同じように内容が非常に豊かであり，しかも戦場的な内容であるので，診断はあらゆる側面から困難になり得る。発熱を症状性精神病の診断に直ちに役立てることはできない。特に感冒や腸疾患の際，副次的所見として発熱を呈する兵士が多いからである。例えば同じ応急救護所に精神病性の病像が蓄積しているのであれば，当然それは常に統合失調症の反証となる。私はこうした未解決の例を同時に3人診たことがある。個々の例では，時に診断決定はいかに熟練した者にとってもさしあたり不可能なことがある。

---

[30] 『魔王(Erlkönig)』: ゲーテの詩。

最後に，まさに稀な例であるが，人々からの直接の脅威を前にした急性のパニック的不安に基づく類パラノイア反応[31]がある。これはたわいないことを脅威的意味に取る無思慮な誤った領識と解釈である。この場合にも感覚的な錯覚性誤認が存在することがある。

　24歳の男性。ニーダーバイエルン(Niederbayern)[32]のごく小さな村の出身であり，逞しく，品行方正であった。それまで大都市に行ったことがなかったが，婚約女性と会うためにケルン(Köln)にやって来た。到着後間もなく，人から見られていると思った。夕刻，ホームレス保護施設内では，同室者から脅されているとも思った。著しい不安を感じ，走って街を抜け出し，いると思った追跡者から逃げるため，ある邸宅の庭園に逃げ込んだ。発見され，侵入者として特別出動隊に逮捕された。間もなく交番でも留置場でも，吏員は保護施設の人が変装しているのだと思い，激しい取っ組み合いとなって計7人の吏員に重傷を負わせた。独房内でも，お前の両親は殺された，お前もきっと死ぬだろう，と話すのが聞こえた。2日後に彼は落ち着き，間もなく完全な病識が生じ，すべて彼の不安から生じたものとして説明された。その2日間の想起にはまったく欠損がないわけではなかった。2年後に調査された病後歴によると，その間の彼に目立った点は何もなかった。

　我々はこうした反応を，以前はクレッチマーの原始反応に対応させて「原始関係妄想」と呼んでいた。これは，体験が正しく把握されない，あるいはまったく処理されないうちに不安を伴う反応が生じるものである。この反応が生じるには原始的なパーソナリティである必要はなく，おそらく誰しもが状況によってはそうした反応を呈し得るであろう。したがって，特定のパーソナリティを前提とする「敏感関係妄想」とは異なるものである。だがこれは，「きっかけのない」妄想知覚という真の

---

[31] 類パラノイア反応(paranoide Reaktion)：「妄想反応」と訳されることもあるが，paranoidはParanoia(パラノイア)＋oid(類似)であるから「類パラノイア性」と訳し，wahnhaft「妄想性」と区別した(統合失調症のparanoide Formのみ，従来通り「妄想型」と訳した)。
[32] ドイツバイエルン州の北東部。

妄想ではないので，原始関係反応と呼ぶほうがよい。誤った解釈には不安な予期というきっかけがある。こうした状態は慰められ啓蒙されると，必ずかなり急速に色褪せ，完全な病識と訂正が生じる。「急性独房拘禁精神病」［キルン(Kirn)］，難聴者の一部の妄想状態，外国語環境における類パラノイア反応［アレルス(Allers)］は，これと同じ系列に属する。睡眠不足などの消耗因子は，こうした類パラノイア反応を助長する。この類パラノイア反応と反応性もうろう状態の間に境界を引くことは，必ずしもできない。いずれにおいても統合失調症との鑑別診断は発生と消褪の仕方に基づくほか，症状にも基づく。とりわけ，明らかに統合失調症性の症状は決して見られない。情動に基づいて了解可能なこうした類パラノイア反応と真の妄想精神病との間に，移行は存在しない。

　不安状態も驚愕と同じく，それ自体は正常な表現現象が固定されるという心因性身体障害を生じる。ちなみに，すべての心因性身体障害が固定された表現現象と見なされるわけではない。心因性身体障害のなかには，より合理的に発生する，すなわち，例えば，大事に至らない傷害を受けた腕が麻痺したままになるのではないか，という憂いに満ちた熟慮ないし予期から発生するものもある。また，悲哀のところで述べ，またあらゆる不快感情の際に生じるように，胃であれ心臓であれ，生体の抵抗力の弱い部位が使われて，そこに情性の動きが「打撃を加える」ものもある。不安反応を伴う人は，決して常に不安な人で「精神病質者」なのではない。そう命名しようとすることは，たいてい「先決問題要求の虚偽[33]」にほかならない。このことはとりわけ，不安や驚愕後に急性の心因性身体障害を呈する人に当てはまる。

　この領域全体にわたって，すでに言及した目的という要素がしばしば存在している。最初の情動の嵐は一貫して真性のものだが，これにはすでに危険から離れ，危険の中に入らないようにしようとする欲動が含まれている。後にこれが意識化される。熟慮が出現し，しばしば半ば明らかでしかない願望に応じて障害が堅持される。すなわち，「障害の中に

---

[33] 先決問題要求の虚偽(petitio principii；ラテン語)：結論と同意義の語句が前提にあるため，前提の根拠を先決問題として問わなければならないもの。

入り込む」。これはとりわけ心因性身体障害に当てはまる。この固定がいかにして行われるのか，そこで何が起こるのかはまったく不明である。不安による震えから慢性の振戦を発展させ，それを維持することを，人はいかにして成し遂げるのだろうか。

　ちなみに，このような目的反応の一部は，こうした急性の驚愕ないし不安段階を伴うことなく，最初から純粋に目的のために発生する。賠償願望反応の多くがそうであり，また犯罪者の監獄「精神病」・拘禁「精神病」と仮性認知症状態のほとんども，おそらくこれに属するものであろう。不安から生じる「急性独房拘禁精神病」は目的反応ではない。総じて当てはまることだが，反応性拘禁状態はこうした不安反応であるか，さもなければ目的反応，つまりたいてい完全に熟慮されて演じられるもの，つまり詐病である。ごく稀に，拘禁中に罪悪と恥の意識を基盤とし，精神病に類似した反応が出現することもある。例えば，ヴィリンガー(Villinger)が極めて印象的な例を提示した「グレートヒェン(Gretchen)[34]精神病」という類型である。この場合，心理学化しようとするならば，宗教的許しと恩赦を最終的に確信することは，自己救済の出口として了解可能である。これよりも了解が困難であるのは，一部の拘留者において，無罪判決や現世の恩赦を先取りする空想的な願望充足が急性または緩慢に発展することである。かつてはこの空想的願望充足が時に記載されたが，最近の精神病理学の視点からはまったく検討されていない。こうしたごく稀な，一例一例に限って明らかな状態を別にすれば，次のように言ってよい。犯罪者に見られるこれらの「精神病」は，<u>ほとんどの場合</u>，およそ我々のいう体験反応ではない。それらが反応であるというのは，反応する者は<u>あらゆる精神生活に存在する</u>，という意味でのことでしかない。だがこれは感情反応ではなく，目的を意識した熟慮から生じる<u>合理的反応</u>である。この場合もあらゆる場合と同じく，当然，感情が関与している。それは刑罰を前にした怯えと，刑罰から逃れたいという願望である。だがこれは，我々が体験反応に必要であると

---

[34] グレートヒェン(Gretchen)：ゲーテの戯曲『ファウスト』の女主人公。「宗教のことはどうお考えになるの(Wie hast du's mit der Religion？)」と，信仰・良心などについてファウストに問いかける。

考える，体験に対する直接の基本的な感情的応答とは異なるものである。

　ちなみに，直接の体験反応や目的反応は，いかなる外観を呈するにせよ，「精神病」と呼ぶべきではない。我々にとって体験反応と精神病は相反する。その際，時に体験が精神病を誘発し得ることを見過ごしてはならない。また，混合した状態が存在することも見過ごしてはならない。例えば，中毒性昏蒙が反応性に拡大することは頻度が高いし，また何らかの体験反応に薬剤性の影響が重なってもうろう状態を生じることはさらに頻度が高い。あらゆる精神病の内容，主題は体験の刻印を受けているので，それらはすべてこの本来的でない意味での「反応性」特徴を有している。

　心的きっかけが把握可能である，あるいはその蓋然性が極めて高いのでなければ，決して反応性「精神病」を推定してはならない。さもなければ，躁病や統合失調症，特に気取った演技的振る舞いを伴うものが，反応性「精神病」と誤認されてしまう。旧来の「ヒステリー性精神病」の多くは真の精神病であった。以前この診断では反応，動機という問題があまりにもなおざりにされ，報告例ではまったく論じられていないことが多かった。こうした心因性の状態で把握可能な動機がないように見えるものは，ごく稀にしかない。そうした状態は霊媒や，育成された夢遊病者や，しばしば催眠術をかけられて後に自然発生的にもそうした例外状態に陥るようになった者のもうろう状態に，ほとんど限られる。この場合も，その都度直接に動機付ける体験がないのであれば，そうした表現方法はたいてい習慣的な動機，すなわち顕示的な欲動と目的から生じている。心因性身体障害が繰り返される場合も，これと同様のことがある。

　我々は臨床的に重要なあらゆる異常体験反応について述べたが，それらは多少とも超性格的なものである。当然不明瞭な境界の反対側には，自我の突然の蹂躙である激怒がある。激怒の前では誰しもが「我を忘れる」という。激怒反応を生じるのに十分なきっかけが小さければ小さいほど，重点はよりパーソナリティに置かれる。非爆発性の人に真の激怒が生じることはほとんどなく，せいぜい憤怒が生じるだけである。程度が異常な嫉妬反応も，特定のパーソナリティと結びついている。そ

のことがすぐに気づかれないのは，嫉妬にはさまざまな種類があるからにすぎない。恋愛嫉妬はおそらく誰もが抱き得るものであり，異常な反応が見られることは稀である。だがその場合，真の嫉妬という類型を堅持しなければならないのであり，愛する人を他の人に奪われたことについての悲しみを想定してはならないし，また決して「失恋の痛み」などを想定してはならない。そうした体験は極めて重度の抑うつ反応を生じることがある。嫉妬はこれとは異なり，それが意味しているのは愛する人などではなく，病んだ自己価値である。この反応が示しているのは，単に自己感情が脆弱な特定の人であり，とりわけ，活動的-発揚性パーソナリティであれ，狂信性パーソナリティであれ，いつもは誇大的なあり方の人である。不信にもまったく同様の関係が存在する。心的羞恥も不特定のパーソナリティにわずかな関係反応を生じるにすぎない。拡大したより重度の関係反応が生じる場合は，常に敏感性パーソナリティ，自信欠乏性パーソナリティが存在する。さまざまな種類の性格因性の類パラノイア性発展を生じるこれらの関連は，すべてクレッチマーによって印象的かつ明白に示されている。したがって，最後に述べた外的体験に対するすべての反応において，全重点はパーソナリティだけに置かれる。そのため，それらの反応を論じることは異常パーソナリティ，精神病質パーソナリティを論じることに直接つながっており，ここでのテーマを越えている。

精神遅滞者とその精神病

I.

　精神遅滞はおそらく最も高頻度の心的異常であるにもかかわらず，精神医学では取り扱われることが少なく，また不十分でしかない。その理由はとりわけ，1つには精神遅滞は比較的症状に乏しいことであり，また1つには，はるかに大多数の精神遅滞者が精神科医による直接の保護を受けていないという事実である。身体的に把握可能な基盤がある場合でさえ，治療はほとんど例外なく治療教育的なものである。

　精神遅滞が知能のマイナスであることは，いかなる場合にも否定されない。しかし，<u>知能</u>とは何かを定義することはできず，せいぜい手探りで言い表すことしかできない。我々の考える<u>知能とは，思考素質と思考遂行の全体</u>であり，またそれを<u>生活上の実際的・理論的課題に適用することである</u>。これは，他の定義，例えば W. シュテルン（W. Stern）の「知能とは，思考手段を合目的的に使用し，新たな要求に適応する能力である」という定義以上のものを意味していない。

　個人的な心的存在においは，第2の全体性として<u>パーソナリティ</u>が，また第3の全体性として時に<u>身体的な感情・欲動生活</u>が区別される。第3のものは，パーソナリティに含めないのであれば，知能とパーソナリティという2つの全体性に包括されない諸々の個別特徴の束として残るものである。2つの大きな特性複合体に入らないこれらの個別特徴には，このほかにも多くのものがある。記憶は知能にもパーソナリティにも含めることができず，領識[35]は限定付きでしか知能に含めることができない。空想は知能にもパーソナリティにも容易に分類することができない。基本的に，<u>生きた統一体に結びついている個人的な心的存在を</u>，

---

[35] 領識（Auffassung）：知覚体験をその意味関連の中で理解し，意味があるように相互に結びつけ，経験領域に組み込む能力。統覚（Apperzeption）と同義。

教授法的理由からいかに分けるかは重要でない。区別し得る個別特徴をこれ以上挙げることも断念すべきである。とりわけ、特別な才能と特殊な能力を考えてみるとよい。

　記憶と領識だけに関してもう一言述べておく。そこでは精神病理学的決定が行われているからである。精神医学では、慢性持続性の記憶欠損をたいてい認知症に含める傾向がある。グルーレによれば、鈍化[36]は主として健忘性であって記憶、とりわけ記銘能力を冒すか、あるいは領識ないし判断能力を冒す。だがこの場合も注意を要する。記憶は記銘能力としてのものであれ、想起能力としてのものであれ、容易に知能に入れることはできず、したがって記憶の障害を認知症に入れることはできない。誰もそうしようと思わないことだが、先天性の記憶低下を先天性精神遅滞に含めることができないのと同じである。同様なことは、程度の点で劣るにせよ、領識能力にも当てはまる。すなわち、知能が良好でも領識が緩慢で鈍重であることは、ある程度までならたしかにあり得る。したがって、慢性的に悪化している領識を容易に認知症に含めることはできない。記憶と領識に関してせいぜい言えることは、認知症の基盤となる過程は好んで(またしばしば初期症状として)記憶と領識も変化させる、ということである。すると、判断能力の解体だけが認知症の中核として残ることになってしまう。たしかに、別の方法によってこの問題から抜け出すことも可能である。すなわち、認知症に知能低下だけを認めるのではなく、知能低下の中に記憶の障害と領識の障害も含めるという方法である。さらにパーソナリティ解体もこの中に取り入れるとなると、身体的基盤が明らかな慢性の精神病には1つの中軸症候群しか必要でないことになってしまう。こうした問題は一度に決定しなくてもよい。広義の概念理解が役立つこともあれば、狭義のそれが役立つこともあるからである。我々はこの点においては狭義の認知症概念にとどまりたいと思うが、一方、後天性のもの、より正確にはそうなったものという基準は無条件に堅持しない。先天性精神遅滞が疾患過程あるいは奇形に帰せられ得る場合、それも我々にとって認知症である。

---

[36] 鈍化(Verblödung)：blöd＝schwachsinnig。痴呆化という意味での荒廃。「感情荒廃(Gefühlsverödung)」とは区別される。

精神遅滞者の思考の特別な形式を取り出し，1人1人の精神遅滞者についてその主な特徴となる思考障害を示すことは，我々が見るかぎりこれまで成功していない。これは基本的に奇妙なことである。古くから，「感情病質者」［ブロイラー（Bleuler）］である異常パーソナリティから特定の諸類型が取り出されてきた。これらの類型は，現象像上重要な感情・意志・気質の異常に基づいて形成されたものであった。すると，まったく同じように，思考に関する不全の特別な形式に基づいて精神遅滞の類型を作り上げることも可能である，と考えられるかもしれない。例えば，障害が第一に判断能力，概念形成，あるいは表象強度に見られるという類型である。だがこうした類型学は不可能であるように思われ，我々が見るかぎり心理学的に正確に把握・鑑別し得ない思考欠陥を，漠然と叙述したものにとどまるだろう。これにいわば量として加わるのが，記銘能力，想起能力，領識，注意，言語の障害であろう。特に最重度の精神遅滞では，会話と言語的理解の欠陥が大きな役割を果たしている。同様に，単なる動きから行為へと発展すべき運動性や，あらゆる種類の身体的欲動運動を配列・支配できないことも，大きな役割を果たしている。

　これらの多少とも知能に含めることのできる，あるいはまったく含めることのできないさまざまな欠陥は，一貫してつつましい，いや貧しく乏しいパーソナリティ水準の中に常に備蓄されている。パーソナリティ低格が存在するのである。低段階の精神遅滞が分化したパーソナリティと結び付いていることはあり得ない。

　精神遅滞者のパーソナリティも視野に入れると，その種々の像はより豊かなものになる。ここで一般的に興奮性精神遅滞者と遅鈍性精神遅滞者を区別するだけでよしとすることは，要求が少ないではすまされない。それらは太古の化石のような概念であり，せいぜい2つの異なる気質形態が把握されるにすぎない。それらは実際的，社会的に意義があり，重度の精神遅滞である遅鈍者は，軽度の精神遅滞である興奮者よりも家庭内に置いておかれやすい。精神遅滞者のより詳細な性格学をもたらそうと試みるのであれば，知能からあまりにも離れるべきではない。我々の領域の外に出て道に迷うつもりがなければ，そうしたより複合的な形態をとらえることの本質的な基礎は，精神遅滞でなければならな

い。繰り返し現れる類型が認められ，それらは青年や児童よりも成人に明らかである。あらゆる類型形成には拘束力のないところがあるので，我々は次の諸像を取り出したいと思うが，それは繰り返し述べたような，あらゆる類型学に必要な留保を付けてのことである。無精な受動者，怠惰な享楽者，強情な頑固者，無思慮に逆らう志向のある者，絶えず驚嘆している者，頑なな意気地なし者，意地悪でずる賢い者，無邪気に押し付けがましい者，自信あり気に知ったかぶりをする者，自慢気に大言壮語する者，慢性的に気を悪くしている者，攻撃的に悪態をつく者。これらの諸像をさらに詳しく描き出そうとすれば，一般に知られていることを叙述することになろう。おそらくこれらの呼称はいずれも必要とあらば知能欠陥を伴わなくても思い浮かべることができるものだが，我々が挙げた諸類型の具象的説明においては，精神遅滞，判断の薄弱，状況に対する見通しの欠如が，その行動の原因の1つとして認められるべきである。

　精神遅滞者を幼稚な者，原始的な者，素朴な者(単純な者，無邪気な者)から区別することは，稀にしか試みられていない。それについてより詳しく論じることはここでもできない。幼稚な者が精神遅滞とは限らない。まったく同様に，高知能の者，特に理論的に知的な者は，欲動生活とパーソナリティがしばしば幼稚である。原始的な者が精神遅滞とも限らない。原始的な者と理解されているのは，ほとんど分化していない粗野なパーソナリティや，体験に対し無思慮なパニック的反応を示すパーソナリティである。素朴な者という概念は，例えば児童に「そんな素朴なことをするな」と言うように，実際はしばしば愚かしさという意味で用いられている。しかし，素朴さと単純さには高いパーソナリティ価値というもう1つのより深い意味がある。これは精神遅滞とはまったく関係がない。たしかに，知的な者が素朴・単純であることは，知的にも無邪気な人が素朴・単純であることよりも難しい。単純素朴な者の本質は，哲学的・神学的側面からは［N.ハルトマン，エーゲンター(Egenter)］，精神遅滞から誤解なく切り離されている。

II.

　<u>精神遅滞者の精神病</u>という取り扱われることは多いが，いまだ明らかに理解されていない問題について述べよう。我々は<u>根本的</u>に，単なる<u>知能資質の変異</u>としての精神遅滞を，疾患過程あるいは奇形の結果である<u>疾患的な精神遅滞から区別</u>している。具体例におけるより確実な鑑別診断は，少なくとも今のところ，必ずしも可能ではない。だがおそらく身体的検査方法，特に脳波検査と共同した適切な思考心理学を用いることによって——それは一見して<u>存在しない</u>ように思われるが——，その鑑別診断を行うことは決して不可能ではないと思われる。言えることは，痴愚・白痴と呼び習わされているものは常に疾患的なものであるが，軽愚は必ずしも単なる変異とは<u>限らず</u>，疾患や奇形の結果のこともある，ということである。他の者は知能が高い家族の中に明らかな軽愚者が出現した場合，疾患あるいは奇形が原因であると推定してよいだろう。

　精神病質パーソナリティとは反対に，知能が<u>与えられた</u>もの，すなわち何らかの方法で素質として得たものであることは，おそらく誰も否定しないだろう。だが軽度・中等度の精神遅滞の例では，外的作用による形成・発展の可能性を過小評価してはならない。

　さて問題は，<u>精神遅滞者の精神病は，精神遅滞とその基盤という事情と関係があり得るか，またいかなる関係があり得るか</u>，ということである。精神遅滞者の多少とも特徴的な精神病として，<u>エピソード性の興奮状態</u>が繰り返し，例えばノイシュタット（Neustadt）によって取り上げられている。だがそれが意味するものが精神遅滞者に生じた異常体験反応であるのか，それとも精神遅滞の身体的基盤を形成するものとおそらく関連する精神病であるのかは，一度もはっきりと述べられたことがない。地下という意味での非反応性の気分変調の関与を見過ごすわけではないが，我々は，この嵐は主としてしばしば並外れて見える体験反応である，という意見である。体験が時に正しく把握し得ないことは，精神遅滞者は言語的表現能力が乏しいことから容易に了解できる。その上，精神遅滞者の理由と動機は，正常な知能の者の場合ほど対象化されていないので，見抜くのもより一層困難である。肝要なことは，精神遅滞者がそうした反応から退くことは，子供の場合とまったく同様に難しい，

ということである。すなわち，嵐のきっかけがとうに取り除かれていても，嵐はすぐに収まらない。無思慮な不信や，不安とパニックから幻覚を生じる傾向のため，体験反応がまさに豊かに形成され，そこから抜け出すことが困難になることがある。症状の豊かさや行動が真の精神病の程度に達しているように見える場合であっても，我々にとってこうした体験反応は精神病ではない。

　精神遅滞と内因性精神病の関係という問題については，まず，循環病患者が精神遅滞であることは稀である，ということを指摘し得る。メドウ(Medow)は躁うつ病患者の44％に知的低格を認め，うち32％に高度の知的低格を認めた。だがこれは，躁うつ病患者の境界設定が，我々が循環病において念頭においているものとは異なっていたことでしか説明できない。たしかに，躁うつ病患者がさほど繊細でなく，ほとんど分化しておらず，やや単純な，また知的にもとりたてて敏捷で活動的ではない人であることも多い。だが彼らが軽愚であることは稀であり，そのため精神遅滞が存在することは，ほとんど循環病の反証となる。制止を伴う循環病性うつ病の患者は，愚かであると見間違えられることが少なくない。つまり，制止が消褪すれば，間違っていたことに気づく。これは通常の意味とは異なる仮性認知症である。循環病患者の知能が目立って薄弱なことも時にはあるが，両者の間に内的関係はなく，その一致は「偶然」であろう。その場合，薄弱な知能は病像形成にしか作用しない。

　紛れもない精神遅滞が存在するところに，統合失調症，つまり統合失調症性に見える精神病が発展する場合(接枝統合失調症)，状況はより困難である。臨床家なら誰でも，こうした困難な，いやまったく解釈不能な例を知っている。ここで想定しているのは，エピソード性の体験反応との鑑別診断が長期あるいは持続的に未解決にならざるを得ない例ではなく，間違いなく精神病性の，今日の言葉でいえばまさに「統合失調症性」の精神病である。しかし，精神遅滞者では当然，欠陥，すなわち以前とは違う存在であることを把握することが極めて困難であり得るが，このことを別にすれば，そうした例の統合失調症性精神病は必ずしも慢性化しない。こうした状態に対しては，構造分析的，多次元的検討がはっきりと試みられ，ビルンバウム(Birnbaum)とクレッチマーはそれを臨床上・診断上の原則にまで高めた。これは非常に刺激的な，広く役立

つ考え方であり，後にクレッチマーは彼の体質精神医学と結びつけた。「構造分析」と「多次元的診断学」のどちらの言葉を用いるのがよいかという問題については，「構造分析」を選ばなければならない。例えば，進行麻痺患者の精神病理学的病像において「器質的なもの」，パーソナリティの特徴，統合失調症状を区別する場合，構造分析が行われているのであるが，診断は一次元的，まさしく進行麻痺という診断のままである。

この精神病の構造分析という方法論的なものがまったく明らかに認められることは稀である。時に精神病の原因を多次元的に検討できることがある。すなわち，精神病の原因として，例えば外因性の原因とともに，内因性精神病の素質（「体質」）と体験，つまり場合によってさまざまな広がりを持って組み立てられる原因の束を認めることができる。この際，臨床的に重要なのは，それがなければその状態が存在し得なかった要因であり，それがなければその状態が存在しなかった要因ではない。なぜなら，後者の考え方をすると，あらゆる要因が状態の発生にとって同じように重要になるからである。したがって，循環病性うつ病の原因として反応性の要因も推定し得ると考えるとしても，それは内因性，素質的な要因ほど重要ではない。たしかに具体例では，病相は反応性の要因がなければ存在しなかっただろう。しかし，病相は反応性の要因がなくても存在した可能性があるが，内因性の要因なしで存在した可能性はないだろう。したがって，個々の例の検討を越えて臨床的認識へと進もうとするのであれば，諸要因を評価しなければならない。

さらに，ある精神病の現象像，つまり現存在[37]ではなく，かくある存在[38]を多次元的に検討することができる。病像において，基礎疾患に直接起因する諸要因自体を，単なる発現形態である諸要因から区別するよう試みることができる。こうした発現形態も，（内因性精神病の素質という意味において）素質的なこともあれば，性格因性のことも，また外因性，例えば中毒性のこともある。あるいは年齢，性別，知能状態，教育水準，体験に起因することもある。診断学において平準化するつもり

---

[37] 現存在(Dasein)：その状態が現に出現していること。
[38] かくある存在(Sosein)：その状態がいかなるものかということ。形式と内容に区別される。

がなければ，この場合に決定的な診断的意義を有するのは，原因に起因する要因である。診断上，他の諸要因はできるかぎり考慮から外すべきである。それらは多少とも取り換え可能な副次的特徴だからである。原因に起因する要因は，ビルンバウムの概念を用いれば，「病像成因的[39]」であるだけでなく，「病像形成的[40]」でもある。すなわちそれは，他の同時に病像成因的ではない要因と共に存在する，病像形成的要因である。

　多次元的観点に従うと，ほとんどの場合，問うことはできても，答えることはできない。推定の中にあまりにも多くの未知のものがあるからである。このことは特に病像成因的なものに当てはまる。身体的原因が説得力を持って把握し得る場合にのみ，少なくとも１つの確実な要因が手中にある。内因性の，すなわち身体的基盤が不明の精神病では，病像成因的なものに関する根拠はいまだ得られていない。したがって，せいぜい病像形成を構造分析的に検討することしかできない。また，評価しながら，無視可能な，取り換え可能な諸現象を，その精神病にとって多少とも特徴的であると見なされる諸現象から区別するのである。診断は後者から生まれる。したがって，この場合の診断は個人的ないし集団的な見解と同意に基づいてのみ生じる。

　こうした構造分析的観点から精神遅滞者の統合失調症性精神病を検討すると，脳構造と脳機能の変異であれ，疾患過程あるいは奇形であれ，精神遅滞の基盤となるものを，この精神病の原因となる病像成因的要因と考えることはほとんどできない。クレッチマーにならって，ある特定のパーソナリティに相応する，ある特定の共通体質がいわば始動して統合失調症性精神病を産出し得ると考えることも，おそらく可能である（だがその必要はない）。その場合，たしかに，我々は連続的移行が存在するとは認めず，常にある新たな要因，仮説的な疾患要因を考慮に入れるだろう。精神遅滞について同様の状況はほとんど考えられない。つまり，精神遅滞はここではもっぱら病像形成的に作用する，すなわち病像を形成すると想定しなければならない。精神遅滞と，統合失調症に要請

---

[39] 病像成因的(pathogenetisch)：疾患の原因に直接関係するもの。
[40] 病像形成的(pathoplastisch)：病像の内容を形作るもの。

される素質が，同じ木の2本の枝である，つまり「低格」素質の部分特徴であることは考慮に値する。しかし，統合失調症性精神病の発生において病像成因的に重要なのは，精神遅滞の基盤ではなく，統合失調症に対する（おそらく「体質的」な）素質である。だがこうした考え方はまったく思弁的である。そして病像成因的にであれ，病像形成的にであれ，「体質」を持ち出して論じれば論じるほど，構造分析は不確かで作り上げられたものとなる。

　（我々のいう）疾患的な精神遅滞状態では，原因となる疾患は後年に進行性となるのか，それとも遅発性の後遺症を伴って「器質性」精神病となるのか。この問題はさまざまな特殊形態に基づかなければ検討できず，おそらく場合によっては回答できることもあるだろう。ここでも，身体的基盤が明らかなあらゆる精神病において時にそうであるように，多少とも統合失調症性の病像が病像形成的に生じるかもしれない。

身体的基盤が明らかな精神病の構成

I.

　この名称はやや迂遠であるが，我々はこれに勝る名称を知らない。身体的基盤が明らかな精神病のうち，急性のものに対しては「外因性」という呼称が，慢性のものに対しては「器質性」という呼称が使われることがほとんどである。これらはたしかに臨床的日常語の中では必要不可欠だが，基本的に疑問の多い概念である。「器質性」精神病という言葉は使うことができない。あらゆる疾患が器質性であるように，統合失調症と循環病も「症状性」として(たしかに不明な)器質的原因に帰すると考えたいからである。「外因性」精神病という言葉も誤解を招く。先に外因性という概念を詳しく説明しなければならないからである。厳密に文字通りに取れば，「外因性」精神病とは外部に起因する精神病である。それにはここで意味するものの一部，とりわけ脳外傷，感染，中毒の結果である精神病しか含まれておらず，同じ病像を呈する，例えば尿毒症やほとんどの脳腫瘍による精神病が含まれていない。それらは少なくとも別の意味で外因性である。すなわち，その素質に「内因性」精神病の責任を負わせ<u>得る</u>，精神的なものの基盤となる体質との関係において外因性である。したがって，我々は「身体的基盤が明らかな精神病」という表現を用いる。だがそれは，発生に関する我々の知識の現状<u>だけ</u>に合致しているのではない。実際，身体的基盤が明らかな精神病は，<u>外観上</u>も，原因が未知である精神病から明らかに際立っている。これは非常に奇妙である。我々がある精神病の原因を知っているかどうかは，その精神病の症状とほとんど関連がないからである。すると，既知の疾患がある特定の症状群を示し，未知の疾患が別の症状群を示す，つまり，まったくではないにせよ，両者の間に重なり合うところがほとんどないのはなぜだろうか。ボンヘッファーは身体的に把握可能な精神病が共通の精神症状を有することを認めた。これは彼の偉大な業績である。ただし，

身体的に把握可能な精神病という彼の命名は狭すぎるし，彼がその中に取り入れたものも少なすぎる。彼はこれらの病像はすべて非特異的な「好発型」，すなわち特有の病因が見えないものであると認識していた。もっとも，これは相対的にしか当てはまらない。一般類型のうち，例えばアルコールせん妄や誇大型進行麻痺は，まさに特殊な病因の特徴を示している。

　感染の場合のように，究極の意味での病因が知られている，つまり精神病の把握可能な基盤が存在することもある。また，究極の病因は不明である，つまり精神病を直接引き起こす特定の形態学的脳変化だけが知られており，そこから診断が企てられることもある。両者が知られている恵まれた例も稀に存在する。遺伝性はこの意味における既知の把握可能な原因ではない。そうであるためには，いかなる疾患が遺伝するのか知られていなければならないが，これは例えば遺伝性舞踏病では知られているが，循環病では知られていない。これはすべて一般病理学の難題であり，ここでは示唆することしかできない。

　把握可能な身体的基盤こそが，常に身体的基盤が明らかな精神病が出現する唯一の原因である，と想定する者はいないだろう。多くの精神病にはある特別な素質が必要であるが，精神病の特有の外観，すなわちかくある存在を身体的事象から完全に導き出すことはできない。診断可能な疾患に直接帰せ得るのは，精神病が存在すること，すなわち精神病の現存在のみである。すなわち，その疾患がなければ，精神病は存在しなかったであろう，ということである。

　このことから，最近の精神医学のいくつかの重要な観点が導かれる。それに直接ないし間接に関わっているのは，ボンヘッファーのほか，特にG. シュペヒト(G. Specht)，クライスト(Kleist)，クリッシュ(Krisch)，ゼーレルト(Seelert)，シュテルツ(Stertz)，ポーリッシュ(Pohlisch)である。身体的基盤が明らかな精神病では，「必発」症状と「任意」症状，すなわちこれらの損傷において必ず存在する症状と，特定の状況でのみ出現する症状が区別される。必ず存在するのは，例えば特定の重症度の新鮮な脳損傷における，識覚の混濁という意味での意識混濁と，例えば相応に進行した進行麻痺における，パーソナリティ解体と認知症である。ホーヘ(Hoche)は，「精神」の進行性の破壊を臨床像の

「中軸」と呼んだ。これらの基本形態だけが必発であり，あらゆる発現形態は任意である。ある疾患が特定の脳領域を冒し，その領域が特定の現象をもって応答することによって出現する<u>局在性-任意</u>の症状が存在することは確かである。特定の脳領域を好んで冒す損傷が存在する。例えば中毒であり，それによって高頻度のコルサコフ(Korsakow)症候群を説明することができる。これは，局在性-任意の発現形態の選択的下位形態であろう。だがこれが説明として十分でないことは確かである。あらゆる種類のび漫性脳損傷によって同じ健忘性障害が生じ得るからである。記憶のための装置はそもそも特に脆弱なようである。任意の発現形態のなかには，おそらく患者の素質によって起こるもの，すなわち<u>個人的-任意</u>のものもある。しかし，こうした状況に対する積極的な知見，特に解剖学的知見はどこにも存在しない。そのため我々は，個々の例では推測せずに可能性を述べるにとどまる。

　個々の例では，把握可能な疾患に本当に精神病の責任があるかどうかは，しばしばまさに恣意的である。一部の臨床家は，短期の感冒感染や膀胱炎といったわずかな所見であっても，原因として十分であると承認しようとする。だが度を越してはならない。我々は，身体的基盤を有する精神病を推定するためには，次の点が必要であると考えたい。1. <u>重要な身体所見</u>。2. <u>身体所見と精神病の明らかな時間的関連</u>。3. <u>両者の経過における特定の平行性</u>。4. 把握可能な身体的損傷において<u>ふだんも見慣れている精神的病像</u>，つまり，まさに「外因性」ないし「器質性」の病像。最後の必要条件は，厳密に当てはまることが最も難しい。

II.

　我々は<u>急性疾患</u>として次のものを挙げる。脳損傷および他の急性の直接ないし間接の脳疾患，急性中毒，感染症，ウイルス性疾患，慢性の感染症や中毒における急性増悪，バセドウ(Basedow)病の急性クリーゼ，さらに尿毒症，糖尿病における昏睡，子癇，失血，その他多数のものである。我々は上に述べた観点に従って<u>病像</u>を分類する。第1に，パーソナリティ特徴の単なる<u>先鋭化</u>に言及しよう。この形態についてはまだ触れていない。例えばアルコール酩酊では，一般に知られているように，

多くの例で最初はパーソナリティがより明白となる，すなわちパーソナリティが「漏れ」，抑制が外れ，劇画化されるだけであり，超個人的な特徴は現れない。第2の型は意識混濁であり，これは最終的に意識喪失となる。これはもはや陽性の精神病とは判断できない。すでに述べたように，意識混濁は急性群の必発症状であり，他のあらゆる症状，あらゆる発現形態はそれに含まれる。それは単なる傾眠のこともあれば，形式的には時にほとんど目立たない産出性の行動のこともある。意識障害のある者が多少とも産出性であり，産出性の行為をする場合，もうろう状態と呼ばれる。だがこの状態は他の意識混濁から明確に区別できない。病像からすれば少なくとも多少とも明らかに外因性の，局在性ないし個人的な任意症状には，次のような意識混濁のより詳細な発現形態がある。すなわち，錯乱，矛盾した散乱思考，昏迷・無感情・興奮・誇大・不安・夢幻様状態，幻覚症，運動性不穏を伴うせん妄，事物と人物の誤認，記憶障害である。

　身体的基盤が明らかな急性の精神病の必発症状が意識混濁である，ということを我々が堅持するのは，それが臨床指針であるという意味である。精神病患者が明らかに意識障害を示すのであれば，身体的基盤が明らかな急性の精神病（あるいは慢性疾患の経過中の急性エピソード）が必ず推定される。しかし，その逆を推定してはならない。身体的基盤が明らかな急性の精神病は時に意識混濁を伴わない。例外に従おうとする臨床体系学はおのずと溶解する。しかし，臨床体系学は例外を忘れてはならない。

　統合失調症性の外観を呈し，急性統合失調症からの区別が困難あるいは不可能であり，そのため単に統合失調症のシュープが誘発されたのではないかという疑問がしばしば生じる病像は，もはや「外因性」の病像ではない。あたかも統合失調症性の層が「打ち鳴らされた」かのように見える。これが局在性の任意症状であるのか，あるいは個人的な任意症状であるのかについては，後者の解釈がより有利であるにせよ，決定することができない。統合失調症の遺伝負因があると統合失調症が誘発されやすい。精神病が基礎疾患と共に，あるいはその後速やかに治癒しない場合，統合失調症の誘発であったと想定されることがほとんどである。ちなみに，「1級症状」という狭義の統合失調症状は，ヴァイツ

(Weitz)が示したように，身体的基盤が明らかなあらゆる精神病においてごく稀である。「滅裂」，「情動空虚」といった曖昧な表出や，あらゆる幻覚を統合失調症状と呼んではならない。だが個々の例では，これらは条件付きでのみ診断上の困難を乗り切るのに役立つ。

　症状性統合失調症に相応する症状性循環病は存在しない。この点において，我々はボンヘッファーと意見が一致している。内因性うつ病の紛れもない類型は，少なくともそうした急性疾患では見られない。もっとも，躁病はやや異なる。症状性躁病を循環病性躁病から区別することは，急性の身体疾患における抑うつ状態を循環病性うつ病から区別することよりも困難である。したがって，経過を見て身体所見を除外しなければ，そもそも循環病性躁病が確実に認識できることは稀である。躁病様の病像は，抑うつ的な病像よりも総じてぼやけている。抑うつ的な中毒状態，抑うつ的な慢性器質性状態，あるいは抑うつ的な統合失調症状態が抑うつ性循環病に似ている以上に，躁病的な酩酊や（慢性疾患のうち）躁病的な進行麻痺だけでなく，躁病的な統合失調症も循環病性躁病に似ている。また，抑うつ性パーソナリティが抑うつ性循環病に似ている以上に，発揚性パーソナリティははるかに循環病性躁病に似ている。

　慢性形態についても状況は異ならない。慢性形態にも時に症状性統合失調症が存在するが，それに相応する症状性循環病は存在しない。したがってこれについては以後詳しく述べない。身体的基盤が明らかな急性の精神病にも慢性の精神病にも，（正確に言えば，まさにその原因によって）循環病相が誘発されることはおそらく稀でない。H.-H. マイヤー（H.-H. Meyer）が統計を報告している。ボストレーム（Bostroem）によれば，循環病相は誘発する疾患とは無関係に，その固有の法則に従って経過する。したがって我々は，「症状か誘発か」という問題にぶつかる。後述するように，この問題は単に可能性として考えられるにとどまり，どちらの可能性も決定的ではない。そのため，我々が症状性循環病性うつ病というものを受け入れないことも相対化される。すなわち，解釈次第である。

　因果関係を説明することによって心身関係という形而上学的深淵を越える，つまり精神病理学が精神医学へと拡大する場合，常に例外なくこうした問題が生じる。また，このことは身体領域の所見が知られている

場合も当てはまる。使い慣れた出発点を用いる，すなわち相互作用という考え方と経験的二元論に依拠する場合，それが哲学的仮決定であることを常に念頭に置くべきである。このことは，内因性精神病も疾患である，すなわち我々にとって疾患的な身体状態に帰せられるという仮説と密接に関連している。これはすべて仮決定であり，その後に初めて解釈が始められる。我々もこの前提に従う。これなしには，精神病の精神医学を取り扱うことはほとんどできないのであり，少なくとも医学の専門分野として扱うことはまったくできない。

　症状性の循環病性うつ病か，それとも誘発された循環病性うつ病かという問題に対し，我々は比較のために統合失調症を引き合いに出す，いや統合失調症から始めなければならない。例えば，中毒性せん妄や脳震盪後錯乱が治癒する場合のように，身体的基盤が明らかな急性の精神病における統合失調症状が基礎疾患と共に消失する場合，おそらく「症状性」統合失調症と最も呼びやすいであろう。しかし，この統合失調症状は常に「誘発」と解釈することも可能である。我々が統合失調症をモデルとする理由は，そうした状態に「症状性」循環病性うつ病も存在するとは依然として考えていないからである。ただしその前提は，異論の余地のない循環病性-うつ病性病像と見なすことに慣れているものを実際に基準とし，すべての漠然とした抑うつ気分変調を循環病性のものと見なさないことである。基礎疾患が治癒しても，確実なものと考えられる多少とも統合失調症性の状態が発展する場合，むしろ「誘発」が適切であろう。こうしたものは，時に異論の余地のない循環病性うつ病像にも存在する。基礎疾患が持続あるいは進行し，統合失調症性あるいは循環病性-うつ病性の病像が存在する場合，「症状性」と呼ぶか，それとも「誘発」と呼ぶかという選択の余地が十分にある。少なくとも，「症状性のもの」は常に「誘発」であると見なすことは可能であり，その逆も少なくとも広く当てはまる。もっとも，誘発する過程が例えば妊娠のように疾患でない場合は，「症状性」と呼ぶことに意味はないであろう。妊娠中の統合失調症や循環病が妊娠の「症状」だという者はいないであろう。この場合，反論の余地なく「誘発」が正しい。

　慢性疾患として，あらゆる種類の直接および間接の慢性脳疾患，例えば外傷後遺症，中毒，感染症，寄生虫疾患，腫瘍，血管疾患，初老期認

知症，老年期認知症，変性過程が挙げられる。この場合も病像として先鋭化が挙げられる。例えば，一部の脳動脈硬化症や老年期認知症の患者では，最初はパーソナリティの誇張だけが目立つことが多い。倹約家はけちになり，易興奮性の者は気が荒くなり，用心深い者は猜疑的になる（だが個人の特性，とりわけ分化した特徴が減弱することも同様に頻度が高い。これは進行した過程の場合に限らない）。K.F. シャイト（K.F. Scheid）は老年期性格発展におけるこうした先鋭化を示した。だが進行麻痺による変化ですら，最初は単なる先鋭化のことがある。ニーチェ（Nietzsche）[41] を考えてみればよい。つまり，パーソナリティと身体的基盤が明らかな（急性および慢性の）精神病の間には，心理学的現象像における移行が存在する。十分な強度の損傷を受けた際の慢性疾患の必発症状，すなわち包括的症状は，すでに述べたようなパーソナリティ解体，すなわち思いやり・礼儀・配慮・より繊細な心的変動が減少することである。たいてい他の特徴も出現することは確かであり，相互に移行する次の3つの類型を取り出すことができる。第1の類型は多幸的，多弁，迂遠，押しつけがましい，無邪気，過度に社会的に熱心である。第2の類型は無感情，発動性に乏しい，緩慢，鈍重である。第3の類型は気まぐれ，易刺激的，愚痴が多い，爆発的，自制がきかない，暴力的である。だがこれらは必ずしも疑いなく脳症状と見なし得る特徴ではなく，体験された変化や身体的違和感情に対する心的反応と見なし得ることも多い。どの群にも出現するものに，涙もろく感動しやすい気分易変性や無力性不全がある。上述の特徴，またとりわけ進行麻痺における著しい躁病型の状態は必発症状ではなく，解体の一般的方向にすぎない。必発であるのはここでも（修復不能な）認知症であるが，これは知的解体すなわち鈍化の特別な外観ではない。ここでは批判し得ない通常の見解によれば，鈍化は主として健忘性であって記憶，とりわけ記銘能力に関するものであるか，あるいは領識ないし判断能力を侵すものである（グルーレ）。パーソナリティ解体と認知症の変種のかなりの部分は局在性-任意であると推定される。

たしかに，パーソナリティ解体と認知症は慢性かつ修復不能でしばし

---

[41] Friedrich Wilhelm Nietzsche(1844-1900)：ドイツの哲学者。進行麻痺で死亡。

ば進行性の全般的状態である。だがこのことについて硬直した見方をしてはならない。回復すること，すなわちこの状態が改善，それも時に驚くほど改善する時期があることも少なくない。また，時間的な変動もある。例えば脳動脈硬化症の患者は，午後よりも午前中にはるかに「気分がよい」ことがある。ここではいたるところで時にあらゆる種類の思いがけないことが起こり得る。

　内因性の外観を呈する病像に関する原則についてはすでに述べた。統合失調症性の病像は特に未治療・既治療の進行麻痺にも見られるし，流行性脳炎後にも時に見られる。高齢における一部の特定の抑うつ状態では時に診断上大きな困難があり，それは克服できないこともある。気分変調が弱々しく冷たく，時に中断することや，無関心・無内容・「空虚」が支配的であることから，循環病性うつ病は考えにくく，脳の過程，とりわけ動脈硬化症や萎縮が示唆される。相応する所見が認められることも時にあるが，それは確実に利用できないことが多く，必ずしも原因として説得力がない。発病時期が明らかに特定されており，症状がより豊富で循環病性うつ病の症状に近い場合，最初は診断が揺れるのも無理はない。実際，循環病性うつ病の1つ1つの状態は，たしかにまったく不統一なものであるが，病相性に経過し，治癒してパーソナリティの復旧を生じるのである。

　いわゆる急性疾患と慢性疾患の間にはあらゆる移行があり，急性と慢性の精神病性病像の間にも移行がある。とりわけコルサコフ症候群を考えてみるとよい。これは意識混濁，パーソナリティ解体，認知症という概念では把握し得ない，可逆的な「通過症候群」（ヴィーク）である。一部の重度の認知症患者はますます意識混濁を生じる傾向があり，少なくとも持続的睡眠を生じる傾向がある（「まどろみ認知症」）。意識混濁は，とりわけ動脈硬化症や慢性中毒などの慢性過程におけるエピソードとして出現することもある。

　通過症候群のほかにも，意識混濁，認知症とパーソナリティ解体という中軸症候群に無理なく入れることができない病像がいくつかある。とりわけ，アルコールなどによる中毒や，特定の貧血における幻覚妄想状態である。だがこの場合，少なくとも慢性状態では，誘発された統合失調症ではないのかという疑問が必ずと言ってよいほど生じる。だがすで

に述べたように，こうした疑問は思弁に終わる。

III.

　てんかんの本質は身体的基盤が明らかな精神病と同じようには知られていないにせよ，真性てんかんにおける精神病は身体的基盤が明らかな精神病に対し特殊な位置を占めるわけではない。てんかんは第3の「精神病」，あるいは第3の「圏」として，統合失調症と循環病と同等に位置づけられていることが多いが，これは論理的にまったく間違っている。統合失調症と循環病で取り扱われる事実は，今のところもっぱら精神病理学的なものだが，てんかんの決定的症状はけいれん，つまり身体症状である。真性てんかんでは精神病現象も出現し，とりわけ，もうろう状態，「器質的」性格のパーソナリティ変化，認知症が出現するが，これは副次的なことである。臨床上のいかなる点においても，精神病である統合失調症・循環病と，神経学的疾患であるてんかんとの間に類似するところはない。てんかんの急性・慢性の心的主軸症候群は前述のものと完全に一致しているし，発現形態は統合失調症性のものも含め，同じ観点によるものである。

　同様に，あらゆる種類の直接あるいは間接の脳疾患および奇形の結果である先天性精神遅滞状態も，ここでのテーマである身体的基盤が明らかな精神病である。病理学の習慣とは異なるが，我々の観点では奇形も疾患と同一視してよい。

　精神遅滞状態——ここではあらゆる種類の知能欠陥を意味する——においては，先天性のものを「後天性のもの」から区別することに根本的な意味はない。たしかに最近の数十年間，後天性の形態のみを「認知症」と呼ぶことが通常であった。だが我々は，疾患あるいは脳奇形の結果と見なし得るが，知能素質の単なる先天的変種とは見なし得ない先天性の精神遅滞状態も，認知症に含める。この区別は根本的に重要であるが，実際はしばしば実行することができない。もっとも，先天性の認知症は白痴の程度のものも含め，すでに発展した知能を冒す認知症とは本質的に異なって見えることがほとんどである。例えば，これを認知症に含めようとしても，本来の記憶性の形態が完全に欠けている。

身体的基盤が明らかなあらゆる精神病には，罹患という体験とその結果に対して人が示す心的反応も常に存在することを決して忘れてはならない。このことはすでにパーソナリティ変化，つまり第3群の類型に関して指摘した。こうした体験反応はいわば正常な反応，すなわち程度と方法が適当な反応のこともあれば，あらゆる重症の急性・慢性形態の場合と同じように，そこから反応が生じるところの疾患的状態自体によって形成される異常な反応のこともある。身体的基盤が明らかな精神病における多くのしばしば目立つ特徴は，体験反応性のものである。幻覚患者や困惑した発熱患者の不安や，頭痛に苦しむ，あるいは自己不全感を伴う一部の脳損傷患者における上述した易刺激性を思い起こすとよい。先天性精神遅滞の場合はやや異なる。我々のいう意味でも疾患的である先天性精神遅滞者は，自身の不十分さにそもそも反応できるのか，という問題ではなく，重要なもの，つまり変化という体験が欠けているのである。あらかじめのもの，すなわち比較が欠けているため，あらかじめのものから得られ，それによって先天性認知症の者が欠陥と向き合えるはずの機能が欠けているのである。これはパーソナリティ解体ではなく，先天性のパーソナリティ低格である。そのため，反応自体が必ず異常である，つまり多少ともパーソナリティ低格と精神遅滞によって刻印されているに違いない。

循環病と統合失調症

I.

　経験が教えるところによれば，精神病理学的所見から精神医学的診断を組み立てることはしばしば極めて大きな困難を生じる。その際，身体的診断の際のように客観的に把握可能・提示可能な症状を足し合わせ組み合わせるのではなく，陳述を判断し，また診察を受ける者の行動・振る舞いと，診察者が受ける印象を用いるのである。時に，精神医学的判断が一貫して教科書通りの専門用語を用いて行われているが，再検討すると診察者は自分が見て知ったことを<u>誤解</u>しており，そのため古典的症状に基づいて下されたかのごとく見える診断が誤りであった，ということがある。何らかの理由から臨床診断が先行し，次いでその診断に沿って症状が評価されることが多い。そのため，「滅裂」，「情動欠如」といった表現が見られるのは，不当にも，観察者が統合失調症を想定している場合にほとんど限られている。それらの言葉はいわば，「迂遠」という言葉がてんかんのために取っておかれているように，統合失調症のために取っておかれている。実際，正しい方法はその逆である。まず臨床上，先入観にとらわれることなく諸症状を把握し，命名し，それに基づいて診断を推定する。経験豊かな者は，時に表出のごく微細な点をも読み取る能力によって「直観診断」を下せることもあるが，ここではこのことに触れないでおく。この場合も，診断の根拠を説明するには症状分析によるしかない。

　多くの例では，診断の組み立てにあたって身体症状と精神症状が共に用いられる。身体症状は広く考慮される。診断に疑いのある例では，身体症状が精神症状に優先する。つまり，有熱性肺炎という基礎疾患に平行してせん妄が短期間で完全治癒した場合，せん妄時に多少とも統合失調症性の状態像を示したとしても，肺炎という診断が支持される。もっとも，今日でもなお，精神的病像が重要である身体的診断もいくつか存

在する。患者が神経学的・血清学的に明らかな進行麻痺の所見を示していても，精神的にいかなる種類の把握可能な障害も示していなければ，今日でもなお進行麻痺という診断には慎重になるだろう。真性てんかんの診断においても，性格変化が確認されるのか，それとも欠けているのかが重要である。ともかく，身体所見が診断上優先されるので，医学としての精神医学の目標は，さらに明らかな身体所見に到達することでなければならない。

　精神病の精神医学を身体医学的に完成させるという目標は，見通しのきかない彼方にある。循環病と統合失調症という高頻度の診断は，今日なお純粋に精神病理学的に形成されるものであり，純粋に心理学的な事実であるから，基本的に医学的意味での診断ではない。本論ではこれら2つについて述べ，両者の区別について，またそれらと正常な精神生活との，また正常な精神生活と根本的に異ならない非精神病性の心的異常である異常（精神病質）パーソナリティおよび異常体験反応との区別について述べる。

　循環病と統合失調症は「内因性」精神病と呼ばれている。その意味するところは知られており，よって日常使用上この呼称を放棄する必要はない。だが実は，この呼称は「外因性」精神病という呼称と同様に疑わしいものである。

　「内因性」と「外因性」の弁証法に関する議論に入る前に，我々は「外因性」とは常に身体的に外因性のものと理解しており，決してこの表現を体験反応性，心因性，動機付けられた，という意味で用いない――残念ながら，いまだにしばしばこうした意味で用いられている――，ということを思い起こすべきである。「外因性」，「内因性」という呼称は精神病性の病像，すなわち精神病の精神病理学的外観に対する呼称となっている（「器質性」，「症状性」も同様である）。起源が外因性であるか，内因性であるかは，これらの呼称とほとんど関係がない。尿毒症性せん妄は外観からは外因性精神病だが，外因性ではなく内因性の疾患である（外因性の副次的要因の可能性は考慮に入れない）。このことは，ほとんどの脳腫瘍における精神病にも当てはまる。外傷性，感染性，中毒性，寄生虫性の精神病は，両方の観点から「外因性」である。「内因性」という呼称を発生的なものとして正当化しようとするのであれば，外因

性の原因がないことが明らかな精神病，という消極的な意味でそうするしかなかろう。だがそれでもまだ十分ではない。つまり，尿毒症性精神病にも外因性の原因はないのであり，こうした見方をすれば尿毒症性精神病もまた内因性である。つまり，「内因性精神病」については，身体的原因がまったく未知であるということしか言えない。しかし，「内因性精神病」を心のあり方の単なる変異と解釈することもできない。そのように解釈すると，「内因性精神病」は我々にとって精神病ではなくなる。身体的基盤が明らかな精神病と(今日まで)身体的基盤が不明の精神病という区別の仕方が，唯一明らかなものである。重なり合うところがまったくないわけではないが，前者は「外因性」，後者は「内因性」の精神病理学的病像を示す。

　後に我々は，精神病理学総論を用いて内因性精神病の診断に至る諸症状を明らかにしよう。だが前置きとして簡潔な臨床的概略を述べておこう。

　内因性精神病のうち，循環病性うつ病は最も区別が容易であり，予後的にも最も信頼性の高い病像となっている。このことは病識を有する身体型にも，批判を失った妄想を伴う類型にも当てはまる［ヴァイトブレヒト(Weitbrecht)はこれら2つの病像を対比させた］。循環病性うつ病は基本的に1つの極であり，日常の診断学ではそれから統合失調症性の諸形態をかなりの信頼性をもって切り離すことができる。同じことは循環病性躁病にはまったく当てはまらない。循環病性のうつ病と躁病の比較は他の点でも可能かどうか疑わしいが，この点でもうまくいかない。ちなみに循環病性のうつ病と躁病は，類型として対比されるのではなく，種類として対比される(我々は躁うつ「混合状態」というものが存在するとはもはや考えていない。場合によってはそうした外観を示し得るものがあるとしても，それはおよそ循環病の中にはめ込まれているかぎり，交代あるいは急変である)。そうである以上，諸類型はうつ病と躁病という2つの種類の内部に存在する。したがって，類型学的にしか分類し得ない統合失調症とは異なる。統合失調症性の諸類型には，時に循環病性―うつ病性の類型や循環病性―躁病性の類型への移行が存在する。後者への移行が比較的高頻度である。

　ヤンツァリック(Janzarik)の研究によって確認されたように，統合

失調症を類型学的に分類することに今日深い意味はほとんどない。それでも，そうした分類は相互の意志疎通と臨床教育のために必要である。通常用いられる呼称について簡単に検討しておこう。単純型，緊張型，妄想型という類型はいまなお使用可能である。破瓜病はこの系列に属さない。それは年代に向けられた呼称である。我々は破瓜病を単純型に含めている。破瓜病は青年期に出現し，「無骨者」，「青二才」，「小娘」，「不良娘」といったこの年代の特徴をしばしば病像形成的に有する。これが破瓜病と呼ばれやすいものであるが，単純型・緊張型・妄想型とは異なる概念水準に基づいている。

　緊張病という類型によって我々が意味しているのは，多少とも急性の運動過多性あるいは運動減退性の精神病である。運動性や言語性のひねくれを伴う統合失調症性欠陥は，しばしば慣例的に「古い緊張病患者」と呼ばれている。だがこうした形態はここでいう緊張病とはほとんど関係がなく，またおそらく，ここでいう緊張病が慢性化したものでもない。もっとも，この「古い緊張病患者」は元々「若い緊張病患者」であったのか，という問題を取り扱った研究はない。

　統合失調症性幻覚症(身体感情領域の幻覚症を含む)を独特の第4の類型として認めることは，実際上，正当化してさしつかえないであろう。それは単純型にも緊張型にも妄想型にも，異論の余地なく当てはまらないからである。だがヤンツァリックの研究によれば，統合失調症性幻覚症が単独で見られることが比較的多いのは，遅発形態だけである。

　単純型を極めて広く考え，古いひねくれた患者を「緊張病患者」と呼び，それ以外の場合は——他の場合もそうしなければならないように——，上述した4つの類型の組み合わせによって診断したところで，統合失調症性の欠陥と持続形態をこれら4つの類型を用いて満足のいく方法で把握することは困難である。しかし，類型をこれ以上設定することはほとんど益がないと思われる。この点に関し，クライスト学派や後のクレペリンが形成したもの(パラフレニー)が役立つかもしれない。

　特に問題となるのは，身体的基盤が明らかな精神病に対する緊張病の位置付けである。統合失調症の中から運動過多性精神病を分離しようとする試みが古くから繰り返し行われてきた。このことがとりわけ当てはまるのは，致死性緊張病，精神病理学的に完全寛解する(病相性だがし

ばしば病期性の)緊張病，産褥期のそうした状態である。他の統合失調症性病像と比べると，これらの緊張病ははるかに基礎的，身体近接的，「器質的」に作用する。フーバーによる緊張病の新たな組織病理学的研究が示すところによれば，これらの状態の多くは(多種の)身体的基盤が明らかな精神病であると積極的に見なし得る。にもかかわらず，緊張病を統合失調症圏から除外する時期はまだ到来していない。臨床眼から見れば，緊張病から他の統合失調症性と呼び得る諸形態に至る，あらゆる移行段階が存在する。緊張病と身体的基盤が明らかな精神病の関係について述べたことは，すべて運動過多性緊張病にしか当てはまらず，運動減退性(昏迷性)緊張病には当てはまらない。これら2つの形態を臨床上対比するのが慣例だが，そもそもそうしてもよいのかははなはだ疑わしい。

　我々にとって，精神医学的診断は根本的に状態像に基づくのであって，経過に基づくのではない。これは身体的診断学の原則でもある。我々は現在の精神医学の前提とアプローチに従いつつ，統合失調症性および循環病性の状態像は身体疾患——それがたとえ不明であっても——の症状であると推定する(疾患は常に身体的なものである)。そのため，我々が医学の原則から逸脱するきっかけは一切存在しないのであり，我々は身体「症状」と精神「症状」の違いを強調するのである。もっとも，原則として，統合失調症状群(もっとも，程度の点では非常にさまざまなものがある)は不良な予後を，循環病症状群は現在の病相の完全治癒を予想させる。これはごくおおまかな言い方である。統合失調症性精神病のなかには，いかなる痕跡も残さずに，外見上だけでなく，真に治癒するものもある。その場合，思い出したくない当時の内容も批判的に距離が取られ，少なくとも未解決であり続け，現在にとって作用価値を一切有していない。また，再発は常に差し迫っているにせよ，必ずあるわけではない。また，循環病性精神病のなかには，次々に生じ，特に反復することが極めて多い病相ののちに，とりわけ高齢では，いかなる統合失調症性の要素も伴うことなく，抑うつ性-無力性あるいは軽躁性の持続状態に達するものもある。こうした持続状態において波はおそらく時間的にあいまいであり，認めるのが困難である。長期の集中治療の結果，身体的基盤が明らかな特徴が流入することは少なくないであろう。

II.

　上述した2つの精神医学的診断が通常その異常性に基づいて組み立てられるところの個々の心的な機能と状態を論じる。精神病理学的素材を次の3つの群に分類することが，我々にとって有用であると古くから分かっている。

1. <u>体験の種類</u>。これは従来，心理学では「要素」と呼ばれたものである。我々は次のように区別する。<u>感覚と知覚</u>，<u>表象と思考</u>，<u>感情と評価</u>，<u>志向と意志</u>。
2. <u>体験の基本特性</u>。ここで取り扱うのは，十分に発達したそれぞれの人間的精神生活に独特である，特定の全般的特性である。それは<u>自我体験</u>，<u>時間体験</u>，<u>記憶</u>，心的<u>反応能力</u>である。
3. <u>体験の外包</u>。これは急性ないし持続性の全体状況であり，あらゆる体験はその中に多少とも埋め込まれているとともに，それによって極めて本質的に引き起こされ，また形成される。それは<u>注意</u>，<u>意識</u>，<u>知能</u>，<u>パーソナリティ</u>である。

　体験の種類のうち，感覚，表象，評価は特別に取り扱う必要がない。我々は機能と状態の障害について，それが内因性精神病の診断学にとって重要であればあるほど，より詳細に述べることにする。パーソナリティの障害は特に重要ではない。

　あらゆる心的なものは，<u>表出</u>，すなわち言語表出，筆記文，表情，その他の運動を通じてのみ接近可能である。表出も診断的意義を持つことがあるので，最後に表出を簡潔に論じることにする。広義には，例えば服装や，文学その他の生産物も，いや行動全体も表出に含められるが，本論の目的のためには狭い理解で十分である。

　個々の心的領域においては，例えば思考遂行，記憶，知能について<u>作業能力</u>を検査することも可能である。しかし，こうした観点を援用する必要はほとんどない。基本的に我々の論述は，調査する診察者にとって可能なことに拠っている。精神病理学的診察という方法の境界画定は，すでに数十年前にカール・ヤスパースによって行われている。

我々は心的機能統一体をいわばバラバラにした。およそ何かを知るためには，機能を1つ1つ見ていかなければならないからである。機能を1つ1つ取り上げるにあたって，これらの機能が，足し合わされる部分，全体を損なうことなく個別に取り出し得る要素，徹底した関係なしに積み上げられた石材ではないことを，我々は自覚している。葉の形・色・表面の性状などを1つ1つ記述する植物学者は，その葉がこれらの要素の足し合わせによって作られるとは思っていない。植物学者も記述しようとすると分析しなければならず，一度にすべてのことを言うことはできないのである。我々が分解するのもまさしく，また単にそうした意味でのことである。そのため，個々の部分の境界は時にあいまいとなって重なり合わざるを得ない。特に統合失調症については，次のことも考慮されたい。精神病は常に全体変化であるから，個々の現象のいかなる検討も条件付きでしか正当化されない。すなわち，現象は個別に検討することが可能であり，そうすることはやむを得ないが，現象は個々のものではない。1つの精神病現象は，それ以外は無傷であるモザイクの中の，1個の欠けた小石のようなものではない。残念ながら，これはほとんど比喩的にしか表現できない。精神病患者は(認知症患者も)，正常なパーソナリティや身体に劣らず，1つの閉じた小宇宙である。しかし，精神病患者は時に精神病の人としての自分と向き合うこともできる，ということを見過ごしてはならない。その際，精神病外のもの，つまり精神病のさなかに併存しながらなお健全であるものに根差した自殺が起こり得る。

　体験の種類のうち，まず知覚を取り上げよう。多様な知覚の障害のうち，精神医学的診断にとって最も重要なのは，錯誤知覚ないし妄覚[42]である。妄覚とは，存在しないものが単に考えとして体験されるだけではなく，やや感覚的に体験されるものである，ということを繰り返し言っておこう。「存在しない」ことは観察者によって客観的に確認されるのであり，体験する者によって確認されるのではない。何かが単に現実にあるものと異なって知覚される場合，錯覚と呼ばれる。したがって，錯

---

[42] 妄覚(Sinnestäuschung)：感覚錯誤。本文では「幻覚」とほぼ同義に用いられており，他の箇所では「幻覚」と訳した。

覚は厳密にいえばたしかに錯誤知覚であるが，妄覚ではない。

したがって，幻覚では常に，存在しないものが見える，聞こえる，臭う，その味がする，あるいは身体に感じられる。例えば，「誰かにつけられているようだった」というのは，幻覚ではない。現実に存在しない人が見えたり聞こえたりしたのでなければ，幻覚ではない。まったく別の関連の中であれ，実際に発せられた「女部屋」という言葉を自分に関係付けるのも，幻覚ではなく，妄想知覚か，あるいは類パラノイア性解釈である。人にその体験について問う際，本当に幻覚が存在したのかを確認することは，当然ながら時に克服しがたいほど困難なことがある。ちなみにその理由は，幻覚は感覚内容が極めて多様であり，しばしば正常知覚と比較し得ないからである。

完全に一義的な陳述しか用いることはできない。たしかに，単発の幻覚であっても，異論の余地なく幻覚として把握できることがある。例えば，「天を見よ。世界救済の助けとなれ」という声がある場所で完全にはっきりと聞こえた，と述べる場合である。だが一般的に，用いてもよいのは<u>繰り返し現れる幻覚の具象的な陳述</u>だけであろう。時に患者は，診察者の面前で極めて印象的で説得力のある幻覚を呈することがある。例えば，上方や部屋の隅に向かって耳を澄まし，患者にしか聞こえない声に明らかに返答していることがある。

<u>声についての質問</u>に対し，たしかに一部の患者は即座に答えたり，明らかにまごついて沈黙したり，逃げるような返答を試みるので，隠していても声が聞こえていることが分かるが，幻覚のない者でも，我々が声について質問すると，無邪気に肯定する者がいる，ということを知っておくことが重要である。この場合，より詳細に質問すると，非実在の声ではなく，誰にでも聞こえる周囲の実在する声のことを言っていること

---

[43] 考想化声(Gedankenlautwerden)：この語はすでに1900年シューリング(G. Störing)の教科書に見られる。

[44] 言い合う形の幻声(Stimmen in der Form von Rede und Gegenrede)："Rede und Gegenrede"とは「やりとり」すなわち「対話(Dialog)」であり，声同士の対話である。フーバーはこれを簡潔に「対話性の声(dialogische Stimmen)」と呼び，"hearing voices conversing or arguing with one another ： dialogical voices(話し合う，あるいは言い合う幻声：対話性の幻声)"と英訳している。

が分かる。

　統合失調症を想定する上で診断的に極めて重要であるのは，自分の考えが聞こえること(考想化声[43])，言い合う形の幻声[44]，患者の行為と共に発言する幻声[45]，という特定の種類の幻声である。

　以下，それらの例を挙げる。ある女性の統合失調症患者は声について質問されると，「聞こえるのは私の考えです。静かな時，考えが声になります」と答えた。――ある男性の統合失調症患者は，「何か考えようとすると，すべて頭の中で声になります。頭の中で考えが音を発しているほど多いです」と言った。――ある男性の統合失調症患者は，昼夜を問わず自分の声が対話式に聞こえる。つまり，一方の声はいつも他方の声の反対のことを言う。――ある女性の統合失調症患者は，食べようとすると「彼女はいま食べている。もうまた食っている」と聞こえ，犬にクリームを塗り込んでいると「彼女はそこで何をしているのか。犬にクリームを塗っている」と聞こえ，また別の時には「彼女はもう窓を閉め直し，明かりをつけている。電気代がかからないからだ」と聞こえる。

　身体幻覚[46]を想定する際は特に慎重でなければならない。身体幻覚であると見込み得るのは，被影響体験と結びついている場合にほとんど限られる。比較や比喩が身体的被影響と取り違えられることが多い。だが身体的被影響が本当に存在するのであれば，この場合もまた統合失調症診断にとって極めて重大な所見を得たことになる。身体的被影響体験は器械，光線，暗示，催眠のせいであると考えられることが多く，しばしば性的性質のものである。

　電気的被影響を有するある統合失調症患者は，「世界中の発電所が私に向けられています」と言う。また別の統合失調症患者は自分の臍を示

---

[45] 患者の行為と共に発言する幻声(Stimmen, welch die Handlungen des Kranken mit Bemerkungen begleiten)：フーバーはこれを簡潔に"kommentierende Stimmen(実況解説する幻声)"と呼び，"hearing voices maintaining a running commentary on one's behaviour：commenting voices(自分の行動を実況解説する幻声：実況解説する幻声)"と英訳している。"running commentary"とは「実況中継；現在の行為の説明」という意味であることからも明らかなように，これは患者の一挙一動を言葉にして言い表す幻声である。

[46] 身体幻覚(leibliche Sinnestäuschung)：直訳は「身体妄覚」。

し，こう報告する。「これが紐のようにはね落ちました。それは胸を通って，それから首を通って上がり，頭の中を転がり上がりました。最初，それは電撃だと思いました。それで夫に『私を離して下さい。何もかも分かりました』と言いました」。また別の統合失調症患者は，身体の感覚についてこう話す。「本当に男性と性交しているような，ある種の性交でした。でも現実はそうではありませんでした。男性がそこにいたのではなく，私は一人っきりでした。その人が私と一緒にいる，つまり本当に男性と性交しているようでした。ただ，そう感じるのです」。

　幻覚患者が体験したものは何であるかを異論の余地なく把握することと共に，それに対する患者の態度も重要である。死んだ母が枕元に立っているのが見えた，あるいは自分の名前を呼ぶ声が聞こえた人が，そのことを語る際に「それがあり得ないということは分かっています」と言うのは，たいていいわゆる入眠幻覚である。これは精神病の特徴ではなく，たいていは空想的な人の思考・恐怖・憧れを表しているにすぎない。ほとんどの入眠幻覚は，白昼夢の状態や半睡眠時に体験される。この場合もパーソナリティの全体的変化は見られない。こうした変化がない場合，幻覚を精神病性，少なくとも統合失調症性と評価してよいことは稀であろう。こうしたことはむしろ中毒性疾患に見られる。何かを感覚的に知覚するが，それを間違った考え方，間違った判断，間違った意見と同じように訂正することができない。熟慮あるいは他の人の信用できる発言に基づいて初めて，自分が知覚したものが現実にはあり得なかったと納得することが可能である。

　次に，思考の障害について述べよう。思考経過の障害は思考行為の障害，思考内容の障害，思考作業の障害から明確に区別できない。

　思考制止はごく一般的で非特徴的である。制止は臆して途方に暮れた者にも認められる。これこそが，診察者，特に鑑定目的の診察者が極めて頻繁に目の当たりにし，またしばしば病像をぼやけさせて誤診に導く態度である。たしかに，循環病性うつ病患者の難渋する重度の思考制止は，身体近接的な深い悲哀および動作緩慢化と相まって，古典的症例ではほとんど見誤られることはない。だがこれは古典的症例に限られる。思考制止を推定するには，とりわけ，患者には一貫して十分な意志があり，何かを語りたがっているという印象が必要である。さもなければ，

この現象を用いることはできない。心理学的に了解可能な理由による反抗的な拒否や，統合失調症性の途絶は，しばしば思考制止のような印象を与える。

　<u>奔逸的思考</u>，「観念奔逸」とは，おおまかに言えば，その目的を失ってあらゆる脇道に逸れる興奮した思考である。これからただちに躁病を想定することはできない。有熱者，酒に酔った者，湧き出るように話す者も観念奔逸的であり，誇大的な進行麻痺患者，偽躁病性の統合失調症患者も同様である。観念奔逸が極めて顕著になると，思考経過の分節が音や表面的な接触連合に従って無目的に並ぶが，こうした例は稀である。

　<u>滅裂思考ないし飛躍思考</u>とは，ある考えが先行する考えといかなる関連にあるのかを追うことができない，すなわち診察者からすれば，ある考えが先行する考えと無関係に並んでいる状況のことである。たしかに統合失調症患者の思考と会話はこうしたものであることが極めて多いが，より軽度の滅裂であればあまねく見られる。この意味での滅裂を性質として有している人もいるし，興奮した状況，酩酊，熱発時に滅裂が見られる人もいる。この思考障害は統合失調症の本質と理論にとって重要かもしれないが，臨床診断上はほとんど重要でない。滅裂の軽症形態は診断に疑いのある例では問題となるが，これを誤解の余地なく統合失調症性のものと見なすことはあまりにも困難である。<u>錯乱思考</u>も滅裂思考である。この場合，困惑も陳述されることが多い。ちなみに，困惑は呼称として用いることはできるが，これもまた診断上，まったく中立的である。ここが思考障害と見なし得るものの限界である。

　<u>考想奪取</u>は統合失調症診断にとって極めて重要な症状であり，単純な考想の中断もそうである。だがここでも多くの誤解がある。てんかん欠神が混同される可能性もあるが，これについては触れないでおく。これよりも頻度が高いのは，自分の考えが突然無くなると報告する，つまり集中力低下と注意散漫を訴える人に，精神病性の考想中断が存在するという誤った想定がされることである。確実に統合失調症性の障害が想定されるのは，<u>他の人</u>が考えを取り去る，と陳述される場合に限るべきである。たしかに，統合失調症患者には単純な考想中断もあることが多いが，それを用いることにははるかに慎重でなければならない。考想奪取

と同じ水準に，考想が吹き入れられるなど，他の人々による他の方法の考想被影響がある。同じく重要なのは，考えが自分だけのものでなく，他の人々がその考えを共有する，いや町中，世界中がその考えを知っている，という陳述である。他の人々が考想内容を直接共有する，というこの症状を，我々は考想没収ないし考想伝播と命名したい。これは必ずしも把握するのが容易でない。これは声が報告するのではなく，また他の人々の何らかの動作や発言から，彼らが患者の心の中で起こっていることを知っている，と気づく妄想患者の妄想知覚でもなく，また知覚の基盤なしにこうした内容を有する妄想着想でもない。むしろ，それ以上還元できない思考過程自体の質的変化であると想定しなければならない（グルーレ）。

　ある女性の統合失調症患者は，単純な考想中断を「自分の考えをしっかり持っていようとしても，考えが中断してしまいます」と述べる。――ある男性の統合失調症患者は，何年も前から教会幹部に自分の考えを奪い取られている，何度も「三日がかりの仕事によって」自分の考えの素材全体が奪い取られてきた，という。――ある女性の統合失調症の裁縫師は，「間違った物を作らされることが多い」と訴えた。「私はシャツ裁縫師として経験を積んでいますので，襟の大きさをどれくらいにすればサイズが合うのか正確に知っています。仕上げに取りかかろうとすると，計算結果が突然分からなくなっています。普通の物忘れとはまったく違います。また，考えたくない考えや，悪い考えを考えなくてはなりません」。これはすべて助任司祭の催眠術のせいであるという。本例では考想奪取と考想吹入が認められる。――店主である女性の統合失調症患者はこう述べた。「周りの人が，私が考えていることに気づきます。あなたも私をだますことはできません。そうであるとただ感じるのです。顔つきを見れば分かります。私が『ブタ』といった罵言などの不適切なことを考えているのでなければ，そのこと自体はそれほど悪くないでしょう。私が何かを考えると，向かいに座っている人にすぐに知られてしまいます。恥ずかしく思っているに違いありません」。また別のとき，彼女はこう述べた。「大部屋に我慢できなくなりました。他の患者さん達が皆，私のために苦しまなければならないからです。私が何も言わなくても，皆が私の考えをすべて知っています。そのことが分かるの

は，患者さん達がぞっとした顔をしたり，看護師達が首を横に振ったりするからです。人は，そんなことがあるのか，とぞっとしています。私が『あなたも一度自分で試してみますか。私はしゃべらず，あなたは聞き耳を立てるのです』と考えていることを，医師も正確に知っています」。これは他の人の振る舞いのことを言っているので，妄想知覚と考えられるかもしれないが，これが基礎的な考想伝播であり，思考過程そのものの障害であることはほとんど疑う余地がない。——別の女性の統合失調症患者は，「はい，幼少時に父が私の考えを一緒に聞いて，それを私からきちんと取り去りました」と言った。考想伝播と考想奪取のこのような結び付きは，おそらく，考想伝播が考想奪取と同じように根源的な体験であることも推論させる。

　強迫思考をはじめとした強迫体験のうち，多少とも思考障害と理解され得る部分はごくわずかしかない。強迫の後に述べる妄想は，思考障害から完全に離れている。にもかかわらず，妄想もやむなく思考障害として記述しなければ，体系的な精神病理学にならない。外見的に，つまりいわば結果から見れば，強迫と妄想は思考の障害のように見える。

　強迫の形態として最も多いものは強迫思考である。だがここでは他の強迫現象にも目を向け，強迫思考だけを切り離さないようにする。

　強迫は，統制可能な精神生活を基盤とする場合にのみあり得るものである。したがって強迫は，思考，非生気的感情，身体的および心的欲動に存在する。もっとも，どの程度統制可能であるかは極めてさまざまである。正常な場合，またほとんどの強迫においても，ある体験を多少とも統制不能，抑制不能にするのは，感情と欲動の強度である。

　強迫思考には，イメージやメロディーにつきまとわれるなど，文字通りの強迫表象がある。多少とも非具象的な強迫着想ないし強迫観念には，例えば，ガス栓を閉め忘れたのではないか，誰かを何かで傷つけたのではないか，というよく知られた抑制不能の着想や，克服できない告解の呵責がある。それらは常に不安を伴い，少なくとも心配を生じる。強迫感情は稀にしか存在しないので，以後は検討しない。なんらかの感情の動きが動きと同時に不適切なものとして拒否されるのでなければ，強迫感情とはいえない。例えば，何もおかしいことがない状況において，そうした洞察があるにもかかわらずに，おかしく感じる場合であ

る。より重要なのは強迫<u>欲動</u>である。これは，例えば壁紙の模様を数えたり，進入する列車の前に身投げしたりせずにいられない，というものである。二次的な強迫欲動も存在することは確かである。例えば，汚れているという考えを振り切ることができずに，長時間体を洗わざるを得ない。こうした強迫体験から了解可能な強迫<u>行為</u>が生じるが，それは不作為のこともある。強迫行為はわいせつな言葉を発するといった<u>一次的</u>な強迫欲動を満たすのに役立つこともあれば，洗浄強迫のように防衛に役立つこともある。異論の余地のない強迫行為は，常にたわいないものである。

これらの諸形態に何らかの<u>共通点</u>があるかは疑問である。たいてい，<u>自我異和性</u>あるいは<u>無意味さに対する洞察</u>が基準と考えられているが，後者は基本的に前者と同じものである。これらの基準にはあらゆる段階があり，もはや明らかに強迫的でないものへと境界なく希薄化していくので，根本的に役に立たない基準である。

あらゆる強迫体験が自我の性格を有することは疑いない。それは「主観的」な強迫であり，統合失調症性の被影響体験のように外部から来るのではない。よって，内容は厳密な意味で自我異和的なのではなく，それが無意味であること，<u>あるいは邪魔になるほど執拗に続くことによって異和的となる</u>のである。つまり，内容は<u>合理的に考えると</u>無意味であると必ずしも洞察されるわけではない。そうした洞察は純粋に論理的な方法によらなければ不可能であろう。

だがたいてい問題はそうしたことではなく，単に，無意味である，より正確には不当であると判断されるものが，<u>支配的で執拗に続く</u>ことである。例えば，世界観的，道徳的，心気的，あるいは生活史上の思い煩いである。それらは必ずしも合理的に考えると無意味なのではなく，たいてい単に<u>優格的</u>なだけである。そこに日常生活上の憂いとの境界はもはやない。

いかなる場合にも，異論の余地なく強迫欲動であるというためには，それが事後的ではなく同時的に，異和的で無意味であると体験されなければならない。また，「道徳的自我」が生気的欲動を同時的に拒否できるのとは異なり，強迫欲動は同じ心的「層」から生じていなければならない。だがこれでも強迫欲動の原則を規定したことにならない。強迫欲

動が強迫着想の防衛に役立つ二次的なものであれば，その強迫欲動は容易に把握できる。だが一次的な強迫欲動もある。例えば，その動きを異和的に感じつつも下品な言葉を口に出す強迫欲動や，また稀ではあるが時に盗む強迫欲動も，おそらく一次的なものであろう。だがそうすると，あらゆる基準が最終的に破棄されることになり，その他の「抗することができない欲動」との境界がどこにもなくなってしまう。あらゆる強迫現象は単に量的に異常な，より正確には強度の点で異常な体験であり，そのためその中核しか定義できない。中核の周りには，中核の定義を満たし得ない量がぼやけながら全方向に広がっている。こうした留保付きで，我々は次のようにいう。強迫とは，意識内容を内容的に無意味である，あるいは少なくとも適当な理由なく支配的かつ執拗である，と同時的に判断しているにもかかわらず，その意識内容から逃れられないことである。批判的立場に立ちたければ，強迫体験とは「内から来る」意識内容であるといって，統合失調症患者に見られる外からのさせられ体験との間にある概念上の隙間をなくすこともできよう。だが実際，強迫が外からの強迫ではあり得ないことは，定義全体を見れば分かることである。

　現実に苦痛を与える強迫過程のほとんどのものは自信欠乏者の不安を伴う着想であり，精神病の徴候ではない。だが臨床上，強迫過程はこれとは異なる意味を持つことがある。一部の循環病相や統合失調症の初期に見られる強迫状態は，心理学的には基本的に類似のものであろう。より形式的な他の強迫状態，例えば表象や一部の強迫欲動が不安を伴うことなく単に執拗に続くことは，あらゆる人に生じ，特に疲労時や有熱時に生じる。強い不安を伴う紛れもない強迫状態と，こうした形式的な強迫状態との間には，あらゆる移行段階が存在する。

　妄想には，とりわけ妄想知覚と妄想着想という2つの形態がある。ヤスパースとグルーレによれば，妄想知覚と呼ぶことができるのは，真の知覚に対し，知的(合理的)あるいは感情的(情動的)に了解可能な動機なしに，ほとんどの場合自己関係付けという方向の異常な意味付けが付与される場合である。この意味付けは特別な方法によるものである。それは合図や別世界からのメッセージのように，ほとんど必ず重要な，強烈な，多少とも患者個人のことをいう。ツッカー(Zucker)の患者の表現

を借りれば，それはあたかも知覚から「より高い現実」が語るかのようである。これは知覚されたものの把握可能な変化ではなく，異常な解釈であるから，妄想知覚は知覚障害ではなく，「思考」の障害である。妄想知覚は<u>統合失調症状</u>であるが，我々が<u>臨床的</u>に統合失調症と呼ぶものに例外なく認められる徴候ではない。おそらく精神病理学的意味において統合失調症性のあらゆる症状がそうであるように，妄想知覚は時にてんかん性もうろう状態，中毒性精神病，脳過程にも見られる。

　ある男性の統合失調症患者は，犬に関する奇妙な意味付けの体験が3回あり，そのうち直近のものについてこう語った。「カトリック修道院の階段の上で，一匹の犬が直立した姿勢で私を待ち伏せしていました。私が近づくと，犬はまじめな顔で私を見て，一方の前足を高く上げました。たまたま別の通行人が数メートル先を歩いていたので，私は急いでその人に追いつき，犬は彼の前でも礼をしたのか，急いで尋ねました。その人は驚いて否定の返事をしました。それを聞いた私は，自分が明らかな啓示と関わっていると確信しました」。──ある女性の統合失調症患者はこう述べた。「次のことをお話ししたいと思います。シュミッツがうちの息子に呪いをかけています。彼は息子に催眠術をかけた感じがします。私はケルンにいる息子を訪ねたのですが，駅で南行きのホームに立っていると，ある女性が近づいてきて，『この電車は北行きです』と言いました。私は走り，電車に乗りました。するとそれは反対方向のレネップ(Lennep)行きであることが分かりました。私はオーリグス(Ohligs)まで行き，そこからケルン-ドイツ(Köln-Deutz)まで戻りました。電車の中で，座っていたある男性から，彼は私に働きかけようとしているという印象を受けました。彼は変な目つきをしたので，私はすぐに変な人だと思いました。彼はシュミッツだという印象も受けました。彼は金髪だったので，きっと髪を染めたに違いありません。駅にいた女性は，シュミッツからの指示によって，シュミッツと会わせるために，私を逆方向の列車に呼び寄せたのだと思いました。シュミッツは以前から私に呪いをかけている，という絶対的な印象を受けました。こうしたことは理解できません。先週病院に行った時も，待合室に変な人がいました。以前に病院で見かけたことのある人です。あれはシュミッツだったかもしれません。彼の名前と自宅を確認しておくべきでした」。──

ある女性の統合失調症患者はこう報告する。「隣家の人々が変で無愛想でした。多分，私が大人しくて静かだったので，私と関わりたくなかったからでしょう。…この前の日曜日，ある男性が私の雇用主を訪ねました。この訪問のせいで，私はぎこちなくなりました。その男性は私の実の父親ではないか，と思いました。後になって今度は，彼は雇用主の息子が変装していたのではないか，と思いました。彼が私を試したかったのかどうか分かりません。その男性は私を妻にしたかったのではないか，と思いました」。

　ここではたわいない知覚が，明らかなきっかけなしに自己関係付けという意味に解釈されている。知覚は視覚的知覚である必要はなく，言葉，文章，臭い，その他のあらゆる種類の知覚もこうした異常な意味付けを獲得することがある。こうした妄想体験は<u>きっかけのある自己関係付け</u>から区別することができる。精神医学的興味の対象となるのは，誤った，あるいは間違った知的解釈ではなく，感情的解釈，すなわち不安・不信・猜疑心といった特定の気分基調に基づく解釈だけである。例えば，逮捕されるのではないかという不安の中で生活している人は，階段を昇るあらゆる人の背後に刑事の気配を感じる。こうした<u>類パラノイア反応</u>は内容的には感情背景に指示された方向に厳密に保たれ，基本的に了解可能であり，統合失調症患者の妄想知覚とは異なったものである。<u>ここに統合失調症性精神病と異常体験反応の絶対的境界がある</u>。妄想知覚が存在すれば必ず統合失調症性精神病であり，決して体験反応ではない。だが<u>その逆はいえない</u>。つまり，多くの統合失調症患者は不安・不信・嫉妬という異常気分に基づいてそうした類パラノイア反応を発展させる。だがそれは非精神病者の体験反応と安易に同一視することができない。この場合も，妄想知覚に根拠・方向・関連を与えている，心理学的に導出不能な「過程」が前提となっている(G. シュミット)。我々は先に概略を述べた妄想知覚の概念を堅持するが，この概念の意味において異論の余地のまったくない妄想知覚は，統合失調症患者にはさほど頻繁には見られない。そして妄想知覚が(情動的導出可能性という問題を別にすれば)準備された野を伴わずに晴天から衝撃的に思いつかれる，ということはないだろう。<u>これについては後述する</u>。

　<u>人物誤認</u>も妄想知覚，少なくとも妄想に属するものであることが多

い。呈示例のうち2例において，このことを示すことができる。人物誤認は1つの専門用語がいかにさまざまなことをカバーし得るかを，極めて印象的に示している［W. シャイト（W. Scheid）］。人物誤認は意識障害や認知症の患者の領識や記憶の障害のこともあれば，おそらく錯覚性錯誤知覚のこともあろう。場所と人物に関する失見当識もしばしば妄想的である。患者は他の人がその場所を何と呼んでいるのか，今自分がどこにいるのかおそらく分かっているが，その分かり方が異なっており，自分のほうが正しいと思っているのである。

　妄想着想として我々が理解しているのは，宗教的あるいは政治的な召命を受けている，特別な能力がある，追跡されている，愛されているといった着想である。妄想着想は妄想知覚と同じようにはっきりと取り出すことができず，統合失調症診断にとっての意義は妄想知覚よりもはるかに小さい。臨床的な全体状況（過程的発病，感情状況，接触問題，表出）を見ることなしに，また同時に存在する妄想知覚を確認することなしには，まったく著しい場合を除き，妄想着想を推定し，さらに狭義の類パラノイア性（統合失調症性，パラフレニー性）精神病を推定することはできない。他のあらゆる精神病も時にこうした妄想着想を生じることがあるし，また時に非精神病者の着想や優格観念・強迫観念との区別ができないこともある。訂正可能性の欠如という基準に従うことはできないし，程度，非蓋然性，不可能性という基準に従うことも必ずしもできない。例えば，隣室の女性から愛されているという着想のように，あり得ることのように思われて着想のこともある。また，あり得ないことのように思われて現実と一致していることもある。例として自験例を示す。ある少女は優生措置を受けた際，妄想型統合失調症と診断された。「私はある侯爵に面倒を見てもらい，監視してもらっている」と述べたからである。だが実は，少女はある侯爵と一緒に育ち，18歳時に彼の子供を身ごもっていた。侯爵は少女のその後の生活を気にかけ，少女と子供のことを何度も尋ねていたのである。後にその子供が自分は侯爵の血筋を引いていると語ったならば，おそらく容易に血統妄想が疑われたであろう。意外な感じや奇妙な印象を与えるすべての着想をただちに妄想と見なさないよう注意すべきである。事実関係を踏まえた上で，可能性という基準に従うべきである。たしかに，まったく奇妙な，筋違いで

「狂った」印象を与える着想とその処理量だけに基づいて統合失調症性精神病を想定しなければならない例が存在する。こうした着想には自分自身に関するもの（心気，血統），他の人に関するもの（追跡，冷遇，嫉妬），事物に関するもの（発明）がある。こうした例は頻度が高くなく，たいていは単なる異常パーソナリティ発展ではないかという疑問が生じる。我々やヤンツァリックのように，そうした例の中に統合失調症性精神病の1類型しか認めないとしても，コレ(Kolle)にならって誤解のないよう「パラフレニー」と呼ぶこともできるし，ガウプ(Gaupp)にならって「パラノイア」と呼ぶこともできる。命名が重要なのではなく，精神病性の事象と精神病質性ないし体験反応性の発展の区別だけが肝要である。この区別は，ごく稀な例では捉えることができないにせよ，明瞭なものであると我々は考えている。こうした二者択一はヤスパース以前にすでにクレペリンによって極めて明確に述べられている。これに関連してよく引用される好訴は，これら2つのいずれの側にも存在する。いずれの場合も，好訴は力動であって内容ではない。嫉妬も心気も発明も，好訴的なものになり得る。

　妄想に関するこの臨床的に重要な点を，さらに掘り下げた注釈によって補完しよう。

　妄想知覚は気分から導出可能でないと我々は述べたが，不気味さや稀に高揚の体験といった，過程に支えられた妄想気分が妄想知覚に先行し得ることは，このことと矛盾しない。この漠然とした妄想気分の中で知覚はすでに「何か」を意味しているが，まだ特定のことは何も意味していないことが多い。この妄想気分はその漠然性のため，後の妄想知覚に内容的方向を与えることができない。妄想知覚の特別な内容は，不特定である妄想気分から了解できない。すなわち，妄想知覚は妄想気分の中に埋め込まれているが，妄想気分から導出不能である。妄想気分が後の妄想知覚と感情的色彩の点で一致する必要もない。妄想気分が不気味なもので，妄想知覚が幸せなもののこともある。だがこの場合もまた，ある知覚の異常な解釈が，例えば不安を伴う気分から了解的に導出可能であれば，精神病患者に極めて高頻度に見られる類パラノイア反応の1つであろう。臨床経験上，妄想知覚と類パラノイア反応は時に区別が困難である。これは，統合失調症か循環病かという鑑別類型学的問題が時に

未解決であることの原因の1つである。

　おそらく常に妄想知覚に先行する妄想気分を，我々は妄想知覚の準備野と呼ぶ。だが妄想知覚は決して準備野から了解的に導出可能ではない。準備野は妄想知覚の前段階である。その上，すべての準備野が紛れもない気分の性格を有しているわけではない。体験された妄想準備性，妄想態度の他の形態の中には，把握するのがさらに困難なものもある［マトゥセック（Matussek）は特にこの準備野を研究し，妄想緊張と呼んだ］。すると次の問いが常に生じる。なぜ，ほかならぬこの妄想知覚がこれほど迫るように飛び出してくるのか（妄想選択）。また，意味付けという性格とたいていその中に含まれている自己関係付けは，いかにして生じるのか。

　我々は妄想知覚から妄想着想を区別している。妄想着想とは，知覚に対するきっかけのない異常な意味付け体験ではなく，純粋に考想上の見解である。この見解は，知覚に異常な意味付けが付与されることなしに知覚と結び付く，つまり知覚結合性のこともあり得る。統合失調症患者が警官を見かけた時，目の前の警官は自分と関係がある，と思うことなく，自分は警察に指名手配されている，と着想することがある。この場合，自己関係付けを伴わない異常な意味意識が存在している（あらゆる種類の着想の多くは知覚結合性である）。ここで真の，つまりたいてい視覚的-具象的な空想表象ないし記憶表象（後述）がかかわっていることは稀であるから，妄想表象よりも妄想着想というほうが適当である。我々は妄想知覚に基づいて堅持される考えも，堅持される妄想着想と同じように妄想考想と呼ぶ。妄想観念という呼称は大昔の心理学に由来し，まったく用いないに越したことはない。個々の妄想知覚，類パラノイア反応，妄想着想，妄想考想が結びつくと，妄想体系が生じる。

　妄想着想は妄想知覚よりもはるかに把握するのが困難である。妄想知覚は理論的に分節され，二分節性である。第1分節は知覚する者から知覚された対象までであり，第2分節は知覚された対象から異常な意味付けまでである。この場合，視覚的に把握された何らかの対象と，聞いた，あるいは読んだ言葉が持つ言語的に了解可能な意味との間に，根本的な相違はない。たしかに，これには多様なものがある。2本の交差した小枝は，妄想を生じない者がことさら観察しても，2本の木からなる

図以外の何も意味しない。だが統合失調症患者にとってはそれ以上のもの，つまりおそらく，彼が十字架に架けられることを意味する。「人がそこを歩いている」という言葉や，「汝を知りし者は汝を忘れず」という墓碑銘は，妄想を生じない者にとってはたしかに少なくとも何らかのメッセージであるが，統合失調症患者にとってはそれ以上のもの，つまり特別な，たいてい彼自身に向けられた異常な意味付けのメッセージである。説教壇からの言葉もそのように受け取られ得る。つまり，それ自体は合理的に考えると有意味なメッセージも，妄想知覚となり得る。ここでの問題にとって，これら2つの形態に違いはない。言語的メッセージのほかにも，単なる知覚対象を越えてさらなる意味を媒介する知覚がしばしば存在する。ある家の前に家具運搬車が止まっている場合，通りすがりの人にとって，その特徴的な外観を呈する車は単なる家具運搬車であると共に，おそらくその家の人が引っ越しをしているのだろう，ということを意味する。つまりこの意味付け体験には了解可能なきっかけがあり，たしかに知的，合理的に考えて了解可能である。だがこの意味付けはなんら「特別」なものではなく，とりわけ自己関係付けのものではない。統合失調症患者の場合，その家具運搬車が患者にとって妄想知覚となると，引っ越しの背後に，たいてい患者自身に向かう，さらなる異常な意味付けを体験する。これはまさに妄想意味付け，すなわち妄想-意味である。この合理的にも情動的にも了解不能な後半の行程を，我々は二分節性における第2分節と呼ぶ。

　非精神病性の生活における象徴体験においても，知覚の「背後」に，その正常な意味付けと共に象徴体験に至る第2分節が生じている，という者がいるかもしれない。しかし，この第2分節は個人的あるいは集団的に了解可能であり，この了解可能な解釈は我々にとってなお第1分節である。若者が春に最初のすみれを見つけ，そこに来たる恋のしるしを見つけた場合，それは気分から了解可能である。四つ葉のクローバーを見つけることは「幸運」を意味すると考える場合，その解釈は集団的決定性から了解可能である。黒猫が道を横切ったという理由から，迷信家がその道を通るのを止める場合，その不吉な意味付けもまた，集団的考え方から了解可能な知覚の解釈である。妄想知覚を特徴づける第2分節は，こうした了解可能なあらゆる解釈の「背後」で初めて，我々にとっ

て「きっかけなしに」始まる。ちなみに，妄想知覚における狼狽[47]という性質も，概念的に把握できないにせよ，おそらく別の性質のものである。それはまったく特別な種類のヌミノーゼ[48]であると思われる。

　妄想着想は論理的に一分節性である。「私はキリストである」というのは一分節性の過程であり，その分節は考える者から着想までである。妄想知覚における知覚された対象（正常な把握と了解可能な意味解釈を含む）から異常な意味付けまでの行程に対応する第2分節は存在しない。妄想着想は，グルーレがそれによってすべての妄想を把握しようとしたところの「きっかけのない関係設定」ではない。想起された知覚に事後的に特別な意味付けが付与されることがある。これも二分節性の妄想着想ではなく，二分節性の妄想知覚であると我々は考えたい。例えば，統合失調症患者が，「子供の頃使ったフォークに王冠が彫られていたのは，私が侯爵の血筋であることを示していた」と考えるとしよう。これはいわば記憶性妄想知覚，別の表現をすれば妄想追想の1形態である（例えば，「子供の頃から超自然的な力があった」と思いつく妄想着想もある。これは記憶性妄想着想である）。ちなみに，王冠が彫られていたことをこのように想起することは，あるいは想起錯誤かもしれない。だがそうであったとしても，想起された知覚が体験として存在するのであるから，我々の問題にとって何も変わらない。記憶性の「知覚」，すなわち具象的な想起体験はまさに「表象」と呼ばれているので，記憶性の妄想知覚を想定することは意外な感じを抱かせるかもしれない。いまや「妄想表象」という表現は使い古され，その意味が拡散しているので，この表現は妄想問題に関して適切な場合でも使えなくなっている。なぜなら，それを正当な意味に限定することは絶望的だからである。また，現在の妄想知覚においても知覚と異常な意味付け体験の間にしばしば一定の時間的距離があることを考慮するならば，この逆説は解消される。妄想知覚の例として挙げた女性の統合失調症患者は，「訪れた男性は雇用主の息子が変装していただけだった。私を試したかったのではないか，

---

[47] 狼狽（Betroffensein）："betroffen"は"betreffen"（襲う，見舞う）の過去分詞であり，"Betroffensein"とは体験を蒙り狼狽した状態のこと。
[48] ヌミノーゼ（Numinose）：ドイツの神学者オットー（Otto, R）(1917)による用語。「聖なるもの」における表現し難く神秘的な神性。

あるいは私を妻にしたかったのではないか」と「後に」,「今度は考えた」と述べた。時間的距離が1秒,1時間,それとも数年に及ぶかは,根本的な相違を生じ得ない。

　たしかに,理論的には,二分節性の妄想着想を考え出すことも可能である。例えば,栗の木に関する考えが浮かんだのは鉄道事故が迫っているという意味である,と統合失調症患者が着想する場合のような,合理的,感情的に了解可能なきっかけのない関係設定である。そうすると,妄想着想は実際に二分節性ということになろう。しかし,これは1つの作り上げられたもの,1つの可能性として考えられることであって,現実の過程とはおそらく決して一致しないであろう。したがって我々は,妄想着想がこうした二分節性を示さないということを堅持する。その理由は,そうした観点に従うと,妄想着想を他の着想から明確に区別できなくなるからである。

　妄想知覚と同様に,妄想着想もあのまったく特別なもの,重要なものという性格を有していることが多い。しかし,ここでも「特別な意味付け」というのであれば,意味付けという言葉が妄想知覚の場合とはまったく異なる意味で用いられていることをはっきりと認識し,単なる曖昧な表現に陥らないよう気をつけなければならない。妄想着想の「特別な意味付け」とは,当人にとっての特別な重要性,特別な価値の重みを有しているということしか意味しない。だが妄想知覚では,知覚に特別で異常な意味(妄想-意味)が伴う。ところで妄想着想のこの特別な価値の重みは,妄想着想を他の着想から決定的に区別するために用いることもできない。非精神病性生活の発明着想や宗教的着想も,(少なくとも我々の視点では)体験者にとって価値の重み,同じ意味を持ち得る。少なくとも,違いを把握することはできない。並外れた克己,従来のあらゆるものに対する「斜に構えた態度」,啓示の色彩,自然に光り輝くものや暗さは,たしかに統合失調症性の妄想着想を疑わせるものである。だがこれらもまた,正常な生活,精神病質性の生活,他の精神病性の生活における着想を否定する基準にはならない。

　心理学的に導出不能である,すなわち「一次性」であるという基準は,妄想着想には根本的に適応できない。妄想着想はおそらく常に患者の精神病前の考え・価値・欲動の世界に源を発するからである。仮に妄

想着想に特有の構造があるとしても、それは診断的に重要ではないだろう。その場合も内容は考慮から外すことができるからである。だがすでに述べたように、妄想着想には特有の外観が<u>なく</u>、そのため、導出不能という基準もしばしば当てはまらないことは、二重に問題となる。精神病前のパーソナリティおよびその体験との強い結び付きが存在する場合、明らかな精神病体験が出現して<u>いないのであれば</u>、精神病を想定することは常に控えるであろう。このことは妄想<u>知覚</u>にも当てはまるので、妄想知覚に<u>精神病前のもの</u>との内容的関連が疑いなく存在することに、診断的意義はない。妄想<u>着想</u>には妄想知覚のような<u>特有の構造がない</u>ので、妄想着想<u>自体</u>に基づいて精神病を想定することはできない。臨床的全体状況、妄想着想以外の症状、そして妄想着想の単なる程度にも目を向けなければならない。すでに述べたように、妄想着想の程度はまさに相対的な基準である。心気、冷遇と差別、嫉妬、並外れた能力といったグロテスクに見える着想であっても、精神病の徴候ではなく、妄想着想ではないことが明白なものがある。妄想着想はその構造において他の着想から根本的に区別できないため、臨床上、一部の統合失調症性妄想疾患は異常パーソナリティ発展および異常体験反応から、またあらゆる種類の他の精神病から区別することが極めて困難である。たしかに、非精神病性の着想や他の精神病性の着想がいかに本筋を外れ、意外な感じを抱かせ、グロテスクなものであるとしても、統合失調症性の妄想着想はそうした着想とは異なるという印象を与える。もっとも、その区別は今日にいたるまで心理学的に把握できないものである。

　統合失調症性の妄想着想も、文字通り「おもいつき」として生じることはほとんどない。それは予感、暗い推測、変動という<u>前野</u>から生じ、緩徐あるいは突然に、多少とも不変の確信に至るものと想定される。

　我々が見るかぎり、妄想着想とその処理量が<u>単独の症状</u>として現れることもあり、このことも妄想着想を臨床診断に用いることを困難にしている。それに対し、妄想知覚はその特有の性質のため、それ自体を精神病症状として把握するのがはるかに容易であるが、まったく単独で存在することはおそらくない。すなわち、他の精神病症状がまったくないことはほとんどない。この理由からも、妄想知覚を伴う例は単独の妄想着想を有する例よりもはるかに精神病として把握しやすい。これはもはや

概念的な精神病理学の観点ではないが，臨床業務上，1つの点だけが注目されることは決してない。

　精神病理学的概念は観察から生じるものであり，観察に基づいて繰り返し測られ，試されるべきものである。精神病理学的概念には，その出発点，目的，意味である臨床的現実に本質的に対処することを要求してよい。ここで述べたことを用いれば，それは十分に可能である。そこには臨床的航海の方位を示し得る杭が打ち込まれている。しかし，概念的区別によって個々の例をすべて間違いなく決定できると期待する者はいないであろう。ここで持ち込まれた諸概念に従っても，問うことはできるが明確な回答が得られない例があちこちに残っている。だからといって概念的努力が役に立たないと考える者は，科学的精神病理学をおよそ放棄している。

　感情の異常は判断が難しく，極めて多義的なことがほとんどである。気分の判断は当然，本人が自分の気分について語ることに従ってはならない。抑うつ気分変調が心底からの深刻なものであるのか，また愉快さが真性の自然なものであるのかを正しく見極め判断することは，そもそも生身の人間に基づいて教えることしかできない。いずれの気分基調もそれ自体は診断上まったく非特徴的である。不安も同様である。

　人は常に何らかの気分を有している，という事実から最終的に引き出されることは，気分変調は正常な生活にも，強度が異常な（精神病質性の）生活にも，精神病性の生活にも，あまねく見いだされるということである。気分変調ほど間口が広く普遍的な「症状」はほかにない。精神病理学における他の2つの「大きな主題」といえる幻覚と妄想も，この点では気分変調を大きく下回っている。

　特に抑うつ気分変調にはさまざまな種類があり，ここで詳しく述べることはできない。根本的に，とりわけ次のものを区別し得る。1. 何かについての気分変調，すなわち反応性の（動機付けられた）気分変調。2. あらゆる種類の心的緊張や，片頭痛・月経・中毒後遺作用などの身体的違和感覚を背景とした，たいてい易刺激的—不機嫌な，反応性の気分変調。3. 地下抑うつ。心的抑うつ感情が自由に浮かんできて出現する。これは非精神病性の気分変動という狭義の地下抑うつにのみ見られるのではなく，あまねく見いだされる。4. しばしば状態像全体を支配する

<u>循環病患者の生気的気分変調</u>。これは<u>頭部，胸部，胃部に限局されている</u>。

　ある女性の循環病患者はいつも悲しいと言ったが，それはむしろ胸部に張り付いた内的不穏・焦燥の中にあった。ある時，彼女は胸と胃の付近の圧迫感を訴えた。それはどんな感じかと問われると，「むしろ悲しみです」と答えた。また別の女性患者は胸を指してこう言った。「ひどい憂うつがこの中にあります」。患者は憂うつを圧迫感のせいと考えることが多い。「ただ圧迫感が私を憂うつにしたのです」。

　誤りの源泉として次のことだけを挙げておく。見せかけの動機が口実にされることは周知のように頻度が高く，そうした動機は自己欺瞞としても存在する。また，動機付けられた気分変調と地下気分変調も，しばしば二次的にあらゆる種類の身体的違和感覚を生じる。ちなみに，すべての循環病性うつ病がこのような生気うつ病を示すわけではなく，自由に浮かんでくる心的悲哀とそれに相応する思考内容に苦しむ者もいる。罪業の<u>自己非難</u>が見られる場合，正常すなわち了解可能な後悔も存在するものと考えられる。より稀ではあるが，同様のことは<u>貧困不安</u>にも当てはまることがある。ここでも臨床的全体像が重要である。抑うつについては，診断を組み立てる際の症状の等級付けを論じる際に，もう一度本質的に掘り下げて述べなければならないだろう。

　我々が<u>躁病性気分</u>において重点を置くのは，爽快さ，より正確には愉快さだけであり，興奮性ではない。つまり，気分に重点を置く。たしかに臨床上，特に先行して抑うつ状態が存在した場合，易刺激的で駆り立てられた活動的な状態も躁病的と見なされることがあるだろう。だが時に易刺激性は，愉快さとそこから生じる企業欲にブレーキをかけられることに対する反応にすぎない。「情動欠如」，「空虚」，「鈍麻」といった<u>呼称は特に控えるべきである</u>。これらは伝統的に，不当にもほぼ統合失調症患者だけに対して用いられてきた。そうした呼称には多種多様なものが隠されている可能性がある。そうした状態は例えば統合失調症，進行麻痺，情性欠如性精神病質者に実際に存在することもあるが，<u>診察者の間違いであることも多い</u>。循環病性の憂うつや一部の精神病質者では，訴えとしての「感情欠如感」が存在することがある。後者の場合，自己観察のためにあらゆる感情が偽りの空虚なものに思われるのであ

る。さらに頻繁に間違いを生じるのは，診察状況に対する反抗反応と，無感情-諦念的な過度に安全策を取る態度である。感情反応が硬い，色褪せている，不自然であるという判断も慎重に行わねばならない。

　ここで関係，すなわち接触ないし疎通の障害を論じておく。とりわけ鑑定の状況は接触を生じにくくするが，このことを別にしても，それはまったく主観的な判断に基づいていることが多い。接触は強制できない。拒否的な者や猜疑的な者に接触を強制しようと試みても，反対の結果となることがほとんどである。極めて経験豊かな者にとってのみ，関係の欠如は統合失調症診断にとって重要で時に決定的な助けとなり得るのである（「関係に基づく診断」）。

　最後に，感情の不適切さについて述べなければならない。これは，ある体験が部外者の目から見ると適当な感情を伴っていないように見える，という日常的体験のことではなく，むしろ統合失調症状と評価される不適切さを想定している。こうしたものは見かけ上しか存在しない。統合失調症患者に無関心な感情基調が見られる場合，それは例えば「1時間後に処刑される」といった患者の言うことに対して不適切であっても，その発言が患者自身にとって持つ重みに対し，無関心は不適切ではない。常に真剣な妄想知覚とは反対に，統合失調症患者であっても妄想着想は真剣に述べず，それどころか遊び半分に述べることが多い。躁病や一部の器質性疾患の患者も同様である（真剣でない妄想は，もともと真剣な妄想着想の感情内容が時間の経過と共に貧困化するのとは異なる）。まさに多義的な感情の両価性も，診断上は同様に無意味であるので，論じる必要はない。

　志向（欲動）と意志の障害のうち，本稿との関連で興味深いのは，とりわけ意志被影響に関する陳述である（我々のように「意志」とは決断であると理解すると，「意志」の被影響は稀である。だがこの通常の呼称を用いることにする）。だがここでは「かのような」に気をつけなければならない。例として，少女がある男性から離れられずに，「催眠のようです」と言う場合，この言葉が比喩としてではなく文字通りに理解されてしまい，そのため精神病が疑われる，ということが時に体験される。したがって，実際に体験されているのが何であるかを，詳細な質疑を行うことによって明らかにしなければならない。また，とりわけ妄想

の問題に関しても民間信仰と迷信を必ず考慮に入れなければならないように，精神病的でなくても「遠隔作用」を信じている人が多いことを知っていなければならない。精神病性の意志被影響は異和的な干渉として直接に体験される。意志被影響の例は考想奪取と考想吹入を論じた際にすでに挙げた。ある統合失調症の学生は「私は暗示のために逆らうことができません。数百，数千の意志が私に作用しているからです」と言った。考想と同じように行為，感情（感情のさせられ体験について，我々はこれまで特に述べなかった），欲動も他者によってさせられ，影響され，操られることがある。説明するものとして暗示，憑依，催眠，「装置」が述べられることが多い。

　発動性欠如と欲動的脱抑制，促迫行為と欲動的衝動行為は，診断上広く中立である。これらは脳疾患の患者にもあらゆる精神病の患者にも見られるし，パーソナリティ特性や体験反応としても見られる。それらの解釈は臨床的な，また神経学的な全体像によって決まる。

　体験の基本特性のうち，自我体験の特定の障害は統合失調症特異性が極めて高い。それは，自分自身の行為や状態が自分のものではなく，他者によって操られ，影響されたものであると体験される，自我性ないし自己所属性の障害である。これらの自我障害は知覚，思考，感情，志向，意志の面からも同じように記載できるので，すべて他の個所で論じた。我々は身体の被影響，考想の被影響，感情・志向（欲動）・意志の被影響について述べた。自己の行為の疎隔化，自動機械性という意味での障害は，他の人や力のせいにされるのでなければ，統合失調症診断に用いることができない。

　自我障害については多くの記述がなされている。自我体験が把握困難であるのは，その正常心理学的な基準を明確に記述することはほとんどできないからである。作為的につり上げられていることが少なくない詐欺的な自己陳述の報告，耳目を驚かせたいために汚染されたもの，現象自体を把握する前から（もっとも，自我体験は現象を把握するのも困難である），心理学的，生理学的，さらに局在論的方法さえ用いて行われる性急な理論形成が，しばしば文献の価値を損ねている。

　自我体験で問題となるのは，自己のパーソナリティを認識し，評価し，描き出すことではなく，形式的なものであることにまず留意しなけ

ればならない。自我「意識」には意識概念を脅かす曖昧さが多いため，この言葉は用いないほうが慎重である。ヤスパースは自我意識（最初はパーソナリティ意識）の形式的基準として，外部と他者に相対する自我意識，能動感（能動意識），時間経過における同一性の意識，瞬間における単一性の意識という4つを設けた。我々はこれら4つの基準に実在意識を加えた。ヤスパースはこれを受け継ぎ，現存在意識を能動意識の亜種として区別した。我々はこれを現存在体験と命名し，独立した第5の基準として堅持している。

　現存在体験は，半睡眠や昏蒙の時のように妨げられることはあっても，人に意識があるかぎり破棄され得ないものである。循環病性うつ病や統合失調症の患者が「私はもう生きていない」と訴える場合，言葉通りに受け取るべきではない。こうした確言もまた，ぼんやりとしたものであれ，現存在体験を前提としている。それは純粋な（虚無）妄想によるもののこともあれば，身体感覚の重度の変化や幻覚性変化のためにこうした発言がされることもある。

　外部と他者に対する境界は，おそらく文字通りの意味においても決して破棄されることはない。「恍惚者」の陳述は厳密にそのまま受け取るべきではないだろう。いかなる場合にも感情の流出は自我境界の喪失，輪郭の喪失ではない。

　瞬間における単一性という体験も消失することはほとんどないだろう。例えば疲労状態では，こうしたことが数秒間体験されることもおそらくあり得るだろう。自分が話す声が一瞬，あたかも他人が話しているかのように聞こえるのである。精神病患者がこうした二重化体験について陳述する場合，正常心理学的に，すなわち文字通りに理解すべきではない。この領域全体について言えることだが，現象学ではそうした理解があまりにも多い。身体面では，二重化は自己像幻視（自分自身が見えること）として出現するが，自我は見ている人の中に留まっている。

　時間経過における同一性，すなわち連続性という体験は決して障害を受けない。分裂，すなわち瞬間ではなく時間経過における二重化に関する陳述，多重人格に関する陳述は，おそらく常に詐欺である。とりわけ，ある人がある時にAであり，次にBであり，Aの時はAの時のことしか想起せず，Bの時はBの時のことしか想起しないという「交代

意識」は，一度たりとも信用できたことがない。完全健忘を経た後でも，自我の連続性は保たれ続ける。精神病患者が別の人，犬，燃えるクリスマスツリーに変身するという体験では，以前の自我は消されておらず，そうした変化にもかかわらず，なお存在している。

　循環病患者が別の徴候を持つ以前の病相を，あるいは健常時に過去のあらゆる種類の病相を，自我異和的なものとして想起することは決してない。せいぜいパーソナリティ異和的なものとして想起するだけである。ちなみに，躁病にもうつ病にも存在するパーソナリティ特徴というものはあるのか，またそれはいかなるパーソナリティ特徴であるのかを探求し，さらに気分と気質の変化に対し一定の，一時的なパーソナリティ変化に冒されない特性というものは存在するのかを探求することは価値があるだろう。この問題は「人間学的」にも重要である。これがこの人「である」，というものは存在するだろうか。あるいは，病相性の変化によって動かされることも変えられることもない，その人の本質の特徴は存在しないだろうか。だがこの問題は自我障害と関係がない。同じように，過去を振り返って自分は「別人」になったと確言することも，連続性の障害ではない。この場合も，言わんとしていることはパーソナリティであって自我ではない。

　能動感，ヤスパースの能動意識を，我々は自己所属性の体験と言い変える。というのは，感情体験や一部の思考体験については，能動性を論ずることがおそらくできないからである。さまざまな種類の行為において，自己所属性（自己保有性）を問うことは極めて困難であり，しばしば回答できない。ただ言えることは，内省されない自然な振る舞いにおける知覚は自己所属的でなく，感情・志向（欲動）・意志決定は常に自己所属的である，ということである。後者の種類の体験は，もし自己所属的でないとすれば破棄されるものであろう。多少とも感情中立的な思考が常に「私の」という性格を伴って体験されるか否かは，ほとんど決定することができない。しかし，感情含有量が増すと共に自己所属性の明瞭さも増すことは確かであり，高度に感情に満ちた強迫思考は，不合理である，あるいは理由なく反抗的・支配的であると判断されているにもかかわらず，明らかに自己所属的である。自己身体の体験も同様であり，例えば運動の際に見られる感覚的状況のため，おそらく自己所属性は明

瞭でなくても常に存在する。感覚含有量に加えて感情含有量(疼痛の場合)が強くなればなるほど、自己所属性はより明瞭となる。

　自己所属性は把握することが困難であるから、その障害もまた不確実なものであり、手探りで概略を述べることしかできない。このことは特に思考と自己身体の体験に当てはまる。よって以後これらについて論じない。論じたところで、根拠のない議論や単なる作り話にしかならないであろう。自己所属性の障害は、それが他者によって障害される場合にのみ把握可能である。だが、統合失調症患者の「させられ」体験は追体験することができないし、それが陳述から正常心理学的に考えられるものとそもそも比較し得る、真に直接の基本的経験であるのかどうかも分からない。こうした統合失調症性体験は常に一種の「マイナス心理学」によらなければ記述できず、したがって本来記述できないものである。このことは、すでに他の基準の面から記載した統合失調症性障害にも当てはまり、またしばしば同じように陳述される中毒性障害にも当てはまる。たしかに、中毒性障害を体験する者は、それを事後的にあまりにも正常心理学的に把握する、いや把握せざるを得ない。夢体験も同様である。自己所属性が失われて完全に他者のものになると、憑依体験が生じる。だがほとんどの場合、啓示の場合と同じように、憑依体験と同時に自分自身の自我が完全に消えるわけではない。強迫では自己所属性は決して障害されない。押しつけがましさ、不合理性、圧倒性、意外性は、自我の内部で生じる。強迫はいつまでも「私の」強迫である。

　自己所属性の障害は疎隔体験とも呼ばれ、しばしば(混乱を生じることだが)ベールで覆われていること、遠いこと、非現実性という性格だけであると理解されている。しがたって、次のものを区別しなければならない。1. 自己所属性―無縁性。2. 現実性―非現実性。当然、これは強さ―弱さ、明瞭さ―不明瞭さとは異なったものである。自我体験に属するのは第1の形態だけである。知覚は自己所属的ではないので、知覚界の疎隔化は第2の形態の意味においてのみ存在する。自己所属性という意味では、感情疎隔化は存在しない。感情は自己所属的であるか、あるいは感情ではないかのいずれかだからである。また、現実性という意味での感情疎隔化も存在しない。現実性―非現実性という基準は知覚以外に適用できないからである。疎隔化された感情に関する訴えと呼び習

わされているものが表わしていることは，感情が弱々しい，あるいは消えているということである。しがたって，それは自我障害ではない。

　<u>時間体験</u>の障害，例えば時間経過のテンポの変化は稀であり，診断上，中立である。

　<u>記憶</u>の障害は統合失調症の本質にも循環病の本質にも属さない。しかし，統合失調症でも循環病でも，しばしば見かけ上の記憶障害が出現する。統合失調症患者と循環病患者の記銘能力は障害されて見えることが多いが，これは当然である。自分の事に深く没頭した患者は，自分の関心を引かない周囲の出来事に注意を向けるだけの興味がないからである。統合失調症患者も循環病患者も，真の想起喪失が見られる場合であっても，たいていその想起異常はおそらく実際の記憶障害ではない。個別には，我々は量的な(強度面の)想起異常を質的な異常から区別している。量的な異常には，稀な記憶亢進すなわち想起能力の亢進と，記憶減弱すなわち想起喪失がある。後者が増悪すると健忘になり得る。質的な想起異常には，想起が変造される，すなわち想起のされ方が異なるという異記憶と，純粋な空想が想起の性格を得る偽記憶がある。これらの質的な想起障害は統合失調症にも循環病にも見られるが，実際の記憶障害ではなく，想起の妄想的処理と自由な妄想着想である。すでに述べたように，統合失調症患者の人物誤認と失見当識も記憶の障害ではなく，周囲の妄想的変造である。ショック治療後にしばしば出現する真の記銘能力障害と想起障害は，外因性に引き起こされたものであり，基礎疾患に属するものではない。

　<u>心的反応能力</u>という概念によって我々が想定しているのは，状況の合理的対処ではない。むしろ，体験に対する<u>感情的共鳴</u>と，そこから心的状態・行為上に生じるものを意味する。我々がここで理解する反応とはこうしたものであり，例えば身体的損傷に体が反応し，それが心的障害となって表出されることではない。また，例えば楽しい日の「反動として」楽しくない日がある，といった日常語の使い方でもない。これは了解可能である必要はない(対比反応)。

　体験に対する情動的反応のうち，程度，持続期間，形態，行動の点で通常でないものは，<u>異常体験反応</u>と呼ばれる。精神病はそうした異常体験反応で<u>はない</u>。精神病の場合，主題的，内容的な<u>かくある存在</u>とは反

対に，その現存在が経験と体験から了解可能でない何かが現れる。しかし，体験反応が存在するかどうか決めることはしばしば困難である。このことは特に気分変調に当てはまる。精神病性の気分変調には時に見かけ上の動機付けがある一方，非精神病性の気分変調と憂いに満ちた考えは必ずしも反応性のものではなく，しばしば地下から意識の中に自由に浮かんでくるものである。その場合，ある状況下においては，とりわけ同様に動機付けられることなく出現する循環病性の気分変調から区別することは，表面的な観察だけからでは困難である。

　おそらく重度の先天性あるいは後天性パーソナリティ低格と，慢性脳疾患における重度の認知症だけを考慮から外せば，あらゆる種類の精神病患者は，軽症の者だけでなく産出性の者も，長期にわたってまったく目立たない反応しか呈さないことがある。統合失調症患者の日常的反応は，精神病性の内容（「コンプレックス」）に触れる会話や状況が少なければ少ないほど，しばしば正常に見える。統合失調症患者はしばしばまったく予測不能である。拒否的で緊張した患者でも，状況によっては理にかなった言葉に耳を貸し，それに従って行動することがあり，また数年来破壊された者，「鈍化」して見える患者でも，特定の状況に対して突然，温かい感情を持った有意味な対処をすることがある。統合失調症患者のこうした一時的に理性的な反応は，空襲時に見られたし，また時に統合失調症患者が死亡する直前にも見られる。制止や焦燥を伴う循環病性うつ病患者では，状態の中断はこれよりもはるかに少ない，いや不可能である。装ったり奮起することは時にできるが，精神病を「壊れた玩具のように捨てる」（リルケ）ことはできない。このことが示しているのは，経験的二元論の言葉でいえば，とりわけ統合失調症性の表れを，あまりにも単純に直接的な疾患の結果と考えてはならない，ということである。こうした事実は，心的影響を受ける可能性にとっても，また統合失調症，いや精神病の理論にとっても極めて重要である。クランツ(Kranz)は，循環病患者は統合失調症患者に比べて時間と世界から触れられることが明らかに少なく，しがたって，逆説的なことに，この観点においてより「自閉的」であることを示した。このことは反応性の形成可能性についてもいえる。循環病は統合失調症に比べて状況に影響される可能性がはるかに少ないことは，循環病性の状態が反応性の状態や地

下による状態に移行してもよい，と考える人に再考を促すであろう。

　時に循環病性精神病が，またより稀だがおそらく統合失調症性精神病も，体験によって始動，誘発されることは疑いない。少なくとも，時に時間的関連に説得力があり，そのためそれが「偶然」であるとはいえないことがある。こうした例で問題となるのは，情動的なものが身体的なものに及ぼす作用であり，体験の内容ではないと我々は考えている。言い換えれば，誘発する体験は体験としてではなく，生気的な力，生気的な衝撃として作用する。したがって，誘発体験が失恋，経済的破綻，それとも親族の喪失であるかは重要でない。情動作用だけが問題であり，この作用は意味盲[49]である。このことによって，心的に誘発された内因性精神病は，まさに意味内容が問題となる体験反応から区別される。しがたって，人はある体験に「関して」「狂う」のではなく，時におそらく体験に「よって」「狂うのである」。我々がこの理論において念頭に置いているのは，急性の心的ショックによる内因性精神病，とりわけ循環病性精神病の誘発である。この理論は，より長期に遷延する葛藤・状況による誘発にはおそらく適用できないだろう。なお，そうした誘発が存在するかは疑問である。それを明らかに示すことは，いかなる場合にもできない。運命，葛藤，経験，広義の体験が循環病性あるいは統合失調症性精神病の内容，主題として取り込まれる場合——常にそうであるが——，短絡的に心因性の関係を想定してはならない。

　体験の外包のうち，注意の障害は診断的意義がまったくない。

　意識の障害も我々の問題にとってわずかな役割しか果たさない。識覚[50]はここでの意味では意識ほど多義的でない呼称であり，したがって今日なお用いることができる。把握可能な身体的基礎疾患が存在しない場合でも，統合失調症性の状態像が意識混濁の微光を有するのであれば，統合失調症の診断をまだ確定してはならない。たとえ最終的に統合失調症と診断され得るにしてもである。身体的基盤が明らかな精神病のうち，発熱性のもの，急性の脳外傷性のもの，てんかん性のもの，その

---

[49] 意味盲(sinnblind)：sinn(意味)＋blind(盲目)。「体験の意味内容にかかわらない」との意でシュナイダーが用いる表現。反対に，体験内容と意味関連があるのは「有意味な(sinnvoll)」。

[50] 識覚(Sensorium)：感覚中枢としての意識。Motorium に対する語。

他の一部のものは，多少とも統合失調症性の外観を呈し得る。

　知能の障害は統合失調症の本質にも循環病の本質にも属さない。パーソナリティが変化した，あるいはまったく破壊された統合失調症患者であっても，知能は破壊されていない。認知症になっていないのである。だがこれは経験というよりも根本的な要請である。「末期状態」の統合失調症患者の中には，何らかの時に知能の面で人を驚かせる者がいることは確かである。だがまさに単純に認知症となった多くの欠陥，例えば破瓜型の欠陥も存在する。この場合，そうした欠陥患者は知能の使用だけが失われており，知能を自由に使えなくなっているだけであると想定するのは，おそらく先決問題要求の虚偽であろう。知能の程度は精神病にさまざまな色彩を与える。精神遅滞はあらゆる心的層に浸潤する。軽愚の統合失調症患者は，より賢く，より分化した統合失調症患者とは異なる内容を有し，異なる行動を示す。

　元来のパーソナリティによって精神病を把握することはできない。統合失調症も循環病も，上に記述した症状を用いて正常あるいは異常（精神病質）パーソナリティ発展を突き破る。だが精神病は，パーソナリティの材料を用いて作業する。精神病は広くパーソナリティの特徴によって形成され，さらにその内容を，パーソナリティの志向と評価，憧れ，希望と恐怖から，また運命と体験から採用する。幻覚が生じることや妄想があることは，パーソナリティからは了解不能である。それに対し，いかなる幻覚が生じ，どの妄想があるかは，パーソナリティから了解可能である。

　表出を評価することは，特に統合失調症にとって極めて重要である。あらゆる内容（幻覚，妄想）は秘匿されたり否認されたりする可能性があるが，統合失調症性の表出は隠すことができない。しかし，目立った表出がまったくない統合失調症患者も多い。

　あらゆる診断の前提は，人間はそもそも表に現れるということである。人が動かずに黙っている場合，それが一貫したものであれば，診断は不可能である。表情の動きが完全に止まっていることはほとんどないが，表情の動きだけで診断にとって十分であることは稀である。昏迷と制止は診断にとってまったく非特徴的であるが，興奮というはなはだコンパクトな呼称もまた多義的である。興奮にはさまざまな種類，例えば

一次的な運動性の発動性によるものや，抑うつ的ないし愉快な内的不穏によるものがある。言語表出のひねくれを含む軽度のひねくれ，動きの軽度の硬さ・不自然さ，軽度のしかめ顔は，臨床的全体状況の枠内でのみ用いることができる。緊張は精神病患者にも非精神病者にも生じ得る。「拒絶症」は何も言い表していない。診察状況では多くの人が途方に暮れ，そのため不自然でこわばった印象を与えるので，これらはすべて慎重に受け取るべきである。その上，こうした種類の特徴のうち，軽度のものは判断者の主観に完全に依存している。

III.

次に我々は「症状」について明確に論じる。「症状」とはいかなる意味だろうか。医学的には，疾患の徴候，疾患の把握可能な手がかりを意味する。経験的に，かく疾患にはかく徴候が見いだされる。逆の見方をすれば，徴候から経験的にある特定の疾患を推測することができる。精神医学の部分領域である身体的基盤が明らかな精神病でもそうである。認知症の存在から脳過程が推測される。認知症は脳過程の「症状」である。せん妄の存在から急性の(あるいは慢性疾患の枠内でエピソード性に出現する)直接あるいは間接の「脳クリーゼ」が推測される。これは習慣的に「症状性」精神病と呼ばれているが，この呼び方は基本的にはなはだ軽率である。進行麻痺による慢性の精神病も当然「症状性」であり，またほとんどの精神科医の推測によれば，「内因性精神病」も「症状性」である。

ではこの内因性精神病，すなわち身体的基盤が不明の精神病において，「症状」とはいかなる意味だろうか。医学的な考え方を推し進めれば，妄想などの出現は，たしかに未知だが要請される疾患の症状であるといえる。だがこの場合の「症状」とは，純粋に精神病理学的な意味での状態-経過-形成の多少とも特徴的な，繰り返し見いだし得る特徴と理解するほうが慎重であろう。もっとも，「症状」の医学的意味はこの場合失われている。精神病理学的な状態-経過-形成は，諸症状を生じ得る疾患ではない。例えば考想奪取は，基本的に，純粋に精神病理学的に形成された統合失調症の症状ではなく，しばしば出現し，よって際立つメ

ルクマールの1つである。さらに，瞳孔硬直と構音性言語障害から進行麻痺が推測されるように，特定の観察から特定の疾患が推測されるわけではない。方法論的にまったく異なっている。私は，身体的基盤が不明の精神病に考想奪取を見いだした場合，いわば取り決めとしてこの精神病を統合失調症と呼ぶ。「症状」のこうした意味を堅持することが重要である。我々が論じているのは，内因性精神病，すなわち身体的基盤が不明の，単に精神病理学的に組み立てられた精神病の領域である。「メルクマール」は精神病理学的な状態-経過-形成に関するものであり，そのためなお臨床的な概念である。ホーファー(Hofer)とテレンバッハ(Tellenbach)は(それぞれ異なった方法で)「現象」を「症状」と対比しているが，この「現象」はもはや臨床的なものを意味していない。

　ある症状を統合失調症状と呼ぶことは，できる限り私だけとの取り決めではなく，他の人と共同した取り決めでもあるべきである。私は誰に対してもそうするように強制はできない。すでに述べたことをもう一度繰り返そう。私は，それは統合失調症であるということはできず，私はそれを統合失調症と呼ぶ，あるいは，それは今日通常統合失調症と呼ばれている，としかいうことができない。当然このことは循環病症状にも，また内因性精神病の枠内にさらなる症候学的形成を行う場合にも根本的に当てはまる。いや，精神医学が診断的に，純粋に精神病理学的なものにかかわっているあらゆる場合に当てはまる。診断的に「である」ということは，厳密には精神医学の身体医学的部分にしか存在しない。

　「症状」が医学的に何を意味し，身体的基盤が不明の精神病の枠内では何を意味するのかをはっきり理解しているのであれば，身体的基盤が不明の精神病においても，つまり純粋に精神病理学的にも，症状について論じてよいだろう。明らかに医学的意味から外れた上述の意味でしかないにせよ，臨床精神病理学は身体的基盤が不明の精神病の中でも「症状」を放棄できない。診断という呼称も，厳密には医学的にのみ適切なものだが，我々はこれも精神病理学的な意味での状態-経過-形成の領域で用いている。

　我々が診断上重要なものとして強調した症状は，異常体験もあれば，異常表出もあった。では症状から診断を組み立てる際の症状の等級付けを試みよう。ごく一般的に，異論の余地なく把握される体験様式は，診

断にとって表出の異常より等級が上である，といってよい。観察者にとって表出の異常は印象となり，これはあらゆる主観的誤りの源泉を伴うものである。それゆえ，硬さ，わざとらしさ，衒奇症，ひねくれ，途絶は，明らかに顕著であるために印象の主観性から解放されている場合を除けば，はなはだ疑わしい症状である。こうした印象のみから診断が組み立てられ得ることは，いかなる場合にもごく稀にしかなく，他の観察者のカルテ記載しか手元にない場合，そうしたことは決してない。「症状」という呼称に関して指摘した疑わしさは，表出にも当てはまる。

患者自身が体験について語ることも，細心に観察し，疑う余地のない確定を行う必要がある。用いることができるのは確実な陳述だけである。患者が語ること，我々が把握したと思っていることは，実際に体験されていることに本当に相応しているのかが常に問題となる。

体験されたことは，陳述されること，語られることを通してのみ接近することができる。その場合，留保が付けられるべきである。我々が統合失調症患者の体験陳述から，ほとんどの場合簡潔に，またしばしば言葉通りに得たものは，ありのまま事実に即して述べられたものであれば，本当に体験されたことに照らし合わせて多少とも適切であると判断してよい。もっとも，このことは妄想知覚では疑わしい。妄想知覚が適切に語り得るものか否かは不確実だからである。また，例を挙げる必要がなかった「大きな」統合失調症性体験の陳述に，このことが当てはまらないことは確かであろう。恍惚や，例えば世界没落の情景幻視が自己陳述される場合，それは体験されたことを適切に再現したものになり難い。語られることはやむを得ず，日常語が有する構造，論理，関連の必要性に適応し，それらに相応するよう正しく方向づけられざるを得ない。したがって，語る者は矛盾に満ちた，浮動的な，断片的なものを，整然とした，言葉で表現し得るものに置き換える。同様なことは夢が語られる際にも知られており，せん妄状態やもうろう状態から得られる陳述も同じである。したがって，こうした自己陳述をあまりにも言葉通りに，あまりにも正常心理学的に受け取ってはならない。ちなみに，あらゆる統合失調症性の自己陳述に基本的に含まれているこうした置き換えは，診断にとってさほど重要ではない。それを除いても，診断にとって多少ともなお十分なものが残っている。循環病性の自己陳述は，はるか

により高い正当性をもって言葉通りに受け取ってよい。循環病性うつ病患者の思考構造と少なくとも内容は，比較にならないほどより非精神病性の生活に近い。このことは，臨床的にここで移行を認めなくても当てはまる。そのため，統合失調症性の自己陳述に特有の置き換えは，臨床的に明らかな例では問題にならない。ここで意味しているのは，厳密に上に述べた意味での置き換えであり，体験されるそれぞれのことから語られることへの，構造に関わらない日常的な変形ではない。体験の自己陳述は常にパーソナリティの中に埋め込まれており，精神病性の経過と状況の中だけでなく，生活史上の経過と状況の中にも埋め込まれている。この場合にそうであるように，体験の自己陳述をばらばらにして個別に示すことは，せいぜい教授目的にしかできない。

　最後に，我々が何も聞き出せない，あるいは明らかなものが何も聞き出せない場合でも，何かが存在し得る，ということをはっきりと認識しなければならない。異常体験へと進もうとする時にしばしば乗り越えられない障害となるのは，意図的な遮断，疾患隠蔽，言語的な不器用さである。しかし，患者が進んで具象的に語り，体験について信頼できる陳述を我々の前に披露する場合，選別することが重要である。患者が報告することのうち，診断的価値が高いものは一部であり，多くは診断的価値がほとんどない。

　統合失調症に出現する多くの異常体験様式のうち，我々が1級症状と呼ぶものがいくつかある。我々がそれらを1級症状と呼ぶ理由は，「基本症状」と見なしたからではなく，それらが非精神病性の心の異常に対しての，また循環病に対しての診断にとって，まったく特別な重みを有しているからである。したがって，この評価は診断のみに関するものである。だがそれは，ブロイラーの「基本症状」と「副次症状」や，彼や他の著者らの「一次」症状，「二次」症状が意味しているように，統合失調症の理論について何か述べたものではない。

　1級症状は本論考の中で順に取り上げ，例を挙げて示した。論考した順に並べると，1級症状は次のものである。考想化声，言い合う形の幻声，自身の行動と共に発言する幻声，身体的被影響体験，考想奪取およびその他の考想被影響体験，考想伝播，妄想知覚，感情・志向（欲動）・意志の領域における他者によるすべてのさせられ体験・被影響体験。こ

うした体験様式が異論の余地なく存在し，身体的基礎疾患を見いだし得ない場合，我々は臨床上，謙虚さを持ちつつ[51]統合失調症と呼ぶ。だが1級症状は，アルコール精神病，てんかん性もうろう状態，貧血などによる症状性精神病，さまざまな脳過程といった把握可能な基礎疾患を基盤とする精神病状態にも時に出現し得ることを知らなければならない。1級統合失調症状は，おそらく上に挙げたもの以外にも認め得るだろう。だが我々は，概念的にも診察の際にもさほどの困難なく把握し得る症状だけを取り扱う。

これらの1級症状の共通構造を想定することは，我々の意に反している。たしかに，それらの一部は「自我-環界-境界」の「透過性」，自我の輪郭喪失という観点から総括することが可能である。それらの症状は，自我障害である次のものである。身体的被影響，考想奪取，考想被影響，考想伝播，感情・欲動・意志のすべての「させられ」体験。だが上述の幻覚（決してすべての幻覚が1級症状ではない）と妄想知覚は「させられ」体験ではなく，この定式に入れることができない。

統合失調症に出現する他のすべての体験様式は，統合失調症診断にとって1級症状よりもはるかに意義が小さい。我々はそれらを2級症状と呼ぶ。これに属するものに，他の幻覚，妄想着想，困惑，抑うつ気分変調と愉快気分変調，患者によって体験される感情貧困化，他のいくつかの症状がある。これらの2級症状しか認められない場合，診断にとって問題となるのはもっぱら臨床的な全体関連である[52]。

統合失調症の診断にとって，1級症状は必ずしも存在しなくてもよい。少なくとも，1級症状は必ずしも目に見えるとは限らない。2級症状に基づき，またおそらく例外的にではあるが，表出症状が統合失調症

---

[51] 謙虚さを持ちつつ（in aller Bescheidenheit）：フーバーの英訳は "in all modesty"。統合失調症診断に関するシュナイダーの次のような考え方・態度を指す。「ある症状を統合失調症と呼ぶことは，できる限り私だけとの取り決めではなく，他の人と共同した取り決めでもあるべきである。私は誰に対してもそうするように強制はできない。(...) 私は，それは統合失調症であるということはできず，私はそれを統合失調症と呼ぶ，あるいは，それは今日通常統合失調症と呼ばれている，としかいうことができない」(113頁)。したがって，「ごく控え目に」も，逆に「どんなに控え目にいっても」も，正確な語意ではない（フーバー，私信）。

に相当するほど密で明らかな場合はそれだけに基づき，統合失調症診断を下さざるを得ないことが少なくない。また，統合失調症と精神病質状態の明確な区別は，1級症状だけに基づいて行うのではない。2級症状と表出症状も，その頻度と結び付き方によっては，明確な境界画定を可能にする。

　統合失調症と循環病の鑑別類型学において，1級統合失調症状は他の症状にない決定的な重みを持っている。分類問題に関し，それらは議論の余地なく優先される。公正な臨床眼で見れば，統合失調症と循環病の間には時に移行が見られるが，これはいずれの形態にも存在する2級症状に基づいている。

　<u>循環病の領域で1級症状と呼び得る症状を，我々は今のところ知らない</u>。これがあれば循環病である，といえる症状を我々は知らない。それに最も近いものは，<u>気分変調の生気的性格</u>かもしれない。気分そのものが身体的に限局されていることを要件にするのは困難であろう。それは根拠とするにはあまりにも貧弱だからである。だが，身体感情の全般的沈滞あるいは高揚に1級症状を見いだすことができるかもしれない。この症状が常に存在するとは限らないことは，それを1級症状と見なすことを妨げないだろう。なぜなら，我々は統合失調症診断も，1級症状の存在に依存せずに下すからである。だが身体的違和感情は，例えば反応性悲哀の結果として二次的に出現することが極めて多く，体験として反応性悲哀と分かち難く結び付いているため，苦しみそのものが同時に身体感情として体験されることがある。これは，身体感情の沈滞や高揚を1級症状と見なすことの重大な反対理由である。そのため，1級統合失

---

[52] 本書の初版(1946)から第3版(1950)までには，この後に次の一段落が存在したが，以後に削除されている。

　「グルーレが好んだ分類にならって，次のように言いたくもなろう。1級症状は正常な体験から質的に逸脱しているが，2級症状は単に量的に(強度の面で)逸脱しているにすぎないと。言い換えれば，2級症状は正常者にも，また正常者と基本的に異ならない『精神病質者』にもわずかに存在するが，1級症状は正常者にも精神病質者にもまったく見られないと。この見解を我々は本論文の初刷の中で主張したが，これは批判に耐えない見解である。たしかにすべての1級症状は質的に異常であるが，すべての2級症状が単に量的に異常というわけではない。」

調症状との比較は誤りである，とヴァイトブレヒトが述べたのは正当である。<u>1級統合失調症状</u>は二次的に存在しないからである。1級統合失調症状が明らかに存在する場合，それは心理学的に一次的なものであり，何に帰することもできない。一次的な生気障害と二次的な生気障害は性質が異なるには違いないが，そのことを示す方法も，そのことに蓋然性を持たせる方法もない。循環病では決して身体感情の高揚を正しく把握できないことも，身体感情の動きを循環病の中心症状と見なすことの反証となる。躁病の本質はあまねく見られる興奮性ではなく，愉快さにあると考えたとしても，生気的躁病というものはせいぜい理論的にしか要求できない。

　生気的<u>悲哀</u>を断念し，単なる身体的違和感情を循環病症状と見なそうとすると，たちまち診断の拠り所が失われてしまう。たしかに，時に循環病の枠内には，本来の生気的悲哀も心的悲哀も伴わない純粋に生気的な沈滞，抑うつなきうつ病がある。しかし，生気的違和感情はあまねく存在し，地下抑うつにも存在するのであり，循環病の生気的違和感情に特別な性質があることは証明不可能であるから，根本的な診断学は生気的違和感情一般に基づくことができない。本来生気的なうつ病も含め，<u>身体的循環病性うつ病</u>も，たいてい心的量を有している。すなわち，気分が落ち込むのである。抑うつなきうつ病は慎重に扱わなければならない。身体的循環病性うつ病はそれとして認識されないことがいまだ多すぎるが，想定されることもまた多すぎる。これは身体療法の快適さと関連しているかもしれない。

　生気感情のうつ病，すなわち身体近接的な，しばしば明らかに限局された，たいてい他の身体的違和感情を伴う悲哀が，循環病性うつ病の極めて重要な類型であることは，たしかに見過ごしてはならない。こうした訴えのほかに症状がない例は，十分に存在する。生気うつ病は循環病性うつ病の高頻度でまさに単調な形態であり，循環病性うつ病ではこのほかにも身体感情の障害が広く認められる。しかし，こうした障害が見いだされず，理論のためにそれを作り出すしかない例も数多く存在する。たしかに，一部の循環病性うつ病に見られるより豊かな症状の一部は，生気的沈滞に対する反応として直接に了解可能である。怠惰で無能な自分を責め，自分の健康について過度の憂いを抱き，働いて稼ぐこと

はもう二度とできない，すべてのことは過ちと罪に対する罰だと考えるのである。しかし，あのしばしばまったく常軌を逸した自責，心気的虚無妄想，グロテスクな貧困不安，また躁病で見られる行き過ぎた誇大着想は，生気的感情状態に対する反応，つまり内因性の基盤を有する体験反応として了解することがまったくできない。躁病ではこの生気的感情状態を把握することすらまったくできない。

　その上，循環病患者の悲哀的感情状態は，しばしば心的抑うつに限られている。つまり，それは反応性のものではなく，未知の疾患事象から心理的に自由に浮かんでくるものである。これは，単に我々の意味で非疾患的な地下抑うつであるとは想定できない。地下抑うつとは，正常な場合にも，また精神病質的に増強された場合にも同様に，基盤なしに，つまり内因性にも，多少とも明らかな心的気分変調がそこから浮かんでくるところの地下変動である。程度と持続期間はこうした想定の反証にならない。なぜなら，それらはいずれも循環病では軽度のことがあり，時におそらく一部の地下抑うつの場合よりも軽度だからである（もっとも，おそらくわずかな時間しか持続しない地下抑うつを，循環病相と見なそうとする人はほとんどいないだろう）。時間的に多少とも規則的な日内変動は，循環病にも地下抑うつにもある。重要なことは，循環病ではこうした自由に浮かび出る抑うつ感情・着想のほかに，たいてい他の症状も存在することである。例えば生気感情の重度の障害，制止，激越，紛れもない妄想着想，その他の拡大症状である。これらによって，地下抑うつには(精神病質性の程度であっても)見られないほど，生活発展の完結性が何らかの方法で引き裂かれている。地下抑うつが「臨床的程度」に達することは稀である。すると，なんからの疾患事象が，なかでも地下の不明の身体的諸条件に特に強力かつ持続的に作用すると想定せざるを得ないだろう。この自由に浮かんでくる心的感情が，正常な生活や精神病質性の生活での自由に浮かんでくる気分変調と質的に異なることは，より蓋然性が高い。これは次のことによって支持される。非精神病者では，地下に支えられ動機付けられていない気分変調は，反応性の気分と「合流」するが，循環病患者では，自由に浮かんでくる心的気分変調は，反応性の気分と「合流」しない。そのため後者の場合，前者の場合と対照的に，反応性に影響されることもあり得ない，あるいはほ

とんど，それも短期間しか影響され得ない。循環病性うつ病の患者が悲哀的なことを体験する場合，それは患者にとってその循環病性の基本気分とは異なるもの，いわばその気分と並んで存在するものである。患者が何か嬉しいことを受け取る立場にあっても，それは患者の悲哀から何も差し引かず，その病相を短縮しない。他方，回復しつつある患者が，悲しい知らせによって逆戻りすることはない。もしすべての循環病性うつ病が生気うつ病であったなら，これらの事実は了解しやすかったであろうが，実際はそうではない。だがこれらの事実は，循環病患者の自由に浮かんでくる感情には特別な性質があることを支持している。なぜなら，非循環病者の地下気分と地下気分変調が，反応性のものと並存することはないからである。それらは反応性のものと密に絡み合っており，反応性の影響より強いことはほとんどない。嬉しい知らせ，仕事，周囲からの励まし，気晴らしによって，たいてい地下抑うつは取り除かれ得る。

　反応性のもの，すなわち体験が，地下抑うつと循環病性うつ病にそれぞれ与える影響を明らかにしようとするには，抑うつに陥ることという問題よりも，反応性にそこから抜け出すことという問題に目を向けるほうがよい。なぜなら，地下抑うつと循環病性うつ病のいずれの形態においても，抑うつに陥ることは原則として内因性だからである。反応性に抑うつから抜け出すことは，地下抑うつではまったく通常のことだが，循環病性うつ病では明らかに不可能である。

　循環病患者が反応性に影響される可能性がいかに少ないかは，非常時の生活状況の中でもごく明らかに認められる。空襲警報時の防空壕内では，興奮した統合失調症患者ですら，たいてい驚くほど理にかなった，また状況に適応した行動を示した。これに対し，重度の制止や激越を伴う循環病患者は，例えばてんかん性もうろう状態と同じように，まったく変化を示さなかった。このことからも，循環病性の事象があらゆる体験反応性の事象からいかにかけ離れているかが分かる。循環病性うつ病の患者は，反応性抑うつと地下抑うつとは反対に，中毒によって楽になることがほとんどない。そのためアルコール乱用は極めて稀である［パウライコフ（Pauleikhoff）］。

　反応性に抑うつに陥ることという問題は，誘発というまったく別の問

題である。循環病相の反応性誘発が誤って想定されることは，たしかに極めて頻繁であるが，実際にそうした誘発が見られることは疑いない。したがって，強い情動と結びついた身体的切り替えが循環病の身体的基盤に作用する，つまりその事象は反応のように見えるだけであって，「反応性メランコリー」という表現は適切でない，と想定せねばならないだろう(誘発体験の主題が主題として循環病性うつ病の中に入っても，たいていそれはただちに破棄されるであろう)。シュレーダーは，彼自身の言葉では我々が地下抑うつと循環病性うつ病と呼ぶものの区別を受け入れていないが，こうした理解について検討し，その正当性を疑っている。循環病性うつ病の心的誘発というものがそもそも存在するのかという彼の疑念は，躁病の例に基づいている。「嬉しい体験や嬉しい感情によって躁病が始動すると主張し，教えるなど，ほとんど誰も考えつかなかったことである」。これはたしかに誤りである。喜びは常に一時的で重みがなく，圧迫するような苦しみに比し得る影響を身体事象に及ぼさないからである。反応性誘発という誤解釈の1つとして，次の例が挙げられる。まさにしばしば見られることだが，以前たしかに取り組んでいたが優格的ではなかった理由のある憂い，例えば経済的あるいは家庭内の憂いが，循環病性うつ病の持続期間を通じ，もはや対処できない支配的な主題へと増大する。しかし，辛い体験と同時ないしほぼ同時に疑う余地のない病相が始まる場合，こうした理解は不可能である。こうしたことが見られるのはさほど稀ではない。コルンフーバー(Kornhuber)はこのことを統計学的結果によって示した。ちなみに地下抑うつも，あらゆる新たな気分変調の際にしばしば古い主題を有している。それは他の時であれば，おそらく頭をよぎることはあっても，苦痛をもたらす心配は生じないものである。

　地下抑うつも体験によって誘発されることがある。当然，このことを認めることができるのは，例えば現実の事情が運良く転回する，あるいは間違いだったことが明らかになり，それによって解消された結果，体験の作用価値が消えた場合に限られる。それ以外の場合は，正常な生活でも精神病質性の生活でも，反応性のもの，背景反応性のもの，地下によるものが密に絡み合っているため，それらを調べて決定することは極めて困難である。

すでに述べたように，我々は精神病理学的に，地下抑うつと循環病性うつ病という2つの抑うつの区別を，第一に反応性抑うつに対する関係が異なることに基づいて行った。個々の例では，この方法でも，また他の方法でも，この区別を確実に示すことができないことが時にあろう。初期段階におけるあらゆる種類の軽症の精神病，とりわけ身体的に把握可能な疾患を基盤とする精神病は，時に当初，またおそらく持続的にも，もっぱらパーソナリティ特徴とパーソナリティに属する体験様式と反応様式を用いて「作業する」ので，心理学的現象像上，新たな別のものと把握することができない。このことは，精神病理学的鑑別が不十分であることとともに，一部の精神科医が内因性精神病と変異との間に移行を見いだす理由の1つである。

循環病性うつ病における妄想主題の選択について，もう一言述べよう。周知のように，前景にあるのは罪業妄想，心気妄想，貧困妄想である。これは偶然ではない。これらの種類の妄想を精神病の直系「症状」と見なすべきでない。人間のあらかじめ与えられた原不安がうつ病によってあらわにされるだけであり，陽性の産出がなされるわけではない。精神・身体・生活上の必要事に関する不安は，人間が持つ不安そのものである。それは地下抑うつにおいてもしばしばあらわにされるが，その場合は反論の余地なく，それも議論の余地のない頑強さで現れることはほとんどない。ヤンツァリックは，個々の例ではどの妄想主題の存在が精神病前の価値観にどの程度依存しているかを詳細に研究している。

統合失調症と診断するか，あるいは循環病と診断するかの相違は，診断にあたって決定的な重みを状態におくか，あるいは経過におくかに基づいている。(我々のように)前者の方法を用いる者は，特に精神病が1級統合失調症状を示した場合，精神病が完全治癒しても，統合失調症という診断を変えないであろう。精神病の経過によって診断する者は，第3の独自の呼称を用いるのを好むのでなければ，真に治癒した精神病に対して，より詳細な症状，おそらく統合失調症状を考慮することなく，「躁うつ病の枠内」の病相と命名するであろう。こうした非定型の中間例を，非定型の経過を伴う統合失調症，それとも非定型の症状を伴う循環病と見なすかは，しばしば恣意的である。ちなみに，ほぼ完全な社会的治癒を示した120例の統合失調症患者に基づくバウマー(Baumer)の

正確な研究によれば，我々のいう1級統合失調症状を呈した精神病では，真の治癒は確認できなかった。真の病識を伴う「対象化による解消[53]」はまったく見られなかった。しかし，ごく稀ではあるが，これが時に出現することは疑いない。予後に関して1級症状を無条件に用いることはできない［ルックデッシェル（Ruckdeschel）］。

統合失調症か循環病かという鑑別類型学が決定不能である，言い換えれば，どちらの診断も同等な正当性をもって擁護される場合に限り，我々は真の<u>中間例</u>と呼びたいと思う。こうした症状的に非特徴的な例では，<u>経過</u>も評価される。だが当然，こうした中間例は明確な境界なしに単なる非定型の統合失調症・循環病へと移行する。ちなみに，非定型の統合失調症・循環病と呼ぶか，それとも中間例と呼ぶかは，しばしば臨床的理解の問題である。

中間例，およびそれと境界を接する非定型の病像・経過をより詳細に検討すると，次の諸類型が生まれる。まず，症状と経過は統合失調症と循環病のいずれかを一義的に支持するものでなく，いずれの診断を支持するものも同じように多く，そのため（今ここでの）現在の診察においても，また経過を追っても，診断を決定できない場合がある。また，統合失調症エピソードと循環病エピソードが交代して出現する特殊形態がある。もっとも，すでに一度統合失調症エピソードが存在した後に再び循環病エピソードが出現することは稀であると思われる。さらに，診断はたしかに（多少とも）決定可能であるが，間違いなく別の種類の症状が共振していることがある。エピソードは本質的に統合失調症性のものだが，循環病性に見える感情状態が時に躁病的な，時にうつ病的な色彩を伴って波状に全経過を貫くこともあれば，病像は本質的に循環病性のものだが，エピソードが極期に統合失調症性の色彩を示すこともある。言うまでもなく，こうした問題を生じるのは第一に周期性の形態（「循環精神病」）であるが，多少とも慢性の精神病に至るあらゆる移行段階が存在する。循環病性の諸形態のうち，生気うつ病という類型は統合失調症から最も離れている。生気躁病というものは存在しないと思われる。この

---

[53] 対象化による解消（auflösende Objektivierung）：病識の出現により症状を解消するような対象化が行われること。

ことは，循環病性躁病を躁病的統合失調症から区別することが，循環病性うつ病をうつ病的統合失調症から区別することよりも平均的に困難である理由の1つである。

循環病と統合失調症は基本的に類型学的にしか区別し得ないことを，もう一度強調しておく。だがほとんどの例は明確にいずれかの類型に決めることができる。我々はこれも診断と呼ぶのである。

クレッチマーの体質精神医学に関連して次の点が強調される。我々の中間例は純粋に記述的な意味のものであり，したがって非理論的である。つまりそれは，循環病と統合失調症に2つの体質形態ないし体質圏が相当し，中間例ではそれらが混合している，という考え方に基づくものではない。内因性精神病が2つ（あるいは3つ）の体質類型に分けられるという考え方は，我々の意図に反している。我々の純粋に記述的な組み立ては，いわば体質学的説明の前に存在するものであり，それに対し中立である。体質学的説明はいくつかの事実に依拠し得るものの，作り上げられた解釈であり，承認を強いるものではない。

精神病理学の課題は，努めて多くの曖昧な専門用語を区別し，それらがより一義的となって使用上これまで以上に恣意から引き離されるよう，それらを確定することである。しかし，診察者は見たものの記述を，借りてきた紋切り型の表現に性急に押し込むべきではなく，具象的に叙述するために生きた言葉の宝庫を駆使すべきである。症状概念の中に捉えること，できるかぎり一義的に確定された専門用語と比べることは，診察者にとって二次的である。形式にとらわれずに行い，明らかにならないことにはレッテルを貼らないでおかねばならない。ほとんどの誤診は，見たものに性急に専門用語を割り当てることから生じる。

補遺:感情と欲動の病態心理学概説

I.

　感情[54]とは自我の状態,すなわち「直接に体験される自我の性質ないし自我の状態性」[リップス(Lipps)]である。だがこれではまだ感情の特徴を十分に述べていない。欲動や志向も自我の状態であり,また少なくとも自身の身体を自我に含めるならば,多くの感覚も自我の状態である。

　<u>もっぱら状態性である一群の感覚</u>がある。それは疼痛感覚,位置・平衡感覚および次のさまざまな種類の生気・器官・一般感覚である。洗刺さ,力,重さ,制止,疲労,身体的安楽・不愉快,緊張,不穏,昂ぶり,予期,空腹,口渇,食欲,満腹,吐気,身体的むかつき,睡眠欲求,眠気,圧迫,安堵,性的昂ぶり,性欲,悪寒,熱感。

　状態感覚には<u>身体の特定の部位に限局される</u>ものもあれば(例えば指尖の疼痛や,局所的な圧迫感覚・くすぐったい感覚・温度感覚・性感覚),一般の悪寒や疲労のように<u>全般性</u>の身体状態もある。我々は簡潔に,限局性の生気的身体感覚,一般の生気的身体感覚と呼ぶ。これら2つの群は互いに移行する。例えば口渇と空腹は,一部は(咽頭や季肋部に)限局されており,一部は身体の一般状態である。

　生気感覚の大部分は特定の器官に割り当てられている。それはしばしば生命過程にとって特定の意味を有している。すなわちそれは「指向的性格」を有しており,生命過程にとっての利益と危険を指し示している。<u>それは何かを語っており</u>,何かをする,あるいはしないよう助言する。空腹は食べるべきであると教え,疲労は休むべきであると教える。料理を前にした吐気は,それを食べるべきでないと教える。別の表現を

---

[54] 感情(Gefühl):動詞 fühlen(感じる)の名詞形であり,「感情」あるいは「感」と訳した。例:Gefühl für Gefühllosigkeit「感情欠如感」

すれば，多くの生気的身体感覚は同時に身体的欲動であり，生気的志向であって，そうしたものから区別できない。これはすべての生気的身体感覚に，少なくとも同程度に当てはまるわけではない。身体的安楽には紛れもなく指向的なところがなく，またあらゆる体験以上に欲動的なところがない。

　最初に述べたように，状態性という性格によって感情を感覚から区別することはできない。多くの感覚は状態性でもある。本質は別のことに求めなければならない。感情を特徴づけるのは快・不快という特性である。この特性は感情にとって不可欠である。上に挙げた感覚がこの正または負の符号を有する場合にのみ——それは語意の中に含まれていることもあれば(例：吐気)，含まれていないこともある(例：疲労)——，限局性であれ一般的であれ，その感覚は身体感情である。こうした身体感覚を身体感情から区別すること，例えば空腹感覚を空腹感情から区別することは実際は不可能であるため，両形態を感情感覚としてまとめることもできる［シュトゥンプフ(Stumpf)］。情動生活の層形成に関する印象的な現象学を述べたシェラー(Scheler)に謝辞を述べる。彼は限局性の感情を感覚的感情と呼んでいる。

　限局性の生気的身体感覚・感情は，外的刺激や身体内の刺激によって引き起こされることもあれば，表象と考想，とりわけ性的なものによって引き起こされることもある。

　たいてい状態性の豊富で増強した身体感覚を有する全般的傾向を持つ人々がいる。感情的応答である評価と過大評価は，この傾向から区別できない。一部の人は習慣的にこうした不快な感覚に苦しむ。多くの循環病性うつ病患者と統合失調症患者も同様である。一部の酩酊，進行麻痺，循環病性躁病の患者は，あらゆる種類の快の身体感覚を増大・増強して体験する。敏感さが異常に小さい傾向は，あらゆる形態の多くの精神病患者に見られ，パーソナリティ特徴としても見られる。

　個別に取り出すことのできる身体感情として，まず疼痛を挙げる。これは他の身体的違和感覚・違和感情へとまったく不明瞭に移行する。疾患に直接引き起こされる疼痛は考慮に入れない。特に検討するのは，それに対応するものが「何も」ないように見え，心因性と思われる疼痛である。だがその場合もおそらく，実際の疼痛が——正常な場合ほとんど

観察されない軽度のものですら——，感情的に優格化されているだけである。しかし，幻覚性の疼痛感覚が存在していると考えることも可能であろう。そうしたものは，おそらく一部の統合失調症患者では想定し得るであろう。だが彼らがそうした「疼痛」に対し身体的にまったく苦しまないことは，これが感覚的基盤とそれに相応する感情ではなく，おそらく妄想着想であることを支持している。だが他方，疑いなく数多くの不快な身体感情と疼痛を体験する統合失調症患者がいる。フーバーはまったく新しい方法によって「体感型」統合失調症という問題を研究し，要請した。彼によれば，それは心気症的な態度と優格化ではなく，身体感情の障害であり，脳撮影によって証明可能な，特定の局在化を有する脳萎縮に帰し得るものである。統合失調症性あるいは循環病性のうつ病患者の残酷な自傷では，疼痛の表現だけでなく疼痛そのものの明らかな<u>欠如</u>がしばしば観察される。

　ほとんどの疼痛のほかに，個別に取り出すことのできる多くの身体感情も疾患の結果である。例えば，糖尿病患者の口渇，発熱患者の悪寒と熱感，喘息患者の圧迫感，一部の脳疾患患者の眠気である。心疾患者の不安もこの例である。そもそも<u>不安は全般性の身体感情</u>であることが多く，心臓や胸部に限局された<u>身体感情</u>のこともある。ロペス・イボール(López Ibor)は生気的不安を包括的に取り扱った。

　<u>こうした身体感情はしばしば循環病性うつ病の主要症状</u>でもある。こうした患者は悲哀を身体内，前額部，胸部，胃部に限局することが極めて多い。ある女性患者は「いつも胃やのどに圧迫感があります。それはしっかりとくっついていて，消えることがないかのようです。破裂しそうです，それほど胸が痛みます」と言う。生気的悲哀はほとんど常にさまざまな生気的違和感情を伴う。

　<u>心的感情</u>は身体感情から区別されるものであり，しばしば二次的に身体感覚・身体感情をもたらすにせよ，決して身体内部や表面に限局されていない。それは必ずではないがしばしば，<u>動機づけられた反応性のものである</u>。すなわち何かについての喜び，何かを<u>前にしての</u>恐怖，何か<u>のための</u>後悔である。心的感情が知覚と結びついている場合，知覚の感覚要素ではなく知覚されたものの<u>意味</u>と結びついている。文字による知らせが悲哀をもたらすのは，その視覚的印象のためではなく，その意

味，意義のためである。ちなみに，あらゆる限局性あるいは全般性の（生気的）身体感情も，結局のところ「心的」感情である。さもなければ，それは感情ではないからである。すべての心的感情が動機づけられているわけではない，つまり動機づけられていることは心的感情の特徴として十分ではないので，心的感情よりも明確な呼称はないであろう。

　あらゆる感情と同じように，心的感情も正または負の符号を有している。それは快あるいは不快という自我の状態である。

　ここではさらに掘り下げて検討する必要がある。まず，心的感情と呼び習わされている3組の情動行為を記す。

　　＋　喜び　誇り　尊敬
　　－　憂い　後悔　嫌悪

　まず明らかなように，上の列には正符号，下の列には負符号がある。左端の群を見ると，喜びと憂いは自我の正と負，快と不快の状態であることが容易に分かる。右端の群を見ると，正と負がここでは異なったものであることが分かる。すなわち，私が誰かを尊敬したり嫌悪したりする場合，多少とも共鳴するとしても，私の気分は正でも負でもない。正負は対象に向いている。言い換えれば，それは本質的に肯定または否定，つまり正または負の評価となる。中央の群でも同様であるが，ここでの否定と肯定は私自身に向いている。したがって，中央の群では自己価値感情が，右の群では他者価値感情が生じている。左の群を心的状態感情と呼ぶ。

　正の自己価値感情のほとんどは快の自我状態として体験され，負の自己価値感情は不快な自我状態として体験される。他方，負の状態感情が正の自己価値感情を生じることもある。例えば，一部の類パラノイア性発展に見られるように，時に恐怖や落胆の感情が反抗心と自己信頼に変わることがある。他者価値感情はもはや自我の快・不快状態とは呼べない点において，感情の概念からはみ出している。それは「心情」［プフェンダー（Pfänder）］である。

　我々は心的感情の群別を次のように行う。各群に掲げた呼称は非体系的に選択したものである。

A．状態感情
　a）快：喜び，安楽，軽快，幸福，歓喜，平静，満足，自信
　b）不快：悲哀，憂い，不安，恐怖，不愉快，不気味さ，落胆，郷愁，絶望，戦慄，驚愕，立腹，憤怒，激怒，羨望，嫉妬，退屈

B．価値感情
　1．<u>自己価値感情</u>
　　a）肯定的：力，誇り，虚栄心，自己感情，優越感，反抗心
　　b）否定的：恥，罪悪感情，後悔
　2．<u>他者価値感情</u>
　　c）肯定的：愛，愛情，信頼，同情，尊敬，関心，同意，感謝，畏敬，賞賛
　　d）否定的：憎悪，嫌悪，不信，軽蔑，敵意，嘲笑，不同意，憤慨

　明確に快でも不快でもない<u>両価的</u>な状態感情も存在することは疑いない。これは「混合感情」とも呼ばれている。例えば哀愁であり，また感動や諦念もしばしばこの例である。多くの価値感情も両価的であり得る。
　さらに，<u>言語</u>には正の性格も負の性格も表さない感情の名称がある。興奮，緊張，不意，驚嘆，驚愕も，正または負の状態感情のこともあれば，両価的な状態感情のこともある。また言語には，その背後にいくつかのまったく異なる種類の感情が隠れている呼称がある。例えば信頼という言葉は，快の状態感情のこともあれば，肯定的自己価値感情，肯定的他者価値感情のこともある。最後に，安楽，むかつき，不安のように，心的感情と共に身体感情も示す表現がある。
　あらゆる言語的呼称は多くの陰影を含んでいる。例えば，心を打たれるという場合，宗教的なものであることも，美学的なものであることもある。憤慨するという場合，道徳的なものであることも，美学的なものであることもある。感情体験は常に質的に異なっているので，個々の<u>内容</u>，つまり何について喜び，何について憤怒し，何を愛するかという観点を度外視しても，情動体験の<u>種類</u>は実際尽きることがない。

心的感情という意味で<u>情性の動き</u>という表現も用いられる。急性という性格を有し，程度が著しく，身体的随伴現象を伴う反応性の心的感情は，<u>情動</u>と呼ばれる（驚愕，激怒，歓喜）。これに対し，<u>気分</u>は持続のより長い感情状態であり，必ずしも反応性ではない。平均気分は身体感情，直近の体験の残響，地下に支えられた非反応性の心的感情を含むものである。

一部の心的感情は<u>パーソナリティの習慣的傾向</u>でもあり，<u>異常パーソナリティ</u>のそれでもある。その一部は心的欲動から切り離すことができない。ある種の生気感情が，それに相応する生気欲動から切り離すことができないのと同様である。

心的感情にも<u>全般的増大・亢進</u>がある。その際，クルーガー（Krueger）のいう意味において，心的感情能力の深さを，表面的-横溢的性質を有する性急な感情の出動から区別しなければならない。

一部の脳疾患者に見られる<u>感情易変性</u>，すなわち，ごくわずかなきっかけでも感情基調が変わり，特に涙もろく感傷的な反応を示す傾向も，心的感情の異常亢進である。しかし，心的感情<u>それ自体</u>が亢進しているのではなく，きっかけに対する釣り合いの点で亢進しているだけである。

<u>心的感情の強度の全般的減少</u>はより重要である。

<u>先天性の感情貧困</u>，旧来の精神医学のいう「道徳的精神遅滞」は，第一に他者価値感情に関するものである。こうした人々は愛が欠如しており，利己的であり，粗暴であり，隣人や他の生物の境遇に対し無関心である。だが彼らは自己価値感情という意味でも感情貧困であり，誇り，罪悪感情，後悔，良心がない。重度の例では心的状態感情の発達も不十分であり，自分に起こることにもほとんど心が動かない。これは時に身体感情にも当てはまることがある。紛れもない全般的な感情貧困と紛れもない情性欠如との間には，あらゆる移行がある。当然，情性欠如者には非社会的な者しか存在しないわけではない。

<u>急性の感情麻痺</u>とは，著しい情性ショック後に無関心と感情空虚が出現する事態と理解されており，特に重大な大惨事後に観察される（ベルツ）。

<u>感情欠如感</u>あるいは感情疎隔化と呼ばれるものは，客観的に表出が生

き生きとした感情を示しているにもかかわらず，内的にあらゆることが死んで空虚であると訴えられる状態である。こうした訴えはとりわけ循環病性うつ病に見られる。ではこのいわゆる感情疎隔化とは何であろうか。自己所属性の廃棄ではあり得ない。感情とは常に自己のものであり，さもなければ感情ではないからである。だが別の意味，すなわち非現実性という意味での感情疎隔化も存在しない。単なる感情表現を別にすれば，非現実的な感情というのは，偽りの感情というのと同様に，意味のあるものを想定し得ないものである。その上，そもそも現実性―非現実性という基準を知覚以外に用いてよいのか疑問である。我々はその基準を知覚以外に用いてはならないと考えている。実際，非現実性という意味での知覚の疎隔化は，感情の疎隔化と呼び習わされているものとおよそ比較することができない。この知覚のみにあり得る非現実性という意味で知覚が疎隔化されている場合，知覚対象(場合によっては自己身体の知覚対象も含まれる)は異論の余地なく存在しており，それは単に遠く，ベールで覆われているようなのである。だが感情疎隔化においては，感情，例えば子供に対する愛情という感情が明らかになくなっている，あるいはほとんど存在しない。こうした患者達は感情がなくなったと「思う」だけであって明らかに苦しんでいるのであるから，彼らには「やはり」感情がある，とよく言われる。これは間違った単純な見方である。たしかに彼らには感情があるが，彼らがなくしたと言う感情は，実際に彼らになく，彼らはまさにそのことを訴えているのである。こうしたことは，これ以外の場合にも生活上あまねく存在している。例えば，特定の人や風景に対し以前感じた愛情を感じなくなったと苦しむことがある。この現象は精神病理学では単なる感情欠如「感」と呼ばれ，基本的に感情欠如に対する感情である。抑うつ気分は，こうした他に向けられる真に生きた感情が起きないようにし，これが喪失・欠陥として訴えられる。だがここで了解しすぎてはならない。たしかに，循環病性うつ病の患者は自分のことで頭が一杯であるために，他者に対する関心を奮い起こすことができなくなる，つまりいわば自由でなくなることがある。これは動機づけられた抑うつにおいてもしばしば見られるが，必ず見られるわけではない。まさに軽症に見える循環病性うつ病でもこの感情欠如に関する訴えを示すことがあり，時に初期徴候として示

すことがある。このことから，この場合抑うつ基本気分と他の人や物に対する感情空虚との間には了解可能な結び付きがなく，この弱々しさ，この他者価値感情の欠落，この感情喪失は疾患過程そのものに基づいている，と推定することは正当である。疎隔化という言葉を用いることは，いかなる場合にも正しくない。なぜなら，まさに感情の弱々しさが実際に一時的に存在する，いや外界に対する感情欠如と同時に，それに対する苦しみが存在するからである。統合失調症患者自身によって確認される感情荒廃の始まりが存在するか否かは，しばしば決めることが困難である。非精神病者がこうした訴えをする場合，紛れもない自己観察傾向を有しており，あらゆる心的行為の自然さと本当らしさが損なわれている人のことがほとんどである。

　感情荒廃とは心的感情体験の喪失であり，高度に「鈍化」したすべての患者および極めて多くの統合失調症患者に見られ，外部から観察されることによって確認される。だがこの場合，必ずしも感情の可能性が真に破壊されているとは限らない。ある時予想をはるかに上回る心の温かさと活気が再び現れることがある。一部の統合失調症状態では感情荒廃は身体感情も冒すことがあり，すると疼痛，空腹，疲労を感じなくなる。

　時に感情荒廃は統合失調症患者自身によって確認されることがある。私の患者の1人は「私は精神と情性が10％しかありません」と言った。また別の患者は詩の中で「かつて私の精神が感じた活気を，誰が戻してくれようか」と書いた。患者がこうした確認を冷静に言明することは稀でしかなく，たいていはここでも感情的狼狽が明らかである。

　心的感情は他者にさせられたものと呼び得ることがある。ちなみに身体感情もそうである。これは統合失調症状である。

　次に，個々の心的感情の異常について述べる。

　快の状態感情のうち，反応性の喜びはほとんど役割を果たさない。しばしば長期に持続する反応性抑うつとは反対に，反応性躁状態の名に真に値するものはほとんど存在しない。これは感情生活の基本事実である。循環病性うつ病の消褪後，時に軽度の反応性躁状態が出現する。これは重圧からやっと解放されたという感情であるが，内因性軽躁性の波，いわゆる軽躁性後変動からしばしば区別困難である。臨床的に異論の余地のない紛れもない躁状態は稀であり，それが溢れ出る純粋な喜び

の像であることはさらに稀である。そのためそれについてここで述べる必要はほとんどない。

　快の状態感情のなかでは，特に恍惚と幸福の状態について述べる必要がある。これはリュムケ(Rümke)が要約して示した異常な至福感情である。こうした状態はたいてい悟りの出来事，明察，啓示と結び付いており，とりわけ中毒性酩酊，てんかん発作の前，統合失調症性精神病に見られる。これらの状態では少なくとも質的に異常な体験が見られる。部分的に高揚や不気味さの性格を有する統合失調症性の「妄想気分」もそうであると思われる。精神病以外でも，高揚気分はまったく反応性でないことが多い。多くの心的状態感情や自己価値感情はそもそもしばしば心的に自由に浮かび出るものである。嗜好品の作用のように，純粋に原因となって支える身体的地下が把握され得ることも時にあるが，このことは無動機性を何ら変えるものではない。シェラーは，自由に浮かび出る心的感情を霊的感情[55]と呼んだ。それは彼にとって常に形而上学的，宗教的なものである。だがこの見解は決して支持することができない。

　不快な状態感情として第一に挙げられるのは，悲哀である。これには憂い，不安，恐怖，落胆，寄る辺のなさ，絶望などの変種がある。動機づけられた反応性抑うつは，ここに属する。それはきっかけとの関係において，また程度，外観，持続期間，行動の点で異常なことがある。

　背景に基づく，すなわち他の体験を基礎とする(ほとんどの場合，易刺激的で愚痴の多い色彩の)反応性の増大・亢進は，明らかかつ直接に体験に動機づけられた気分変調から区別される。その原因には外因性，内因性，心因性のものがある。我々が理解している外因性とは，もっぱら文字通り外から来る損傷である。外傷性あるいは感染性疾患における主観的苦痛は，こうした外因性背景であろう。我々が理解している内因性とは，文字通り内的原因から生じる損傷であり，片頭痛時の苦痛，月経の状態，生気うつ病はこうした背景であろう。消耗や睡眠不足の多くの場合のように，外因性要因と内因性要因の共同作用は頻繁に存在する。我々がさらに心因性の背景を区別していることは，次の疑いない事

---

[55] 霊的感情(geistige Gefühl)：旧訳は「精神的感情」だが，"geistig"はここでは宗教的意味での「霊的」である。

実を意味する。すなわち，不快な体験，憂い，緊張は抑うつ反応の全般的な増強・増大の背景を形成することがある。これは外因性・内因性要因の反対の作用であることが把握できる場合に限らない。その体験自体が消褪しても，体験の結果として抑うつ反応性の増強傾向が一定時間残ることもある。この場合，体験にもはや動機としての力はなく，原因としての作用価値しかない。体験が完全に消えていることすらある。例えば，悲しい知らせが間違いだったとわかっても，抑うつ反応性の亢進が一定時間残ることがある。気分変調を生じる体験が意識外のものとして作用し続けることも，可能性として認められよう。

抑うつ性の心的感情・考想には，すでに述べた反応性のもののほか，自由に浮かんでくるものもある。脳疾患，てんかん，循環病，統合失調症の患者のほとんどの抑うつはここに属する。正常な（および精神病質性の）生活の地下抑うつは，必ずではないが，感情感染という意味で外部の印象によって引き起こされることがある。例えば，雨天が抑うつ的な考えを引き起こすことがあるが，この場合，反応性うつ病のように，天気に関して悲哀的なのではない。この感情感染は逆説的なもののこともあり，とりわけ相応する抑うつ準備性がある場合，晴れやかな天気や楽しい音楽が悲哀的にさせることもある。この地下抑うつも，抑うつ反応性の増大・増強の基盤，背景となり得る。

具体的な抑うつ状態では，これらの可能性が絡み合い，重なり合っている。そのため抑うつ的な人では，これら3種のすべての可能性がある。

不安についても，生気的不安，反応性不安だけでなく，自由に浮かんでくる，地下による不安が存在するといえる。この場合もまた，時に不安はその動機を単に「忘れた」だけかもしれない。また，不安は誤った動機によって二次的に満たされていることもある。不安との関連で「不安躁状態」ないし「逃避躁状態」も挙げておこう。これは不自然に高まって冗談を言ったりふざけたりするが，本人は決して気分が良くないものである。

驚愕もまた，たいてい不快な心的状態感情である。驚愕においては，びくっとする・青ざめる・運動不全・失神といった反射的驚愕作用を，驚愕内容の心的把握から区別しなければならない。

この群の中では嫉妬も重要である。ちなみに，精神病性の嫉妬はおそ

らくたいてい嫉妬感情ではなく，嫉妬の衣をまとった関係妄想である。

　肯定的自己価値感情のうち，一部のパーソナリティに見られる心的な力感情と優越感情を挙げる。だがこれは，多少とも「躁病的」色彩を有するあらゆる精神病，一部の酩酊患者，一部の進行麻痺患者，一部の統合失調症患者，循環病性躁病患者にも見られることがある。

　否定的自己価値感情はより重要である。自信欠乏性・敏感性・制縛性パーソナリティに見られる持続的な罪悪感情と，特に循環病性うつ病患者に見られる罪業感情が思い起こされる。

　後悔も否定的自己価値感情である。真の後悔とは，ある行為の結果が生じた，あるいは生じると予期されることについての後悔ではなく，その行為自体についての後悔である（結果後悔と行為後悔）。精神病では，現実の体験についての後悔は比較的稀である。悔やまれる内容と後悔の程度が適当な関係にあることが真の後悔の要件とすると，循環病性うつ病の患者が真の後悔に苦しむことは多くない。

　肯定的他者価値感情の減弱に関し，とりわけ情性欠如性パーソナリティが今一度思い起こされ，さらに感情欠如感，感情の荒廃が思い起こされる。これらの形態はいずれも，第一に肯定的他者価値感情，すなわち愛・好意・同情・他者に対する関心といった共感感情を冒す。これらの行為はいずれも，素質的に枯死していることもあれば，人生の経過の中で多少とも色褪せていくこともある。このことは，純粋に発展上のこととして当てはまることがある。すなわち，一部の人は人生の経過の中で愛の能力を喪失する。また，このことは統合失調症患者では過程として見られ，時に患者自身によって確言される。「私は時々子供のことを考えますが，母性愛がこれほど鈍感になることもあるのだ，と思います」。こうした訴えがさらに頻繁に見られるのは，循環病性うつ病の患者や，いつもは自分のことで忙しい人である。他者の苦しみと他者の喜びは，もはや彼らの中に入らなくなっている。しかし，うつ病患者が他者の苦しみにも一層敏感で，少なくとも時にそれについて悲嘆することがある。

　否定的他者価値感情として，人一般あるいは特定の人に対する敵意のある拒否あるいは猜疑的拒否が挙げられる。これは一部のパーソナリティやあらゆる臨床形態の類パラノイア性精神病患者に極めて頻繁に見られる。

II.

　およそ感情と欲動を区別しようとすると——すでに述べたように，これは一部の身体感情と心的感情ではうまく行えない——，シュトゥンプフにならって次のことが重視されよう。感情は存在すること(存在したこと，未来のこと)に及び，欲動は存在すべきであること(あるいは存在すべきでないこと)に及ぶ。例えば，喜びの感情は受動的であり，欲望の欲動体験は能動的である。よってリップスとシュトゥンプフの定義を合わせれば，<u>感情とは快あるいは不快として直接体験される受動的な自我状態である</u>と言うことができる。この定義から感情の<u>純粋類型</u>が得られるであろう。

　ごく一般的に，快が求められ，不快が避けられるかぎり，生活上，感情と欲動には極めて緊密な関係がある。唯一例外と思われるものはマゾヒズムである。この場合，苦痛感情が苦痛感情として受け取られ続けて性的快楽感情を生じる。疾患や屈辱に対する快楽も例外ではない。この場合，疾患や屈辱の不快をかき消し帳消しにする別の価値(注目，同情，「天からの報い」)のほうが好まれているにすぎない。

　欲動の代わりに<u>志向</u>[56]ともいえる。これは奇妙である。欲動は受動的，志向は能動的に聞こえるが，志向は後ろから突き動かされた能動性であり，その<u>背後</u>には欲動に動かされる存在がある。これはあらゆる心的活動に当てはまる。<u>欲望</u>はより具体的で，目的に関わるものであり，より程度が著しい。我々は欲動と志向を総じて同じ意味に用いる。あらゆる種類の志向は，身体的欲動も心的欲動も，対象から反応性に引火することもあれば，自由に浮かんでくることもある。

　まず，<u>あらゆる体験の全般的欲動性</u>を区別する。それは，知覚，注意を向けること，考えることにおいても明らかであり，さらに，「時よ，とどまれ」[57] という意味にすぎないにせよ，休むこと，見ることにおいても明らかである。生きることは中断のない欲動の流れである。

---

[56] 志向(Streben, Strebung)：能動的に何かを求めること。旧訳は「動能」。
[57] ゲーテの戯曲『ファウスト』の主人公の言葉。「時よ，とどまれ。汝は美しい(Verweile doch! Du bist so schon!)」

補遺：感情と欲動の病態心理学概説

　この欲動の流れから，欲動的であることがより明らかな特定の<u>身体的欲動</u>が取り出される。それは生命の要求とその身体的連続性に役立つが，体験そのものにその生物学的意味が含まれているとは限らない。こうした身体的欲動には単なる摂食欲動と性欲動<u>のほか</u>，休息，運動，睡眠，欠伸，排泄，その他多くの欲動がある。

　これらの身体的欲動はいずれも，<u>異常な仕方で亢進・低下</u>することもあれば，<u>質的変容</u>を伴うこともある。個々の例のほとんどは興味を引かないであろう。

　<u>摂食欲動</u>の異常には，異常な口渇，異常な空腹，さまざまな疾患での食欲低下，実にさまざまな精神病における大食と摂食要求の低下がある。食欲の質的異常は妊婦によって報告されている。

　<u>性精神病理学</u>も身体的欲動の異常に属する。これは取り扱われることが最も多い問題である。

　性欲動は多くの点で<u>他のいかなる身体的欲動とも比較し得ない</u>ことに留意しなければ，考察を深めることはできない。次のことだけを強調しておこう。性欲動には，生殖という個人生活を越えた意味がある。性欲動は他の人に及ぶ。それは至るところで心的な評価・欲動と衝突し，それらと調和させなければならない。性欲動は本来の意味での恋と愛，つまり性欲動をはるかに越える新たなものを支えている。性欲動の周囲には，目下重要ではなく，また性的であることが明らかでない，興味，情愛，関係という大きなぼやけた量があり，それは生活を貫いている。性生活の個人的変差は極めて大きいので，平均基準を作ることは他の心的領域よりも困難である。生物学的意味に拠るしかない。その意味から見れば，ある性的意図，ある欲望，ある行為は，その最終目的である生殖が不可能になり得ればなり得るほど，変種的である。これは現実的な意味ではなく，生殖が実際は例えば不妊のために不可能である，あるいは望まれていない，あるいは純粋な空想であるか否かは重要ではない。こうした観点から性精神病理学を個別に論じ尽くすことはできない。時に，表面的には同じである事実が，実に多様な理解のされ方をすることになろう。性的異常を性欲動の意味での逸脱の程度に基づいてはかるのではなく，「快楽獲得」だけに目を向けるのであれば，際限なく続き得る，平準化する珍品収集しか残らない。

137

特定の<u>運動性促迫状態</u>も身体的欲動の障害に含められる。例えば，一部の脳炎患者，とりわけ児童の脳炎患者に見られる運動爆発の一次的欲動である。統合失調症患者に見られる衝動行為の一部はたしかにこの例であるが，たいてい一次的な運動性欲動爆発ではなく，感情に引き起こされた反応であることは疑いない。同じことは欲動的な逆志向である「拒絶症」にも当てはまる。特定の活「動」的な発揚者と躁病患者は，たしかに一次的な運動性欲動者である。その対極は運動性欲動要求の減少であり，これは粘液質者の特性，一部の脳疾患者の発動性低下，うつ病性制止，またおそらく緊張病性昏迷として見られる。

　全般的な欲動の流れから，<u>心的欲動</u>，「心の欲動」が取り出される。独立したものとして権力・賞賛・影響力・名誉・富・成功・美しさへの志向だけでなく，義務遂行・謙虚さ・純粋さ・神聖さへの志向も認められる。これらは常に何らかの価値方向に自己価値を高めようとする志向である。これらの価値方向として可能性のあるもの自体を群別することは，心理学を越えている。心理学が言えることは次のことだけである。あらゆる心的欲動は自我を富ませよう，高めようとする。それは自我のために始められる能動性であり，その点において，純粋形態では<u>あらゆる体験</u>と<u>同じく</u>欲動性格を持たない心的感情とは異なるものである。

　心的欲動の異常には，一方では過大な顕示性が挙げられ，他方では自信欠乏性の良心の人に目立つような，謙虚さ・純粋さ・自立性・義務遂行を求める，しばしば良心の呵責を伴う志向が挙げられる。これに類似のものは循環病性うつ病に病相性に見られ，統合失調症性精神病にも見られる。

　<u>欲動人</u>は特に困難な問題である。欲動人と通常理解されているのは，周期的徘徊者，大酒家，浪費家，放火魔，窃盗常習者である。欲動人はさしあたり心理学的な群ではなく，（行為の観点における）社会学的な群であり，<u>心理学的には実に様々なもの</u>がその中に隠されている。

　直接に了解可能な動機が存在する例が時に見られる。失踪，飲酒，浪費，放火，窃盗にはこうした動機があり得るし，またあることがほとんどである。こうした欲動的行為が<u>さまざまな種類の気分変調に基づいて二次的に出現する</u>ことを特徴とする，より広い群が存在する。こうしたことは窃盗や放火ではまず容易に感情移入することができない。最後

に，真の一次的欲動障害に見える小群が残る。例えば，歩き回る一次的身体的欲動としての徘徊，一次的身体的欲求としての飲酒，同様に特に禁酒現象としての薬物渇望である。これらはいずれも気分から二次的に生じた欲望であることが多い。当然，具体例では両方の可能性が絡み合っている。最も解釈が難しいのは，いかなる必要にも享楽にも役立たない，物品の欲動的窃盗という特定の形態であり，また放火である。無意識的動機というものを用いずに記述に徹するならば，一次的な心的欲動爆発と見なさねばならない小群の例が残る。

　自殺も気分変調の結果としての二次的な欲動爆発である。一次的な自己破壊欲動としての自殺があるとすると，それは心的欲動の異常に含められるべきであろう。非理論的に見て，生きる意志は身体的欲求ではなく心的欲求である。生殖欲動も，性欲動とは反対に，心的欲動である。

　このしばしばパーソナリティ異和的に体験される身体的・心的種類の欲動の個々のものは，強迫体験から区別することが極めて困難である。ここではそのことを指摘することしかできない。強迫欲動という問題に当たっては，強迫問題を広く探求することが必要であろう。他者にさせられる欲動は決して強迫欲動ではなく，統合失調症状である。

III.

　欲動間の力動，および欲動と意志との関係を明らかにするには，行為に注目するのが一番である。常に一次的なのは，志向あるいは逆志向，近づこうとする志向あるいは離れようとする志向である。そこから容易に行為が生じる場合，欲動行為と呼ぶ。だが時に，一次的な志向あるいは逆志向に対する反対志向が生じる。例えば，「先に食べようか，それとも飲もうか」というように，ある身体的欲動に対し別の身体的欲動が生じることがある。また，「性的志向に従おうか，それとも良心に従おうか」というように，ある身体的欲動に対し心的欲動が生じることもある。また，「権力を求める欲動に従おうか，それとも人間的配慮に従おうか」というように，心的志向に対し別の志向が生じることもある。

　こうして志向同士の闘争となり，より強力な志向が勝つ。その結果生じる行為は，内的行為，すなわち不作為となることもある。

これはなお純粋な力比べであり，意志についてはまだ述べていない。意志について個別に述べることは，我々のテーマから外れる。マックス・シェラーの学説に依拠し，意志と志向の関係のみを簡潔に示す。この問題は哲学と心理学の観点から論じても概観できないものであり，多少とも適当に取り扱われることを期待する者はいないだろう。意志とは複数の様々な志向の中から1つに決定する可能性のことである。意志そのものに固有の力はなく，志向に行為を与えることを許可あるいは拒否することしかできない。意志は志向の力を用いることにより，感情・評価・信念に基づいて，これを行う。意志そのものが志向を作る，あるいは質的に変更することは，いかなる場合にもできない。義務「感」，良心，「道徳」は意志現象ではなく，心的欲動である。せいぜい意志的にそれに従うことしかできず，その助けと力を用いて，決定し得る他の志向を抑えるのである。意志決定の可能性は人間の特徴の1つである。すなわち，動物に意志があるとは考えられず，人もたいていは単に欲動同士の力比べに従っているだけである。

　ここで展開した欲動と意志との関係においては，ニコライ・ハルトマンの層の法則が思い起こされる。カテゴリー的に上位である意志は，その材料としてカテゴリー的に下位である欲動を前提とする。この意味において，上位のカテゴリーはより制限されており，より依存している。上位のカテゴリーは，それが引き継ぐ諸要素を改変するのではなく，ただ変換する。欲動同士の力比べは，機能するために意志を必要としない，それ自体が完全に閉じた系である。他方，意志はカテゴリー的に下位の欲動よりもカテゴリー的に上位のものとして，まったく新種の優越した形成物である。意志はこの意味において，欲動同士の力比べに依存しているにもかかわらず，欲動に対し自由である。

　欲動同士の争いと，欲動と意志の争いに関する病態心理学についてほぼ論じ終えた。こうした争いは精神病ではさほどの役割を果たさないが，性格学と病的性格学にとってその関係は極めて重要である。欲動的な人とは，概して自分の欲動や欲動同士の力比べに従うパーソナリティである。意識的な人は，自分の欲動に対峙し，信念と熟慮によって反対志向を呼び起こし，両者のどちらかに決めようとする。こうした2つの態度はそれ自体は正常な性格学的なものだが，一部の人では亢進して異

常なものとなっている。だが，どちらか一方の態度しかない人はいない。純粋に欲動的な人はまだ人ではなく，純粋に意識的な人はもはや人ではないだろう。人間的な人はこれら両極の間を行ったり来たりするのである。

文　献

前置き

　本書は精神医学の多くの部分を取り扱っているので，最も重要な文献を挙げるだけでも，文献指示で溢れ返ってしまうであろう。したがって本文中には，当該テーマの歴史的展開にとって，あるいは我々自身の観察とそのさらなる発展にとって重要な著者だけを挙げたが，時に精神医学の領域を越えざるを得なかった。精神医学の業績を次にまとめて示す。歴史的理由から，著者が初めて観察所見や考え方を報告した業績を意図的に示しているものもあるが，ほとんどのものは我々が知る限り最新の版を示している。我々自身の―しばしば極めて古い―業績のうち多くのものは，大なり小なり本書の礎石となっている。これらの原著をすべて挙げようとすると，きりがなくなるであろう。

Allers, R.：Über psychogene Störungen in sprachfremder Umgebung. Z. ges. Neurol. Psychiat. 60 (1920), 281.
Baelz, E.：Über Emotionslähmung. Allg. Z. Psychiat. 58 (1901), 717.
Baumer, E.：Über geheilte Schizophrenien. Z. ges. Neurol. Psychiat. 164 (1939), 162.
Birnbaum, K.：Der Aufbau der Psychose. Allg. Z. Psychiat. 75 (1919), 455.
Birnbaum, K.：Der Aufbau der Psychose. Berlin 1923.
Bleuler, E.：Dementia praecox oder Gruppe der Schizophrenien. Leipzig-Wien 1911.
Bleuler, E.：Lehrbuch der Psychiatrie. 6. Aufl. Berlin 1937.
Bonhoeffer, K.：Zur Frage der exogenen Psychosen. Zbl. Nervenheilk. 32 (1909) 499, (Neue Folge 20).
Bonhoeffer, K.：Die exogenen Reaktionstypen. Arch. Psychiat. Nervenkr. 58 (1917), 58.
Bostroem, A.：Über organisch provozierte endogene Psychosen. Z. ges. Neurol. Psychiat. 131 (1931), 1.
Braun, E.：Psychogene Reaktionen. Handb. Geisteskrankh. V. Berlin 1928.
Domrich, O.：Die psychischen Zustände. Jena 1849.

Egenter, R.：Die Einfachheit. Regensburg 1947.
Ewald, G.：Temperament und Charakter. Berlin 1924.
Gaupp, R.：Zur Lehre von der Paranoia. Z. ges. Neurol. Psychiat. 174 (1942), 762.
Gruhle, H. W.：Die Psychologie des Abnormen. München 1922.
Gruhle, H. W.：Die Schizophrenie. Die Psychopathologie. Handb. Geisteskrankh. IX. Berlin 1932.
Hartmann, F.：Kranksinnigenstatistik. Jb. Psychiat. 34 (1913), 173.
Hartmann, N.：Kategoriale Gesetze. Philosoph. Anz. 1 (1925/26), 201.
Hartmann, N.：Ethik. Berlin-Leipzig 1926.
Hartmann, N.：Der Aufbau der realen Welt. Berlin 1940.
Hoche, A.：Die Entstehung der Symptome bei der progressiven Paralyse. Dtsch. Z. Nervenheilk. 68/69 (1921), 99.
Hofer, G.：Phänomen und Symptom. Nervenarzt 25 (1954), 342.
Homburger, A.：Vorlesungen über Psychopathologie des Kindesalters. Berlin 1926.
Homburger, A.：Versuch einer Typologie der psychopathischen Konstitutionen. Nervenarzt 2 (1929), 134.
Huber, G.：Zur nosologischen Differenzierung lebensbedrohlicher katatoner Psychosen. Schweiz. Arch. Neurol. Psychiat. 74 (1955), 246.
Huber, G.：Pneumencephalographische und psychopathologische Bilder bei endogenen Psychosen. Berlin-Göttingen-Heidelberg 1957.
Huber, G.：Die coenästhetische Schizophrenie. Fortschr. Neurol. Psychiat. 25 (1957), 491.
Huber, G.：Chronische Schizophrenie. Heidelberg 1961.
Janzarik, W.：Die "Paranoia (Gaupp)". Arch. Psychiat. Nervenkr. 183 (1950), 328.
Janzarik, W.：Der lebensgeschichtliche und persönlichkeitseigene Hintergrund des zyklothymen

Verarmungswahns. Arch. Psychiat. Nervenkr. 195 (1956/57), 219.

Janzarik, W. : Die hypochondrischen Inhalte der zyklothymen Depression in ihren Beziehungen zum Krankheits-typ und zur Pertönlichkeit. Arch. Psychiat. Nervenkr. 195 (1956/57), 351.

Janzarik, W. : Die zyklothyme Schuldthematik und das individuelle Wertgefüge. Schweiz. Arch. Neurol. Psych-iat. 80 (1957), 173.

Janzarik, W. : Die Typologie schizophrener Psychosen im Lichte der Verlaufsbetrachtung. Arch. Psychiat. Nervenkr. 202 (1961), 140.

Jaspers, K. : Eifersuchtswahn. Ein Beitrag zur Frage "Entwicklung einer Persönlichkeit" oder "Prozeß". Z. Neu-rol. Psychiat. 1 (1910), 567.

Jaspers, K. : Allgemeine Psychopathologie. 1. Aufl. Berlin 1913, 4. Aufl. Berlin-Heidelberg 1946 bis 7. Aufl. Berlin-Göttingen-Heidelberg 1959 unverändert.

Kahn, E. : Über psychopathische Verläufe. Münch. med. Wschr. 1927, 1404.

Kahn, E. : Die psychopathischen Persönlichkeiten. Handb. Geisteskrankh. V. Berlin 1928.

Kirn, C. : Die Psychosen in der Strafanstalt in ätiologi-scher, klinischer und forensischer Beziehung. Allg. Z. Psychiat. 45 (1889), 1.

Kisker, K. P. : Zur Frage der Sinngesetzlichkeit. Schweiz. Arch. Neurol. Psychiat. 76 (1955), 3.

Klages, L. : Bemerkungen zur sogenannten Psychopathie. Nervenarzt 1 (1928), 201.

Kleist, K. : Die Influenzapsychosen und die Anlage zu Infektionspsychosen. Berlin 1920.

Kleist, K. : Fortschritte der Psychiatrie. Frankfurt 1947.

Kolle, K. : Die primäre Verrücktheit. Leipzig 1931.

Kornhuber, H. : Über die Auslösung zyklothymer Depressionen durch seelische Erschütterungen. Arch. Psychiat. Nervenkr. 193 (1955), 391.

Körtke, H. : Ein Dilemma in der Dementia-praecox-Frage. Z. ges. Neurol. Psychiat. 48 (1919), 354.

Kraepelin, E. : Psychiatrie. 4. Aufl. Leipzig 1893 bis 8. Aufl. Leipzig 1909-1915.

Kraepelin, E. : Fragestellungen der klinischen Psychiatrie. Cbl. Nervenheilk. Psychiat. 8 (1905), 573.

Kranz, H. : Das Thema des Wahns im Wandel der Zeit. Fortschr. Neurol. Psychiat. 23 (1955), 58.

Kretschmer, E. : Über psychogene Wahnbildung bei trau-matischer Hirnschwäche. Z. ges. Neurol. Psychiat. 45 (1919), 272.

Kretschmer, E. : Besprechung von Kurt Schneider : Die psychopathischen Persönlichkeiten. 6. Aufl. Wien 1943. Dtsch. med. Wschr. 1943, 841.

Kretschmer, E. : Der sensitive Beziehungswahn. 3. Aufl. Berlin-Göttingen-Heidelberg 1950.

Kretschmer, E. : Körperbau und Charakter. 23. u. 24. Aufl. Berlin-Göttingen-Heidelberg 1961.

Kretschmer, E. : Medizinische Psychologie. 11. Aufl. Stuttgart 1956.

Krisch, H. : Die organischen einschließlich der exogenen Reaktionstypen. Berlin 1930.

Krueger, F. : Die Tiefendimension und die Gegensätzlichkeit des Gefühlslebens. 2. Aufl. München 1931.

Lange, J. : Über Melancholie. Z. ges. Neurol. Psychiat. 101 (1926), 293.

Liebold, F. : Erblichkeit und "Psychopathie". Mschr. Psychiat. Neurol. 86 (1933), 1.

Lipps, Th. : Vom Fühlen, Wollen und Denken. 3. Aufl. Leipzig 1926.

López Ibor, J. J. : La angustia vital. Madrid 1950.

Matussek, P. : Untersuchungen über die Wahnwahrnehmung. Arch. Psychiat. Nervenkr. 189 (1952), 279 ; Schweiz. Arch. Neurol. Psychiat. 71 (1953), 189.

Medow, W. : Atypische Psychosen bei Oligophrenie. Mschr. Psychiat. Neurol. 58 (1925), 222u. 289.

Meyer, H.-H. : Statistisches zur Frage der "Auslösung" endogener Psychosen durch akute körperliche Erkrankungen oder Generationsvorgänge. Nervenarzt 24 (1953), 498.

Meyer, J.-E. : Diagnostische Einteilungen und Diagnosenschemata in der Psychiatrie. Psychiatr. d. Gegenw. III. Berlin-Göttingen-Heidelberg 1961.

Neustadt, R. : Die Psychosen der Schwachsinnigen. Berlin 1928.

Pauleikhoff, B. : Über die Seltenheit von Alkoholabusus bei zyklothym Depressiven. Nervenarzt 24 (1953), 445.

Pfänder, A. : Zur Psychologie der Gesinnungen. Jb. Philos. phänomenol. Forsch. I, 1 (1913), 325u. III. (1916), 1.

Pohlisch, K. : Über psychische Reaktionsformen bei Arzneimittelvergiftungen. Mschr. Psychiat. Neurol. 69 (1928), 200.

Raimann, E. : Die hysterischen Geistesstörungen. Leipzig-Wien 1904.

Ruckdeschel, K.-Th.：Zur Prognose schizophrener Erkrankungen. Dtsch. med. Wschr. 1957, 2166.
Rümke, H. C.：Zur Phänomenologie und Klinik des Glücksgefühls. Berlin 1924.
Scheid, K. F.：Über senile Charakterentwicklung. Z. ges. Neurol. Psychiat. 148 (1933), 437.
Scheid, W.：Über Personenverkennung. Z. ges. Neurol. Psychiat. 157 (1937), 1.
Scheler, M.：Der Formalismus in der Ethik und die materiale Wertethik. Halle 1913 und 1916.
Scheler, M.：Die Stellung des Menschen im Kosmos. Darmstadt 1928.
Schmidt, G.：Erfahrungen an 700 Selbstmordversuchen. Nervenarzt 11 (1938), 353.
Schmidt, G.：Zum Wahnproblem. Z. ges. Neurol. Psychiat. 171 (1941), 570.
Schneider, K.：Die psychopathischen Persönlichkeiten. 9. Aufl. Wien 1950.
Schneider K.：Probleme der Veterinär-Psychiatrie. Fortschr. Neurol. Psychiat. 23 (1955), 491.
Schröder, P.：Stimmungen und Verstimmungen. Leipzig 1930.
Schröder, P. und H. Heinze：Kindliche Charaktere und ihre Abartigkeiten. Breslau 1931.
Schulz, J. H.：Neurose. Lebensnot. Ärztliche Pflicht. Leipzig 1936.
Seelert, H.：Verbindung endogener und exogener Fakto-ren in dem Symptombilde und der Pathogenese von Psychosen. Berlin 1919.
Specht, G.：Zur Frage der exogenen Schädigungstypen. Z. ges. Neurol. Psychiat. 19 (1913), 104.
Stern, W.：Die Intelligenz der Kinder und Jugendlichen und die Methoden ihrer Untersuchung. 4. Aufl. Leipzig 1928.
Stertz, G.：Einleitung zu：Die exogenen Reaktionsformen und organischen Psychosen. Handb. Geisteskrankh. VII. Berlin 1928.
Stumpf, K.：Gefühl und Gefühlsempfindung. Leipzig 1928 (Neudruck älterer Arbeiten.)
Tellenbach, I.：Die Räumlichkeit der Melancholischen. II. Mitteilung. Nervenarzt 27 (1956), 289.
Tramer, M.：Psychopathische Persönlichkeiten. Schweiz. med. Wschr. 1931, 217.
Villinger, W.：Gibt es psychogene, nicht hysterische Psychosen auf normalpsychischer Grundlage？Z. ges. Neurol. Psychiat. 57 (1920), 174.
Weitbrecht, H. J.：Zur Psychopathologie der zyklothymen Depression. Arbeiten z. Psychiatr. etc. Willsbach -Heidelberg 1947.
Weitbrecht, H. J.：Zur Typologie depressiver Psychosen. Fortschr. Neurol. Psychiat. 20 (1952), 247.
Weitbrecht, H. J.：Depressive endogene und manische Psychosen. Psychiatr. d. Gegenw. II. Berlin-Göttingen-Heidelberg 1960.
Weitz, J.：Zur Statistik der symptomatischen Schizophrenie. Dtsch. med. Wschr. 1947, 38.
Weizsäcker, V. v.：Der Gestaltkreis. 4. Aufl. Stuttgart 1950.
Wieck, H. H.：Zur Klinik der sogenannten symptomati-schen Psychosen. Dtsch. med. Wschr. 1956, 1345.
Zucker, K.：Funktionsanalyse der Schizophrenie. Arch. Psychiat. Nervenkr. 110 (1939), 465.

最近の文献：1961年から1966年まで
　私に捧げられた『今日の精神病理学』（シュトゥットガルト，1962年）から本書の内容に近いものを選択すると，恣意的なものになったであろう。その書の巻末には，そうした業績と共に，他の多くの業績が挙げられている。

Barahona Fernandes：Filosofia e psiquiatria. Vol. I. Coimbra 1966.
Bürger-Prinz, H. u. A.：Probleme der phasischen Psycho-sen. Stuttgart 1961.
Conrad, K.：Die beginnende Schizophrenie. 2. Aufl. Stuttgart 1966.
Ditfurth, H. v.：Über neuroleptisch-psychotische Mischsyndrome. Nervenarzt 36 (1965), 97.
Häfner, H.：Prozeß und Entwicklung als Grundbegriffe der Psychopathologie. Fortschr. Neurol. Psychiat. 31 (1963), 393.
Huber, G.：Schizophrene Verläufe. Dtsch. med. Wschr. 1964, 212.
Huber, G.：Wahn (1954-1963). Fortschr. Neurol. Psych-iat. 32 (1964), 429.
Huber, G.：Reine Defektsyndrome und Basisstadien endogener Psychosen. Fortschr. Neurol. Psychiat. 34 (1966), 409.
Jaspers, K.：Gesammelte Schriften zur Psychopathologie. Berlin-Göttingen-Heidelberg 1963.
Klages, W.：Entwicklungsbiologische Faktoren im Vorfeld der Psychose. Z. Psychother. med. Psychologie 15 (1965), 225.
Kretschmer, W.：Begriff, Geschichte und wissens-

chaftliche Stellung des sensitiven Beziehungswahnes. In E. Kretschmer : Der sensitive Beziehungswahn. 4. Aufl. Berlin-Heidelberg-New York 1966.
Leischner, A. : Die autoskopischen Halluzinationen (Heautoskopie). Fortschr. Neurol. Psychiat. 29 (1961), 550.
Matussek, P. u. M. : Endogene Depression. München-Berlin 1965.
Mechler, A. : Über den Begriff der Psychose. Jb. Psychol. Psychother. 12 (1965), 67.
Meyer, J.-E. : Depersonalisation und Derealisation. Fortschr. Neurol. Psychiat. 31 (1963), 438.
Müller-Suur, H. : Das sogenannte Praecoxgefühl. Fortschr. Neurol. Psychiat. 29 (1961), 145.
Petrilowitsch, N. : Zyklothymie — endogene Psychosen von depressivem und manischem Typ. Fortschr. Neu-rol. Psychiat. 32 (1964), 561.
Petrilowitsch, N. : Abnorme Persönlichkeiten. 2. Aufl. Basel, New York 1964, 3. Aufl. ebenda 1966.
Pauleikhoff, B. : Strömungen in der gegenwärtigen Psy-chopathologie. Hippokrates 36 (1965), 897.
Schulte, W. : Nichttraurigseinkönnen im Kern melancholischen Erlebens. Nervenarzt 32 (1961), 314.
Schulte, W. : Psychopharmakologie und Psychotherapie im Dienst der Wiederherstellung der Unbefangenheit zu leben. Nervenarzt 37 (1966), 203.
Tellenbach, H. : Melancholie. Berlin-Göttingen-Heidel-berg 1961.
Tölle, R. : Katamnestische Untersuchungen zur Biographie abnormer Persönlichkeiten. Berlin-New York-Heidel-berg 1966.
Weitbrecht, H. J. : Psychiatrie im Grundriß. Berlin-Göttingen-Heidelberg 1963.
Weitbrecht, H. J. : Aus dem Vorfeld endogener Psychosen. Nervenarzt 25 (1964), 521.
Weitbrecht, H. J. : Die heutige Diskussion über das Wesen der endogenen Psychosen. Fortschr. Neurol. Psychiat. 34 (1966), 161.
Weitbrecht, H. J. : Psychiatrische Fehldiagnosen in der Allgemeinpraxis. Stuttgart 1966.
Witter, H. : Methodologische Probleme der Psychiatrie. Fortschr. Neurol. Psychiat. 31 (1963), 491.
Zerssen, D. v. : Körperbau, Psychose und Persönlichkeit. Nervenarzt 37 (1966), 52.

解　説

［ゲルト・フーバー，ギセラ・グロス］

臨床体系学と疾患概念

I. 臨床精神病理学の体系．精神病の概念．体系の説明

　クルト・シュナイダーによれば，精神医学は極めて異質な諸領域を包括している。それは身体医学と精神病理学という2つの柱に基づいている。つまり，それは単なる医学的-自然科学的分野ではない。それが取り扱う心的障害の多くの部分は，（狭義の）疾患ではない。

　シュナイダーはその「臨床精神病理学の体系」(1頁)[1]——それは同時に臨床精神医学の体系である——の中で，「心のあり方の変種」としての心的障害と，「疾患の結果」としての心的障害を区別している。第1の群に含まれるのはとりわけ異常パーソナリティと異常体験反応であり，神経症もここに含まれる。シュナイダーにとって，異常なパーソナリティおよび体験反応と，正常なパーソナリティおよび体験反応との間に根本的な相違は存在しない。シュナイダーはこの点において，例えば，神経症の心理学は「人の心全般の心理学」であるとするE. クレッチマーや，あらゆる人には神経症的ポテンシャルがあるというキュビー (Kubie)，マイケルズ (Michaels) などの精神分析的著者らの見解と意見が一致している。また，精神医学的疾患概念がありとあらゆるパーソナリティ起因性障害や神経症性障害に拡大され，それとともに責任概念が空洞化する風潮に反対するトーマス・サス (Th. Szasz) などの反精神医学者らとさえも，シュナイダーは意見が一致している ([77][2]参照)。シュナイダーの臨床精神医学体系の中では，身体的基盤が明らかな精神病のほかに，身体的基盤が（いまだ）不明のいわゆる内因性精神病である循環病と統合失調症が，疾患の結果群としてあげられている。

---

[1]（原文注釈）（　）内の1頁から141頁までの頁指示はシュナイダーの本文を示し，146頁から216頁までの頁指示は本解説を示す。

[2]（原文注釈）〔　〕内の数字は217頁から224頁までの文献を示す。

解　説

このことは，彼が医学的-自然科学的な疾患概念を堅持したことと共に，批判的抗弁の対象となることが多かった。キスカー［126］によれば，内因性精神病は身体疾患を原因とするという仮説のため，シュナイダーの臨床精神病理学は「臨床的事実に基づく究極的妥当性の１つ」を失った［76］。だがこの仮説によって，精神病性のものと非精神病性のものとの間の，また変異と疾患の結果との間の境界画定が可能となった。例えば，ICDは障害の程度に立脚しており（精神機能に著しい障害を受けているため，通常の生活要件の一部に対応する洞察と能力，ないし現実関係に，相当の支障がある），正確に定義できる精神病概念を示していない。一方，シュナイダーの臨床精神医学体系の中では，精神病とは疾患の結果である心的異常のすべてであり，それ以外のものではなく，顕著さの程度や社会的影響に依らない（4頁参照）。シュナイダーの臨床精神病理学は臨床単位の観点から心的異常を取り扱うので，ヤンツァリック［115, 116, 119］によれば精神病理学的な症状学説と診断学となっており（1，4，77，113頁），疾患分類学的中立性を失っている。シュナイダーの出発点は，精神医学のあらゆる体系は今日の知識水準では暫定的性格を有する，ということである。医学的な疾患概念（7頁），内因性精神病における疾患仮説の堅持（8頁），現存在とかくある存在の区別，さらにかくある存在における形式（存在様式）と主題（内容）の区別（64，67，108頁）によって，非精神病性の変異と精神病が区別され，さらに内因性精神病と身体的基盤が明らかな精神病が区別される，教授学的に分類された当面の三つ組み体系が可能となる。精神病のみにおいて——可能性としては内因性精神病においてもそうだが，実際は今のところ身体的基盤が明らかな精神病のみにおいて——，診断学は二本立てである。すなわち，概念と呼称の一部は身体医学的，一部は精神病理学的なものである（1頁以下）。例えば，「意識混濁」，「器質性パーソナリティ変化」，「認知症」は精神病理学的（また同時に症候学的）事態を，「進行麻痺」，「脳血管過程」，「脳振盪」は身体病理学的（および同時に病因病理発生的）事態を意味している。つまり，二本立て（ないしは複線性）という意味は，身体的基盤が明らかな精神病では，身体医学的で同時に病因病理発生的な列（系列，「車線」）と，心理学的で症候学的な列を区別しなければならないということである。こうした身体

医学的で同時に病因病理発生的な系列と精神病理学的で同時に症候学的な列ないし系列という概念的区別は、しばしば——層誤認(ニコライ・ハルトマン)[3]いう意味において——無視されている。また、例えば器質性パーソナリティ変化と認知症、循環病と統合失調症は精神病理学的事態を意味し、例えば脳血管過程、脳振盪、進行麻痺は身体病理学的事態を意味するということが理解されていない。シュナイダーのアプローチによれば、(身体)疾患がその精神病理学的結果と共に存在するという精神病の状況は、変異群の場合とはまったく異なるものである(4頁)。変異群には正常精神領域との根本的な相違が存在せず、強度面の相違しか存在しないのであり、いかに顕著な障害であってもシュナイダーは決して精神病と呼ばない(4頁)。<u>異常</u>、「異常性」、「<u>精神病理学的</u>」といった呼称は疾患分類学的に中立であり、変異にも精神病にも用い得ることを思い起こすことも重要である。シュナイダーは変異も精神病も異常な心的障害と呼ぶ。同じことは、「精神病理学的」あるいは「病態心理学的」という概念にも当てはまる。

　診断学が二本立てであること、またそのためにシュナイダーが臨床精神病理学を「疾患分類学的中立性の喪失の下で」用いた<u>診断学</u>にとって(113頁参照)、次のことが注目される。シュナイダーによれば、精神医学は極めて異質な諸領域を包括し、身体医学と精神病理学という2つの柱に基づいており(上記参照)、この2つの極めて異なる科学(今日では数多くの個別科学がある)を1つにまとめようとする。つまり、シュナイダーによれば[175:9頁参照]、精神医学という単一の科学は存在せず、精神科医だけが存在する、と言うことができる。その意味するところは、シュナイダーにとって精神医学は単なる医学的-自然科学的分野ではなく、彼の物質的、自然科学的な<u>疾患概念</u>に基づけば、精神医学が認識し治療すべき諸障害の大部分は、「身体の疾患的変化に起因する、すなわち器官過程と、その機能的結果および——機能的あるいは形態学的に把握可能な——残遺に起因する」疾患ではない、ということである。シュナイダーによれば[178:4頁参照]、診断学は主題(内容)すなわち「何か」ではなく、<u>形式(存在様式)</u>すなわち「いかに」に目を

---

[3] (原文注釈)シュナイダーの本文の文献参照。

向ける。もっぱら生活史上のことのために内容に目を向けるのであれば，治療，予後，鑑定にとって折衝の余地のない前提である診断学は消失する。シュナイダーが「小疾患単位」あるいは「純粋に精神病理学的に意味された状態-経過-単位」とも命名する，循環病と統合失調症の純粋に精神病理学的に意味された事実においても，そもそも診断学と症状という言葉を使うことは可能であろうか（7頁，112頁以下）。彼はこの問題に何度か立ち入り，最終的に肯定している。経過もまた単一的でなく，一体性という想定を許さないものであるから（6頁），循環病と統合失調症における診断は，シュナイダーによれば原則として経過でなく状態像に基づく（81頁も参照）。

　シュナイダーあるいはブロイラーの意味での「統合失調症」という診断は，経過と長期予後についてまだ何も確実なことをいっていない。たしかに，クレペリンの規則は依然として有効であるが，それには多くの例外がある。「統合失調症」という診断は，第一に精神病理学的状態像に基づくものであり，転帰に依らずに下されるのであり，したがって以前の状態への「無傷性の回復」とまったく一致可能である。ここにシュナイダーとブロイラーは，一部の例では完全あるいはほぼ完全な治癒が生じ，経過は大きな違いを示し，決して必然的に慢性である，あるいは悪化するわけではないというICD-10「臨床記述と診断ガイドライン」と一致している（81頁）。

　つまり，状態診断学と経過診断学，より正確には転帰診断学を区別するならば，シュナイダーはブロイラー学派と同じく状態に基づいて診断するのであり，クレペリン，ラングフェルト（Langfeldt），リュムケのように転帰に基づいて診断するのではない（［97：255頁以下］参照）。もっとも，シュナイダーに従っても，状態診断学は病歴上のこれまでの経過を「状態像の連続と発展」として含むのであるから，状態診断学か経過診断学かという二者択一は間違っている。単に，転帰が良好か不良かは彼にとって決定的なことではないのである。精神病理学的に統合失調症性の精神病，例えば1級体験様式を有する精神病が完全治癒する場合も，彼は統合失調症を想定する（122頁）。

　ヤスパースとシュナイダーが発展させた古典的精神医学概念の多くのものが，ICD-10とDSM-IVを迂回して我々のところに戻ってきた

[89, 97；84 のクロスターケター（Klosterkötter）も参照]。例えば，ICD-10 によれば，器質性脳疾患が除外される場合，1 級症状が<u>1 つ</u>でもあれば「<u>統合失調症</u>」という診断にとって十分であり（151 頁参照），これはシュナイダーの慣習と一致している。正確に見るならば，伝統的分類体系と現代的分類体系の間には発展の連続性が十分に認められる。ICD-10 での統合失調症の定義は，広くシュナイダーの伝統に従ったものである。

<u>統合失調感情精神病</u>は，一部の著者が内因性精神病の独立形態と考えているものだが，ICD-10 では F 2「統合失調症，統合失調型障害，妄想性障害」の中で「統合失調感情障害」（F 25）として分類されている。中間形態ないしシュナイダーの意味での「<u>中間例</u>」（123 頁参照）は，古くからこうした呼称や他の呼称によって，感情病[4] と統合失調症性精神病の間に包摂されていた。「統合失調感情中間領域」[117] の精神病が 1 つの単位であることは，シュナイダーによれば否定し得る。「希少点」，すなわち統合失調症性精神病と感情病の間の不連続性は証明し得ない。症候学と経過は，むしろ突発性精神病の<u>連続体仮説</u>を支持しており [90，97]，統合失調症と感情病の間に鑑別<u>診断</u>はなく，鑑別<u>類型学</u>しかない，というシュナイダーの言葉もこのことを支持している。反対に，レオンハルト（Leonhard）とベックマン（Beckmann）は疾患分類学的単位と見なされる 6 つの上位群として，単極性躁病，単極性うつ病，躁うつ病，類循環精神病，非体系的統合失調症，体系的統合失調症を区別し，これらの上位群の中に，さらに 35 の診断単位を想定している。類循環精神病は常に欠陥を残すことなく寛解し，非体系的統合失調症は中程度の，体系的統合失調症は重度の欠陥症候群に至るという。そうすると，レオンハルトの分類は，「<u>予後診断学</u>」を可能にするものということになろう。だが，個々の患者について信頼性のある予後診断を行うことは不可能である。たしかに，類循環精神病の長期予後が他の統合失調症よりも有意に良好であることは，我々のボン（Bonn）統合失調症研究によっても証明されている [4，36，47，106，107]。だがここでも，ほぼ 1/3 では精神病理学的完全寛解が認められるが，2/3 では持

---

[4] 感情病（affektive Psychose）：シュナイダーの「循環病（Zyklothymie）」と同義。

続的欠陥症候群（16％は定型的欠陥であり，52％は軽度の純粋欠損症候群を伴う）が認められる。シュナイダーによれば連続体のほぼ中間，すなわち統合失調症と感情病の間に位置する統合失調感情精神病でも，統合失調症の場合と同じように，通常，純粋欠損症候群を構成する力動的・認知的基底症状が証明可能であるというこの所見は，突発性精神症候群の連続体仮説を今一度支持するものである。統合失調感情精神病では，最急性の発症[5]，十分な接触能力のある病前性格，内因表現性[6]-抑うつ症状，精神的-反応性誘発など，良好な長期発展の予測因子が重なり合っていることは，シュナイダーの統合失調症のうち，不良な予測因子の頻度がより高く，良好な予測因子がより稀な残りの集団よりも，長期予後が良好であることを説明している［4，37，41，47，92，106］。

「突発性精神症候群」の連続体という考え方を裏付けるものとして，上記の所見のほかに，クレペリンの規則が「相対化」されたこと（長らく想定されていたよりも統合失調症の経過は予後良好であり，感情病の経過は予後不良である），統合失調症性精神病および統合失調感情精神病に長く先行する先駆症候群において，精神病理学的予測因子としての認知的基底症状，すなわち一般的に言えば「不連続性の欠如」が証明されたこと，さらに遺伝的所見がある［43，119］。

ICD-10 による統合失調症の診断は，シュナイダーの統合失調症概念に従ったものである（上記参照）。従っていない点は，患者がうつ病エピソードの基準を満たす場合，統合失調症の基準が感情障害よりも先に出現していなければならないということである。私見では，この除外基準は堅持し得ない。なぜなら，大半の患者は長い経過中に内因性うつ病エピソードを示し，多くの経過は統合失調症性メルクマールが証明できるようになる前にうつ病エピソードで始まるからである。統合失調症が明らかなメランコリー症状で始まることがいかに高頻度であるかは，古典的学者らによってすでに強調されている［3 も参照］。脳疾患を除外基準と見なすことについて，ICD-10 はシュナイダーと一致している。

ICD-10 によれば，1 つめから 4 つめまでの症状群（1 a～1 d），すなわち (1) 考想化声，考想吹入，考想奪取，考想伝播，(2) 被支配妄想，

---
[5] 最急性の発症（perakute Beginn）：ボン研究では，7 日以内の発症と定義される。
[6] 内因表現性（endogenomorph）：身体症状，生気的症状を伴うもの。

被影響妄想，させられ感，妄想知覚，(3) 実況解説する幻声，あるいは対話性の幻声，(4)「文化的に不適切で奇妙な持続的妄想」のうち，少なくとも1項の症状，あるいは5つめから8つめまでの症状群（2a〜2d）のうち，少なくとも2項の症状が明らかに証明可能であれば，統合失調症と診断できる。(2) の症状群のうち，一部の現象——被支配妄想，被影響妄想，させられ感——については，定義の明確さが不十分である（身体的被影響体験？意志被影響？）。このことを別にすれば，症状群1から3までは1級症状全体を含むものである。症状群4（1d）と5（2a）の現象はシュナイダーによれば2級症状であり，例えば感情病との鑑別を可能にするものではない。症状群5から8までは，それぞれ2級症状とシュナイダーの意味での表出症状（形式的思考障害，緊張病症状，「陰性症状」—［97：254頁］参照）と一致している。

　シュナイダーは身体症状と精神症状の違いを非常に強調しているが，例えば体感型統合失調症における身体感情障害などの神経学的-精神病理学的「移行症状」も知っており（127頁），統合失調症と感情病の状態像にも，不明の身体疾患の「症状」を推定している。彼は診断学において医学の原則から離れる理由を何ら見いだしていない。すなわち，シュナイダーにとって精神医学的診断は根本的に経過ではなく状態像に基づくものである（上記参照；81頁）。また，おそらくシュナイダーは，統合失調症状群は不良な転帰と一致し，感情病性症状群は良好な転帰と一致する，というクレペリンの規則には多くの例外があることを知っている。例えば，彼はいかなる痕跡も残すことなく真に治癒する統合失調症性精神病を知っている（81頁）。これは，個々の患者において精神病理学的症候群から予後を確実に決定することはできない，ということを示している。ボン研究［106］とチューリッヒ（Zürich）研究［11］はまったく異なる統合失調症概念から出発したものであるが，発病時に統合失調症を良好な類型と不良な類型に分ける確実な基準は存在しないという点，また完全かつ持続的に治癒した統合失調症が22%という同じ割合で見いだされた点において一致している［11, 13, 41, 106, 107］。

　精神遅滞状態（精神薄弱—4頁，32頁）について，シュナイダーは，それは単に知能素質のマイナス変異として出現するのではなく，とりわけ重度のものは，例えば遺伝的-染色体的に引き起こされた疾患と奇形

や幼少期の脳損傷のように，疾患の結果として出現することを強調している［97：577頁以下参照］。異常パーソナリティが通常はパーソナリティの変異にすぎないのと同じように，知能欠乏は単に知能素質の変異と見なし得ることが多い。精神薄弱は知能のマイナス変異として遺伝的に引き起こされることが圧倒的に多いにせよ，ある特徴付け可能な脳疾患ないし脳損傷（例えば結節性硬化症，フェニルケトン尿症，ガラクトース血症）に帰せられ得る，同じように遺伝的に引き起こされた精神薄弱と共に「遺伝性精神遅滞」としてまとめ，一緒くたにすることは，誤解を招き，許されないことである（61頁以下も参照）。

シュナイダーによれば，あらゆる統合失調症概念と循環病概念は慣習にすぎない。ある基準が満たされる，例えば，1級症状が存在し，基礎疾患が把握できない場合，彼はその状態を統合失調症と呼ぶ（14頁，113頁）。彼にとって，循環病と統合失調症は不明な疾患の精神病理学的症状にすぎないので，それらの間には鑑別類型学しか存在し得ず，本来の意味での鑑別診断は存在し得ない（14頁，123頁）。これら2型の間には，統合失調症性あるいは循環病性のいずれかの極に近い非定型精神病と，シュナイダーが「中間例」と呼ぶ「我々が唯一知る精神的病像における」移行が見られる（6頁，123頁）。この「統合失調感情中間領域」［72］の精神病はさまざまな呼称によって取り出され，その一部は独立した疾患単位と考えられてきた［18，94］。最近の研究によれば，それは精神病理学的には，シュナイダーによれば統合失調症性精神病であるが，良好な予後を示す一連の予測因子，例えば接触能力があり共感的な病前性格，初回精神病エピソードの急性発症，精神的-反応性誘発，内因性-抑うつ症状との結び付きを特徴とする［4，5，47，154］。統合失調症と循環病の間には鑑別類型学しかあり得ない。すなわち，症例は多少とも統合失調症型と循環病型のいずれかに属し得るのであり，鑑別は厳密には二者択一的性格を持たない。他方，心のあり方の変異と内因性精神病の間には，シュナイダーによれば「際立った鑑別診断学」（14頁）が存在する。今日の知識水準では，「これは統合失調症であるか，それとも循環病であるか」を問うことはできず，「これは私が統合失調症と呼び習わすものと一致するか，それとも私が循環病と呼び習わすものと一致するか」（14頁）を問うことしかできない，すなわちあら

ゆる統合失調症概念と循環病概念は暫定的慣習［29］でしかあり得ない，ということが依然として見過ごされている［163参照］。統合失調症と循環病，またさまざまな著者らによって取り出され，別々に検討された数多くの精神病形態について，「正しい」あるいは「誤った」診断であるとはいえない。せいぜい言えることは，実際的・科学的観点において，例えば経過と転帰に関し，ある診断的慣習が他のものよりも有用で発見的価値があるということである［29, 122参照］。シュナイダーは，内因性精神病から疾患分類学的単位という意味での形態を説得力のある方法で取り出すことに，いまだ誰も成功していないという（6頁）。私見では，この点に関し今日なお彼に同意せねばならない。内因性精神病の純粋に精神病理学的な病像形成の領域に疾患分類学的単位を定めようとする努力は，疾患特異的，特徴的，ないしまったく特異的な身体所見がない限り，いつまでも「幻の追求」であり続ける。

II. 精神医学における疾患概念．奇形．循環病と統合失調症は「疾患的」なものと要請することができるか

III. 「単に異常なもの」と疾患的なものとの間の移行という問題．循環病と統合失調症の間の移行

シュナイダーにとって，臨床精神病理学の体系は，内因性精神病における彼の厳密に医学的な疾患概念・疾患の要請から生じている。「異議」や「疑い」（10頁）があるにもかかわらず，また彼が例えば「メタ因性のもの」，「自発的な精神の発狂」を，哲学的に考え得るものとして未解決のままにしているにもかかわらず，彼はその要請を最終的に唯一証明可能な作業仮説として堅持している（7頁以下）。疾患仮説を支持する精神病理学的指標として，とりわけ質的に異常な症状が出現すること，非精神病性の精神生活に類似のものが存在しないこと，そして精神病が体験に動機付けられていないという観察がある（9頁）。精神病が「圧倒的多数」では体験に引き続いて生じないことは（9頁），最近の所見によっても疑われていない。体験によって誘発されたのは，初回精神病エピソードの25％，再発精神病エピソードの28％である［106：68頁

以下；42, 48]。誘発，特に精神的-反応性誘発が，古典的精神医学が想定した以上に高頻度であることは確実である。

　内因性精神病のいわば方法論的診断学としての，生活発展の意味連続性の中断（9頁）という基準は──精神病理学的状態像を理解し得る方法（ヤスパースの意味での発生的了解）により，その状態の本質を推定する──，具体的症状，特に統合失調症における1級症状を取り出すこと（8頁，115頁）によって補完された。シュナイダーによれば，特定の精神病理学的現象，例えば1級異常体験様式を正確に記述することと，発生的了解という方法によって理解できないこと（意味合法則性の切断）の両方により，統合失調症を異常パーソナリティや異常体験反応から根本的に移行なく切り離すことが可能となる（12頁以下）。だが，精神的現象像上は，パーソナリティと精神病の間の移行が認められる（10頁以下，122頁）。とりわけ発病時や軽症の経過では，精神病理学的症候群は長期間あるいは全期間にわたり，もっぱらパーソナリティとそれに属する体験様式・反応様式だけが特徴的であるため，精神病は「心理学的現象像上，新たな異なるものとして把握することができない」。シュナイダーはこの点に，精神病理学的鑑別があまりにもなされていないことのほかに，一部の精神科医が内因性精神病と変異の間に移行を見いだす理由の1つを認めている。

　しばしば見過ごされていることだが，シュナイダーは心理学的現象像上は，精神病と神経症性-精神病質性パーソナリティ障害の間にこうした移行があることを承認し，そうした症例・段階では，横断面において純粋に精神病理学的には，精神病と体験反応性障害・パーソナリティ障害，例えば循環病性うつ病と反応性抑うつの鑑別診断がしばしば不可能であることを強調した（12頁以下）。だが，シュナイダーにとって精神的現象像上の移行の問題は，身体的なもの，身体的基体における移行の問題から区別し得るものである（12頁以下）。例えば，発病時の進行麻痺や脳血管過程は，初期において，あるいはより長期間にわたり，元来の性格の先鋭化という印象しか与えないため，精神的現象像上は，性格と身体的基盤が明らかな精神病の区別を認めることができない（73頁）。つまり，精神病理学的病像上のこうした移行に関していえば，シュナイダーにとっても精神病と変異の間の境界領域が存在したのであ

り，この領域は「境界症候群」と呼んでもよいものである［84 参照］。こうした心因性（性格因性）のものと脳因性のものの部分的な「表現共通性」，すなわち性格と――内因性および身体的基盤が明らかな――精神病の間の移行が認知されていたことは，シュナイダーの立場を論じるに当たって，無視されることが多かった（10 頁以下；［59：199 頁，219 頁；81］参照）。

　疾患，つまり精神病は生活発展の意味関連を中断し得るが，それは必ずではない。とりわけ発病時や，さほど顕著でない精神病では，生活発展の意味連続性の中断は認識し得ない（9 頁）。精神病のかくある存在では，発生的了解という方法によって主題（内容）は理解できるが，形式（存在様式）は理解できない。シュナイダーによれば，精神病の主題は体験によって刻印されており，分析可能であり，広く了解可能である。あらゆる精神病は，内因性精神病も身体的基盤が明らかな精神病も，「反応性の特徴」を有している（56 頁以下，73 頁，76 頁）。罹患という体験とその結果に対する心的反応がしばしば支配的である。急性の精神病に罹患している者でさえ，精神病の人としての自分と向き合うことができる（83 頁）。このことは精神病後段階にさらに当てはまる。この段階は大半の患者では，統合失調症性疾患の長い経過中では定型的統合失調症状を示す時期よりも圧倒的に長い。これはすでにシュナイダーが知っていた純粋無力性残遺状態と基底段階であり，そこで患者は自身の欠損（基底症状）を自覚し，それに対して批判的に距離をとり，自分自身に対処する行動をとることができる［59，61，65，106 参照］。1 級統合失調症性体験様式においても，妄想知覚の場合のように（91 頁以下），現象には心因性の要素が認められ，また妄想知覚の内容と生活史との主題的関連がほとんど必ず認められることが示されている［102：103 頁以下参照］。シュナイダーによれば，精神病症状，とくに統合失調症状は，単線的かつ単純に直接の疾患結果と見なすことができない（109 頁）。とくにその理由は，形成された最終現象と上部構造現象が，原則として，比較的「基体近接的な基底症状」［65，84 参照］が，ヴァイトブレヒト［198］の意味での「人間学的基質」，すなわち人としての人に与えられた反応・行動可能性と融合することに基づいていることである。記述現象学的方法は，その助けを借りて示し得る力動的・認知的

基底欠損［28，50，81，142，190参照］に基づくことによって，多条件的検討方法とまったく矛盾しない生物学的精神病理論の出発点となり得るであろう［42］。

　ヤスパースと同じように，シュナイダーは精神病性の事象（「過程」）とパーソナリティ発展の根本的区別を堅持した（8頁以下，15頁，65頁，93頁）。他方，例えばガウプやクレッチマーにとって，特定のパラノイア性妄想形成，例えば敏感関係妄想は，パーソナリティ・環境・鍵体験の共同作用から了解可能な発展である［120］。シュナイダーも認めていたように，おそらく体験は精神病を誘発し得るが（10頁，47頁），こうした例では，情動的なものが身体的なものに及ぼす作用が重要である（47頁以下，110頁以下）。このしばしば批判される「意味盲の情動打撃」［97：364頁］という仮説は，有意味な体験の主観的な重みが「情動打撃」の強さを規定することを考慮すれば，受容し得るものである。この「情動打撃」は，病像成因的最終区間である「情動性の身体的－自律神経性切り替え作用」（E. ブロイラー）に関してのみ，「意味盲」である［48，76参照］。

　「敏感関係妄想」とは，敏感で良心の呵責のあるパーソナリティにおいて，性倫理的に恥ずかしい不十分さという「鍵体験」によって誘発される類パラノイア性発展である。引き金要因として，（クレッチマーによれば）「ささやかな環境」が必要である。ここに含められる多くの患者は，その苦しい自己非難（例えば，自慰や，異性に対する行動の不適切さによるもの）が，「情動投射」という法則に従い，同時代の人々に気付かれ，知られると考える。病後歴によって示されたように，これは体験反応性に誘発された統合失調症である［97：436頁］。敏感関係妄想とここにも属するパラノイア（ガウプの意味での）は，統合失調症におけるパーソナリティと生活状況，精神力動的要因と社会的要因を含む多次元的検討方法の，実り多いモデルイメージである［49，58，63，110，146，198］。我々はシュナイダーやヤンツァリックと同じように，「敏感関係妄想」は統合失調症性精神病の一類型であると考えている（これについては10頁，94頁参照）。

　シュナイダーは疾患要請を論じるに際し，身体的基盤が明らかな精神病は，今日まで身体的基盤が不明の精神病である統合失調症性および循

環病性精神病とは，「ほぼ一貫して」まったく異なる外観を示す，ということを堅持している。だが，シュナイダーにとっても，「ともかく時に重なり合い」が存在する（10頁以下）。それは，少なくとも<u>症状性統合失調症</u>という意味においてであり，<u>症状性循環病</u>という意味においてではない（71頁以下）。しかし，ヴァイトブレヒト [197] が示したように，症状性循環病も同様に出現する。シュナイダーによれば，精神病理学的な意味で統合失調症性であるあらゆる症状は，たとえ稀であっても，定義可能な脳疾患，とくにてんかん，特定の中毒，脳炎においても観察される。このことは<u>1級症状</u>にも当てはまり，そのためシュナイダーは，1級症状が異論の余地なく証明されれば，「身体的基盤疾患が見いだし得ない」場合にのみ統合失調症と呼ぶ（115頁）。シュナイダーがハイデルベルク研究に基づいて言うように，精神病理学的に統合失調症性である<u>生命脅威的緊張病</u>の一部は，身体的基盤が明らかな精神病，例えば脳炎性精神病と見なし得る [57；97：451頁]。症状性の統合失調症・循環病が出現することは，後にヴァイトブレヒト [195, 197, 198]，グロスとフーバー [101]，アルゼン（Alsen）ら [1] によって確認された。このことからも，精神医学的診断学における次の基本規則が導き出される。すべての精神病理学的症状は非特異的であり，そのため<u>完全な身体的検査</u>なしには，精神医学における確実な診断決定は不可能である [97：21頁，35頁参照；16, 124 も参照]。疑わしい例では，身体所見が診断上優先される（77頁）。

精神病質パーソナリティ

I. 異常パーソナリティと精神病質パーソナリティの概念．精神病質パーソナリティの分類可能性

シュナイダーは著作『精神病質パーソナリティ』[40, 173, 181, 182] の中で——スタンダージ（Standage）[187] によれば，これはクレペリンが決して明確に，また説得力を持って取り扱わなかった領域である——，精神病理学的基準に基づき，また部分的には様々な心理学的特徴の主たる表れである社会的適応障害に基づき，パーソナリティ障害

の 10 種の類型を記述した。スタンダージによれば，シュナイダーの仕事の重要な功績は，これらの精神病質パーソナリティという類型を，器質的精神病と突発性精神病すなわち統合失調症性精神病および感情病から概念的に明確に区別したことである。また，シュナイダーはできる限り価値判断を回避した。例えば情性欠如性，狂信性，爆発性精神病質者など，他の人と社会が悩まされる一部の類型を別にすれば，精神病質パーソナリティは単に自分のことで悩む人であるという。シュナイダーが記述したパーソナリティ障害の諸類型の間には，数多くの多様な組み合わせが可能であり，また頻度が高く，顕著な類型から単なる「特徴」に至るまで，あらゆる希釈段階が存在する。この非体系的な類型学説は，性格学的体系から精神病質者類型を導き出し，体系的な病的性格学に到達しようとする試みから区別される（16 頁）。クレッチマーは純粋に心理学的な組み立てを用いて，精神物理学的な体質類型，さらに普遍的な人間学を目指しているが，他の性格学的体系と同様に，一貫して説得力があり包括的なものを導き出し得ていない。臨床的に重要で高頻度の形態，しかも彼自身も棄てがたいような形態，いや敏感者やヒステリー者といった彼自身がとくに詳しく取り上げた形態もが，彼の描いた区分ラインと並んで取り残されている（27 頁）。スタンダージによれば，シュナイダーの非体系的な分析的-記述的類型学を批判する者も認めているように，彼の類型学は相当な内的一貫性を示しており，彼のパーソナリティ障害の非体系的な類型学的記述は，作成されて数十年を経た今日に至るまで，なおこの領域の最も重要な経験的研究である。シュナイダーの業績は，クレペリンの社会的に評価する精神病質者学説を，精神病理学的な，臨床的に重要な，価値観を伴わない類型学に置き換える初めての試みである［187］。

　シュナイダーのモノグラフは，第 9 版［1950 年-173］の刊行後，外的理由から新たに出版できなくなった。その中でシュナイダーは，精神病質問題に関する彼の見解を包括的に述べている。だが，彼以後，この問題は稀にしか取り上げられなかった。ドイツ語圏の精神医学では 1960 年，N. ペトリロビッチ（N. Petrilowitsch）［161］によって取り上げられている。シュナイダーにとって，体験反応の場合と同じように，精神病質パーソナリティという概念と異常パーソナリティという上

位概念にとって決定的であるのは，価値規準ではなく平均規準である。異常パーソナリティとはパーソナリティの平均幅からの逸脱である。異常パーソナリティは，あまねく流動的かつ境界なしに，正常と見なされる変異へと移行する。ここに，正常な個人的心的存在との根本的区別は存在しない。すなわち，体験反応性障害，神経症性障害，精神病質パーソナリティ障害は，正常な心的発現と本質を同じくする状態である。これは，神経症の心理学は「人の心全般」の心理学である，というクレッチマーの見解と一致する立場である（上述参照）。「支配的な行動様式」による分類は，相互に除外し合うことなく重なり合い得る類型および下位類型の記述を越えることができない。

　シュナイダーは平均から逸脱したパーソナリティの変異において，「異常」パーソナリティと「精神病質」パーソナリティを区別している。「異常パーソナリティ」は上位概念であり，そこから，その異常性に本人が悩む，あるいは社会が悩まされるものが，精神病質パーソナリティとして区別される。この定義の後半部分は極めて相対的な社会学的基準に従って形成されている。「精神病質」という呼称は他の多くの精神医学的概念と同様に，時間の経過とともに否定的評価を得るようになっている。しかし，「精神病質」という概念は，純粋に心理学的に，すなわち社会的側面を伴わずに定義することができないにせよ，それ自体は価値観を伴わないものである。「精神病質的なもの」の発現と発展にとって，異常な構造を有するパーソナリティの影響は，環境要因の意義と同様に，括弧の外に出すことができない。パーソナリティの極端な変異である異常パーソナリティも，状況や体験によって引き起こされる行動と反応の極端な変異である異常体験反応と神経症，より正確にいえば神経症性あるいは精神病質性の外観を呈する精神病理学的状態像と同じように，身体的検査の結果に基づいて初めて確定診断が可能である（上記参照）。とくに幼少期の脳損傷，過程的脳疾患の始まり，内因性精神病などが背後に隠れている，神経症あるいは精神病質に類似の症候群が存在する。精神病質状態も神経症状態と同じように，その診断は結局，群全体に関するものでしかない。群の中では，精神反応性障害と精神病質パーソナリティ障害については記述と発生的了解による分析によって簡約類型を取り出すことしかできず，本来の診断は不可能である（28頁）。

厳密な意味では，本来の診断は身体的基盤が明らかな精神病にしか存在しない。

　内因性精神病群の中でも，診断は，純粋に精神病理学的基準の助けを借りて形成される2つの形態圏に関するものでしかなく，ここでも厳密に二者択一的な性格を有していない。厳密に「いずれか一方」に決められず，統合失調症形態圏にも循環病形態圏にも分類できず，むしろ中間位置を示す多くの患者が存在する。すなわち，シュナイダーの意味での中間例である（14頁，113頁，123頁参照）。このシュナイダーの立場は，診断の意義は身体的基盤が明らかな精神病，内因性精神病，変異という順で減少する，というカール・ヤスパースの立場と一致している。このことから，ヤスパースの層の規則が生じる。だが，シュナイダーはこれについてはっきりと触れていない。1人の患者に器質性，統合失調症性，躁うつ病性，あるいは神経症性ないし精神病質性の外観を呈する精神症候群，すなわちさまざまな群に属する症状ないし症候群が同時あるいは継時的に出現する場合，診断について次のことが妥当である。精神病質性-神経症性，躁うつ病性，統合失調症性，精神器質性という順で，最も深く到達した「層」が診断にとって決定打となる。

　シュナイダーにとっても，異常性は，多少とも人間一般的な特定のパーソナリティメルクマールが顕著で支配的なことにある。現代の分類体系は「パーソナリティ障害」（"personality disorder"）という呼称を好んで用いている。というのは，この表現はより負担が軽く，むしろ価値観を伴わないように見えるからであり，また，それは神経症（「性格神経症」）との関係を表しているからである。その短所は，例えば把握可能な脳疾患におけるパーソナリティ変化も「パーソナリティ障害」である，ということである。他方，素質としての変異であるにもかかわらず，発展，地下の変動，「最も広義の体験」の影響によって変化し得る，特定のパーソナリティ特徴・パーソナリティ類型もたしかに存在する（16頁）。シュナイダーによれば，発揚性パーソナリティ，抑うつ性パーソナリティ，一部の敏感性パーソナリティは，「単にそうした人」，すなわち特定のパーソナリティ特徴を展開し顕現化する可能性のある人である。苦悩能力，敏感性，抑うつ性は，根本的に障害であって「人間的状態」の表現ではない，と考える場合を別にすれば，抑うつ性パーソナ

リティや敏感性パーソナリティを「パーソナリティ障害」と呼ぶことは，シュナイダーのアプローチに従えば適当ではない。「パーソナリティ障害」という呼称も「精神病質」と同じように，否定的に評価される可能性がある。パーソナリティの独特さ——これは疾患ではない——が問題となる場合に明らかなことであるが，目立ったパーソナリティメルクマールを「障害」として特徴づけることは不適切であり，軽蔑的性格を有するようになる傾向がある。また，パーソナリティの極端な変異のうち，とくに社会的価値が高いものも，「異常パーソナリティ」という概念に包括される。この観点において，シュナイダーの精神病質概念はレオンハルト［150］の「強調されたパーソナリティ」概念と一致している。後者は前者と同じように，「正常人」にも存在する概して人間的な本質的特徴に関するものであり，マイナスの意味だけでなく，プラスの意味での平均逸脱も含み，したがって軽蔑的要素を伴わない。レオンハルトの概念によって把握されるものは，パーソナリティ障害といえるほど完全な顕著さには達していないが，突発性精神症候群における下位診断的な「閾下の障害」と同様に，臨床上また治療上，重要であり得る特徴である［27；97：167頁以下；108］。

　最近の所見によれば，特定のパーソナリティには素質的な，また部分的に遺伝的なものが存在し，この性向と特性素質が生涯の縦断面上，相対的定常性，<u>生活史上の一貫性</u>を示すことは（30頁以下）ほとんど疑いない。しかし，シュナイダーによれば，パーソナリティ構造の習慣的<u>持続性</u>は，パーソナリティが発展・展開する経過の中では，経験，体験，運命といった環境要因に依存しており，<u>可変性</u>，変動，変化を除外するものではない。シュナイダーは持続性と定常性という基準を相対化している。彼にとって，特定のパーソナリティとパーソナリティ特徴は，さまざまな程度に変化能力があり形成可能である。精神療法によって影響を与えることが可能か，それとも相対的に不可能であるかは，環境からの影響による形成可能性・矯正可能性と並行する（32頁）。シュナイダーのアプローチは素質と環境の相互修飾と相互作用に十分見合うものである。素質自体が見られることは決してなく，それが現れる場合は必ず環境との相互作用によって形成されている。他方，その都度の環境は，それに取り組む素質構造という観点から見た場合にのみ，環境と

しての性格を獲得する。素質要因が環境の認識・処理の方法をいかに規定するかは，パーソナリティ発展にとって重要である。素質と環境の関係は，定常的相互作用の観点からは決して正確に決めることができず，そのため様々な理解が可能である。例えば，学習と可塑性の重要性は，過大評価されることも，過小評価されることもある。最近得られた結果によれば，次のことが支持される。素質要因が精神的メルクマールにとって有する意義は，身体的メルクマールにとって有する意義よりも平均的に小さい。また，知能はパーソナリティよりも素質依存的であり，ここでも，例えば抑うつ性パーソナリティや発揚性パーソナリティにおける生命基本気分といった全般的気分状況，発動性の力と意志の力，「神経症的傾向」は，他のメルクマールよりも強く素質と結び付いている［70：668頁，710頁参照］。精神病質類型の中には，環境による形成可能性が高いものも低いものもあることは明らかである（31頁）。例えば，発揚者と情性欠如者では，定常性が極めて顕著であるように見えるが，他のパーソナリティ特徴，例えば自信欠乏性や無力性は，一時的あるいは長期間にわたり，後退することがある。

　<u>意志の自由</u>という問題について，シュナイダーは『臨床精神病理学』の中では簡単にしか触れていない（140頁）。彼によれば，特定の自由余地，<u>すなわち素質要因と環境要因による完全な規定に対する自己形成</u>の可能性が残る。この観点によれば，あらかじめ定められた素質が特定の環境因子の影響下において単に展開する，という意味でのパーソナリティ発展は存在しない。すなわち，1人限りである人間個人は，素質と環境の産物以上のものであり，また，素質と環境の影響から自ら作り出すものでもある。意思決定の可能性は人間の特徴の1つである。たしかに人間はたいてい単に欲動同士の力比べ，「機能するために意志を必要としない，それ自体が完全に閉じた系」に従っているが，他方，カテゴリー的（N.ハルトマンによる）に下位の欲動よりもカテゴリー的に上位のものとしての意志は，まったく新種の，優越した形成物であり，<u>この意味において，欲動同士の力比べに依存しているにもかかわらず，欲動に対し自由である</u>（140頁）［184］。

　総括すると，シュナイダーの精神病質学説も環境からの影響と精神力動的関連に注目しているのであり，変動・危機・回復のきっかけと動

機，生活史，精神療法的影響の可能性を見過ごしてはならないという（32頁）。他方，パーソナリティの一貫性要因である素質的な特性・弱点・限界を無視してはならない。環境による規定が一方的かつ過度に強調されることに対し，差異心理学においてパーソナリティの素質的にあらかじめ与えられたものを考慮に入れるべきである［70：709頁以下参照］。多条件的発生における力点は，パーソナリティ変異と性格因性体験反応（56頁）では素質要因におかれ，いわゆる神経症のうち性格神経症や中核神経症でないものでは環境からの影響におかれ，また「超性格的」異常体験反応ではより顕著に環境からの影響におかれる（40頁以下）。

古典的学説と同じように，最近の研究も，特定のパーソナリティ類型にとって，さらに回避行動・好奇心行動や（セロトニン作動性神経伝達系と関連した）衝動性といったパーソナリティ次元にとって遺伝的要因が有する意義を強調している。治療上，例えばSSRI（選択的セロトニン再取り込み阻害薬），カルバマゼピンなどの向精神薬が，とくに衝動制御障害において重要性を増している［51，70，168，169］。

II. 個別類型

III. 精神病質者の類型学に対する批判

パーソナリティ変異（15頁以下）の分類に関し，シュナイダーは体系のない類型学を用いている。それはその都度際立つ，とくに簡約な，個人と社会にとって重要な特性によって特定のパーソナリティ類型を定めるものである。シュナイダーは，彼の類型学があらゆる類型学的分類と同じように，個々の患者の個性には応じ得ないことを強調している。特定のパーソナリティを特定の類型に分類することは，その分類が特定の観点から取り出された個々の特性しか把握しておらず，決してその人全体を把握するものではなく，個人の心的側面の本質すら把握していない，ということを自覚している場合にのみ可能である（28頁以下）。パーソナリティ変異と体験反応の領域では，正当化されることのない類似から類型学的記述を診断と見なしがちであるというレッテル貼りの危険を，シュナイダーは警告している。また，ICDのようにパーソナリティ障害という言葉を用いることは，基本的に不適当である（上記参照）。

解　説

　パーソナリティと体験反応は，疾患および疾患の心的結果と同じように診断的に分類することはできないという。疾患命名という医学的-自然科学的モデルに従って心のあり方の変種という評価不能な領域に概念的に対処し，診断類似の呼称によって個々の人間にレッテルを貼るという，今日とくに神経症学説において非常に広まっている風潮に，シュナイダーは断固として反対している。パーソナリティ変異と体験反応の全領域において，いかなる診断を下すことも不可能であり，せいぜい<u>記述と発生的了解による分析によって簡約類型を強調する</u>ことしかできない。

　疾患，とくに精神病理学的症候群を伴う疾患に診断的レッテルを貼ることは――これはあらゆる精神病，とくに内因性精神病に当てはまる――好ましくなく，少なくともそれ自体が危険をはらんでいる。多少とも正常な，あるいは平均から逸脱した心のあり方の変異に診断的レッテルを貼ることは，まったく不可能である。例えば，現存在感情と生命感情（発揚性，抑うつ性，自信欠乏性-敏感性パーソナリティ），周囲の人にとっての問題（例えば，狂信性，爆発性，情性貧困性パーソナリティ）といった特定の特殊な観点から取り出され，特定の個人を特徴付ける独特さは，疾患の症状ではない。その人には，呼称では表現できない他のなお多くの特徴がある。たしかに，取り出された特性，例えば「発揚性」，「気分易変性」，「無力性」などは，部分的には，比較的末梢の「うわべの呼称」であり得る。しかし，より中心的なパーソナリティ特徴が取り上げられている場合でさえ，呼称はシュナイダーが強調するように形式的なものにとどまり，――精神病の場合とは異なり――パーソナリティとパーソナリティ発展では第一に重要な，症例報告としてしか示すことのできない内容を把握するものではない（29頁以下）。カテゴリー化されるのはパーソナリティではなく，せいぜい特定の個人が有する支配的な素質にすぎないことを念頭に置く限りにおいて，類型学は正当化される。

　シュナイダーは，パーソナリティのいかなる類型学的把握にも限られた認識価値しかないことを強調し，診断類似の呼称を放棄した上で，どんな人であり，どんな葛藤の中にいるのかを記述するほうがよい――これは体験反応にも同じように当てはまる――と考えている（34頁）。た

しかに，精神医学は個人個人のパーソナリティをできるかぎり正確に把握すべきである。つまり単なる類型「診断」ではなく，個人「診断」を目指すべきである。だが，少なくとも人の心的側面の全体も単に絶対的本質も把握できないという意味において，類型診断も個人診断も基本的に不可能である。シュナイダーは，決定的な精神病理学的・心理学的総合判断を下すことは決して可能ではなく，いかなる人間も完全に概観することはできない，すなわち人間の下にいわば収支決算線を引いて合計を出すことは決してできないと警告している。これは，ここでも完全にカール・ヤスパースの意に沿った，またたしかに精神医学と心理学の支配的学説に反論した，正当な警告である（28頁以下）。

シュナイダーは「精神病質」の持続性を相対化し，素質と体験の相互作用を強調した（30頁以下）。彼は最終的に，心的特性をもたらす素質を，——ある特定の状況下において——実際に発展を生じた特性から区別している。彼の見地によれば，パーソナリティとは，<u>素質的で持続的な要素だけでなく，力動的で可変的な要素も伴う発展概念</u>である。すなわち，それは個人の全般的・持続的な心的特徴として相対的に同一の定数であると同時に，時間と状況に依存し，特定の限界内で調節可能・形成可能である。人は，同じままでいる，執拗に続く，一旦決まった方向を堅持する生き物であるが，「変化する可変的存在」でもある。

いわゆる精神病質性発展と神経症性発展の患者の<u>治療</u>や，<u>犯罪療法</u>にとって重要であるのは，個々の人間には定常性と可変性という両極の間に，弁証法的な二重の性質が存在するという人間学的洞察であり，また個人の中核を取り巻く欲動力と志向という量が，関係の中で，また支配的となり実現されて実際の行動となるものの中で変化し得るという経験である。少なくとも部分的に脳器質性に引き起こされた最重度の異常（偽精神病質パーソナリティ，外因性の子宮内および幼少時の要因；16頁）を除けば，特定の，それ自体は多少とも人間一般的なパーソナリティメルクマールが並外れて著しく際立ち支配的な患者であっても，学習することが可能であり，社会的に矯正可能である。また，シュナイダーの精神病質学説は，その異常性のために本人よりも社会が苦しむ異常パーソナリティの一部では，最も広義の<u>行動療法</u>だけが有望と思われるということを示している。この場合，第一に絶えず探るような試みによ

り，現実感覚と社会適応が可能なかぎり発展するので，まさに治療と社会教育学の原則は，社会的に望まれる行動様式に報酬を与え，望まれない行動様式に制裁を加えることでなければならない。その結果，過度に許容的な態度は，一方的に抑圧的な態度と同じように，効果が不良であろう。パーソナリティのある系列，例えば発揚性，爆発性，顕示性，意志欠如性パーソナリティでは，社会との摩擦の原因となる行動様式を訂正し，それによって現在と将来の生活状況，社会的人生観を媒介し，建設的抑制を発展させることが重要である。一方，これらの「社会病質者」に対して，幼少期の体験と無意識的動機の覆いをとることを目指す精神分析的方法を行うことは，通常無益であり，しばしば有害である（32頁以下）。原則として適応となるのは，より長期的な視野に立った精神療法的指導・支持である。一部のパーソナリティについては，教育的措置と，持続的に教育し成熟を促す精神教育が重要視される。精神病質パーソナリティ構造は常に社会的不全，生活上の無能さ，影響不能性と同義であるという先入観から，医師は解放されていなければならない。

異常体験反応

（異常）体験反応の概念．地下，背景．外的体験に対する反応と内的葛藤反応．神経症．術語．主導感情（悲哀，驚愕，不安）．目的反応．パーソナリティ反応

　シュナイダーは自身の精神病質概念について極めて包括的な批判を行っているが，構造分析的検討を行う中で，素質要因と環境要因，体験反応性要因と精神力動的要因，また脳器質性要因が病像成因的にどの程度作用するかという問題を論じている（31頁以下）。彼の学説によれば，外的体験反応はより超性格的であり，神経症性発展を含む内的葛藤反応・パーソナリティ反応はより性格因性である（40頁以下；［97：426頁以下］参照）。ここでも，「素質パーソナリティ」と体質的にあらかじめ与えられたものが，個々の患者によって様々な重みを持つ個人的生活史および私的葛藤と共同作用する（「発展パーソナリティ」）。にもかかわらず，基本的に，また個々の例でも，素質要因と環境要因は正確に評

価できないという留保付きで，精神病質に対してむしろ心理学的発展が強調されている。

　シュナイダーによれば，神経症は，素質的だが体験に影響される「エンテレヒー」の中に，少なくともその条件の1つを有している（32頁）。パーソナリティ構造と欲動構造の素質的な変異というものは存在せず，幼少時の葛藤の結果，すなわち心理学的に解決可能な，幼少時にさかのぼる精神発達障害だけが存在するという見解を，シュナイダーは結局のところ自己欺瞞であると見なしている。素質と体験される環境は1つの作用圏を形成する。素質パーソナリティは，その特別な価値と意味に従って選択，把握，包括，融合した体験の上に展開する（33頁）。素質的なものを認めてもなお，生活史上の問題にとっても，精神療法の成功にとっても，十分な余地が残っているという。シュナイダーによれば，第1群全体，すなわち異常パーソナリティと異常体験処理については，より教育的な操作という形であれ，ある生活上の葛藤を処理する上での援助を行うことであれ，精神療法的治療しかない。あらゆる身体療法，とくに薬物療法は，この場合，時に応じて慎重かつ控え目に，補助的なものとして用いられるべきである。特定の形態，例えば一部の心因性身体障害や強迫状態・不安状態に対しては，覆いをとり洞察を促進する体系的な精神療法が必要であると彼が考えたことは明らかである。いかなるやり方の精神療法も成功し得るし，成功は理論的道筋の正しさを証明するものではない，という彼の指摘は変わることなく今日的である［175：16頁］。

　人間の素質と環境の密接な相互関係を考慮すれば，シュナイダーにとって異常パーソナリティ・精神病質パーソナリティと異常体験反応は厳密に区別できない。彼にとって，内的葛藤反応，パーソナリティ反応（40頁以下），神経症（32頁，40頁以下）という意味での精神反応性障害が成立するには，しばしば特別なパーソナリティ構造が前提となる。ここでシュナイダーはブロイラーと同じように，精神反応性障害はとくに遺伝し得るパーソナリティ変異に基づいて生じると考えている［10参照］。だがシュナイダーは，自信欠乏性，敏感性パーソナリティ構造における内的葛藤反応を原型とする，パーソナリティによって引き起こされる，より性格因性の体験反応と（40頁；20頁も参照），環境によっ

て引き起こされる，より超性格的な体験反応を区別している。後者は，主たる重点が外的運命にあり（41頁），シュナイダーにとって体験処理の変異でしかない。すなわちそれは，例えば程度と持続期間の点で強度的にある平均規準から逸脱しているか，あるいは，例えば入眠幻覚が存在する点において質的に平均規準から逸脱している。外的体験に対する反応も内的葛藤反応も，心因性身体障害を示し得るし，また体験反応性発展を生じることもある。シュナイダーにとって，大部分がより性格因性の神経症性発展は，異常体験反応の特殊型である。この場合の「診断」（165頁以下参照）は，類型学的・多次元的なものにとどまり，異常パーソナリティと体験反応の領域全体に関してそうであるように，簡約類型を明確に境界画定することはできない。

　類型学と呼称には様々なものがあるが（41頁），特定のパーソナリティ素質の有無，症候学（主導感情；43頁参照），発生というシュナイダーの基準を考慮すると，次の分類に達する。第1に，（急性の）体験に対する直接の反応，すなわち自覚された持続的葛藤状況に対する異常反応という意味での単純な発展である。第2に，精神分析理論の言う防衛措置が役割を果たし，原因となる葛藤，あるいはそれと苦痛・障害との関連が無意識内で抑圧される神経症性発展である。第3に，目的反応（例えば賠償願望反応，拘禁反応）である。直接の体験反応をより超性格的なものとより性格因性のものに区別すると，より性格因性の反応，例えば激怒反応，嫉妬反応，内的葛藤反応（40頁），ヒステリー反応，「敏感関係妄想」（21頁，53頁）を含む類パラノイア反応における特殊な種類の素質的パーソナリティ構造と，より超性格的な抑うつ反応・驚愕反応・不安反応（44頁以下）における「主導感情」という症状によって，さらに下位分類を行うことが可能である。神経症性発展（40頁）では，病像の特徴は主に精神症状のもの（恐怖症，不安神経症，神経症性うつ病，強迫神経症），精神および身体症状のもの（神経症性神経衰弱，心気症性神経症，「心臓恐怖症」，神経症性離人症），主に身体症状のもの（例えば，転換神経症，心身疾患）がある［97：453頁以下参照］。発生を分類原理として用いる際に考慮すべきことは，個々の体験に対する反応として了解可能であるのは直接の体験反応だけであり，単純な発展，なおさら神経症性発展は，生活経験全体によってあらかじめ

道が開かれ，刻印されていることである。この場合，性格因性の体験反応と同様に，素因としてのパーソナリティ構造という意味での素質的要素が重要である。シュナイダーによれば，体験反応は疾患ではなく（43頁参照），そのため治療も「わずかに支持的に用いられることを別にすれば医学的療法ではあり得ず，精神療法でしかあり得ない」（43頁）［177, 179］。

　動機付けられていない，体験されない，純粋に原因として作用する地下は，体験される背景から区別し得る。体験されるものは，常に想起されるものでなくても，別の体験に対する反応に影響を与える。この学説によって，精神病理学にとって重要であるにもかかわらず，これまで十分に評価されなかった概念が作られた（37頁以下）。地下はレルシュ（Lersch）［151］の「情動的基底[7]」よりもむしろ「生活基盤」という概念に相当し，体験の重みを修飾するだけでなく，抑うつ気分（「純粋地下抑うつ」），不安，強迫，疎隔体験，無力性不全の時間を支えている。シュナイダーはこの動機付けられていない，純粋に原因として作用する地下に関して，際限ない心理主義に警告を発した。また彼は不安反応を論じるに際し（50頁以下），動機のない不安のほかに，身体内部や表面に体験される内因性うつ病患者の不安な生気感情や，例えば不安神経症の患者において，その動機に立ち入らないか与り知らず，動機を喪失あるいは「抑圧」した不安や，動機のない地下不安，すなわち人間存在に内在する原感情としての実存的不安も存在することを指摘した。不安が今日ほど語られも記述されもしなかった時代に，すでにシュナイダーは，人にほとんど不安がないことは，時に不安があることよりも，はるかに説明を要すると考えた（51頁）。地下抑うつにとって，内因性循環病性うつ病では見られない「反応性に抜け出すこと」や，自由に浮かんでくる地下気分が反応性気分と合流することは，循環病性うつ病との対比において特徴的である（120頁）。

　内的葛藤反応（40頁以下）とより外的な体験反応との区別は不明瞭である。前者はしばしば外的体験から引火するからである。この外的体験は，「鍵体験」としてまさに「アキレスのかかと」，すなわちパーソナ

---

[7] 情動的基底（endothymer Grund）：情動の担体としての体験の力動的内界（Lersch, Th, 1952）。

リティ構造の弱点をつき，以前から長らく存在する内的葛藤を顕現化し，増強し，硬化する。この精神分析用語で「<u>対人葛藤の内在化</u>」と呼ばれているものを考慮すると，シュナイダーによれば生活状況全体，生活史，パーソナリティによってあらかじめ道が開かれている内的葛藤反応は，神経症の単純型と呼び得るものである。そのほかの場合も，内的体験と外的体験，あるいは葛藤反応は相互に切り離すことができない。なぜなら，問題となるのは<u>主観的な重み</u>，すなわち独自の生活史とパーソナリティ構造を持ち，独自の生活状況の中にいるその人自身にとっての体験の<u>位置価値</u>だからである。したがって，客観的には類似ないし同一の出来事であってもごくさまざまな意義を有し得，さまざまな反応を生じ得るのである（33頁）。

精神遅滞者とその精神病（4頁，32頁も参照）

異常反応，とくに精神反応性・エピソード性の気分変調状態・興奮状態を伴う精神遅滞者の行動・体験様式は——その動機付ける体験は，言語表出能力の不足と，動機が見極め困難なことのため，しばしば把握するのが困難である——，精神薄弱者の精神病とまったく同様に，本質的に精神遅滞の刻印を帯びている（61頁）。シュナイダーによれば，「<u>接枝統合失調症</u>」という呼称は誤解を招く。なぜなら，精神薄弱者のそうした精神病理学的に統合失調症性の精神病は，精神遅滞に基づいて発生するのではなく，また疾患起因性の精神遅滞形態においては，身体病理学的基体に基づいて発生するのではないからである（65頁）。たしかに，例えば早期の後天性精神遅滞では——シュナイダーはこれを「先天性認知症」と呼ぶ——（75頁），青年あるいは成人年齢において知能欠陥の原因となる脳損傷は，症状性統合失調症（71頁）という意味で統合失調症性の外観を呈する精神病を生じることがある。精神薄弱者の精神病では，構造分析的，多次元的検討が明らかに必要である（63頁）。これに関連して，シュナイダーは「多次元的診断学」という概念に対し，次のように批判している。「<u>構造分析</u>」のほうが好ましい。なぜなら，診断は取り換え可能な要因を，必要かつ十分な要因から区別しなければならず，そのため，基本的に一次元的だからである。例えば，精神

病の原因すなわち発生条件や，精神病の現象像，つまり精神病のかくある存在（現存在ではない）を多次元的に検討し得るという，精神病のこうした構造分析という方法が明らかに見られるのは稀であり，私見では，このことは今日なお当てはまる。

　シュナイダーによれば，診断学にとって決定的であるのは，それなしには疾患状態が<u>存在し得なかった要因</u>であり，それなしには疾患状態が<u>存在しなかった要因</u>ではない。こう考えると，具体例では，シュナイダーも容認しているように，あらゆる要因が病像成因として等しく重要である。本来の意味での診断に到達するには，無視可能，取り換え可能な要因を，その状態にとって必要かつ十分な要因から区別すべきである。例えば，体験に誘発された循環病性うつ病では（64頁），体験反応性の要因を病像成因的に想定したところで，それは内因性の要因である「疾患要因」ほど重要ではない。たしかに，具体例では，誘発する体験がなければ，うつ病相は少なくともその時点では出現し<u>なかった</u>であろう。だがその病相は，この精神反応性の要因なしでも成立し<u>得た</u>が，内因性の要因なしには成立し<u>得なかった</u>。シュナイダーによれば，個々の例の検討を越え，臨床的認識と診断に至るつもりであれば，諸要因を評価しなければならない。その意味するところは，個々の例では，常に多条件的検討方法が用いられるべきであり，この方法は，心のあり方の変異においては中心的位置を占め（33頁以下），内因性精神病と身体的基盤が明らかな精神病においても，個々の患者について適当である，ということである。

　さらに，多条件的診断によって<u>のみ</u>――これらの状態にとって，この概念はシュナイダーに従っても正当である――接近可能な精神医学的疾患が存在することは少なくない。例えば，嗜癖と脳を冒す病気の組み合わせである慢性アルコール中毒（アルコール病）や，精神薄弱と統合失調症の組み合わせ，いわゆる接枝統合失調症がある。最後に，具体的症状を多要因的に検討し，さまざまな病像成因的要因を区別し，それらの重要性を評価するよう試みることは，とくに「内因反応性極」［68；97：317頁，342頁も参照］に属する循環病と統合失調症の諸類型において価値がある。そうした類型には，例えば，内因反応性気分異常症［197］，統合失調症反応型［164］，「状況因性統合失調症」［127］，反応

性ないし心因性精神病［147，166，188；総説：20］がある。同じことは，通常，心因性抑うつに分類されている抑うつ状態，例えば，いわゆる消耗抑うつ［123；97：197頁以下，492頁も参照］や，二次的に生気的なものとなる反応性抑うつ（120頁；［97：199頁，456頁］も参照）にも当てはまる。その際，シュナイダーが述べたように，パーソナリティ，より正確にはパーソナリティ変異，パーソナリティ発展とその状況因性の体験・行動と，身体的基盤が明らかな精神病および内因性精神病の間には，現象像上の移行があり（11頁以下，122頁），そうした例と病期においては，点節的-横断的に，また純粋に精神病理学的には，鑑別診断がしばしば不可能であることを絶えず思い起こさねばならない。

身体的基盤が明らかな精神病の構成

身体的基盤が明らかな精神病の構成を分析する際に重要であるのは，シュナイダーによる必発症状と任意症状の区別，誘発された統合失調症・循環病と症状性の統合失調症・循環病の区別，器質性パーソナリティ変化の簡約類型の記述である。シュナイダーによれば，身体的基盤が明らかな精神病は，たしかに外観上，原則として内因性精神病から際立っている。しかし，重なり合い（10頁以下，67頁），すなわち症状性統合失調症も，またヴァイトブレヒトが示したように症状性循環病も存在する。精神病理学的意味におけるあらゆる統合失調症状は，既知の定義可能な脳疾患，とくにてんかん，特定の中毒，脳炎でも見られる。シュナイダーがハイデルベルクでの観察［57，62］を手がかりに堅持したように，精神病理学的に見れば一時的に突発性統合失調症から鑑別し得ない生命脅威性緊張病の一部は，身体的基盤が明らかな精神病，例えば脳炎性精神病と見なし得る。こうした例での統合失調症性精神病は，定義可能な既知の脳疾患の「症状」である。意識混濁を伴わない急性状態において，1級統合失調症性状が高頻度かつ結び付いて存在する場合も，それが内因性の統合失調症性精神病を示しているのは，脳特有の，あるいは脳を冒す基礎疾患を除外し得る場合に限られる。

身体的基盤が明らかな精神病も発病時は非特徴的であり，神経症あるいは精神病質に類似していることが少なくない。その場合，精神病理学

的所見と身体所見を慎重に調べなければ診断は不可能である（122頁）。現象像上の移行は，内因性精神病とパーソナリティの間だけに存在するのではなく，身体的基盤が明らかな精神病とパーソナリティの間にも，とりわけ精神病の発症時や軽症の経過において存在する。この重なり合いの領域には，「表現共通性」［199；59：199頁，219頁も参照］，すなわち体験反応性および精神病質性パーソナリティ障害における精神症候群と，脳疾患と内因性精神病との間の現象学的同一性が存在する。

　用語については，ボンヘッファーの外因反応型以降，今日すでに把握可能，定義可能な，直接あるいは間接の脳疾患に帰せられる精神病群全体に対し，「器質性精神病」，「症状性精神病」，「外因性精神病」，「身体因性精神病」，「器質性精神症候群」が，「身体的基盤が明らかな精神病」の同義語として提唱されてきた。具体例では，また原則的にも，脳器質性要因は精神病が成立するための唯一の条件ではないにせよ，その要因なしに精神病が存在し得ない限り，「多次元的診断学」に対するシュナイダーの疑念はこの場合も正当化される（67頁）。「急性」，「慢性」という時間概念に関し，すでにシュナイダーは，境界は相対的なものにすぎず，移行と組み合わせがあり得ることを強調していた。W. シャイト［171］とH.H. ヴィーク［200］は，「急性」と「慢性」という概念を基礎疾患に関してのみ用い，精神症候群に関してはこれらの概念を用いず，代わりに可逆的と非可逆的に下位分類し，さらに可逆的なものを，意識混濁を伴う症候群と，意識混濁が臨床精神病理学的に容易に認識できず，病態心理検査によってのみ認識可能な通過症候群に分類している。通過症候群はとくに初期と消退期に頻度が高く，そのため今日我々は意識混濁を，身体的基盤が明らかな急性ないし可逆的な精神病の必発症状ではなく，主導症状と呼んでいる［97：42頁以下，47頁以下参照］。精神病理学的症状・症候群の非特異性という学説は，シュナイダーにとって，身体的基盤が明らかな精神病にも，またいわゆる内因性精神病や精神反応性障害にも当てはまる（6頁，67頁；［16］も参照）。特定の基礎疾患に特異的な，つまりその存在から基礎疾患を間違いなく診断し得る精神病理学的症状・症候群は存在しない。特定の症状は精神病でしか見られず，心のあり方の変異では見られない（8頁）。また，身体的基盤が明らかな精神病における精神病理学的症状・症候群の差異を

決定するのは，特殊な種類の毒物や基礎疾患よりも，むしろ過程の重症度，発展速度，広がり，部位，また個人的な心身の体質，年齢，状況要因，生活史要因，および他の要因である（67頁以下）。こうしたシュナイダーの理解は，最近の研究によって裏打ちされた［31，71参照］。
　慢性器質性精神病の主導症状である器質性パーソナリティ変化と認知症は，脳疾患や脳損傷の存在に特徴的だが，疾患や損傷の種類（病因）にとっては非特徴的である。これらの主導症状は必発症状ではない。それらがない場合，頻繁に見られるのは（慢性，非可逆的）偽神経衰弱性症候群である［97：57頁以下参照］。
　慢性ないし非可逆的な，身体的基盤が明らかな精神病についても，今日，器質性パーソナリティ変化と認知症は中心症状と呼ばれているが，必発症状とは呼ばれなくなっている。これらは，シュナイダーに従っても，「十分な強度の損傷を受けた際に」（73頁）のみ証明可能である。例えば，脳血管過程におけるとくに発病初期に，また例えば，脳外傷や脳炎症後の残遺状態としてしばしば見られるのは，全体として見ればもはや消退可能でない，慢性持続性の偽神経衰弱性症候群である「易刺激性衰弱」である。これは，経過上著しく変動する情動的易興奮性・易変性の亢進と，自律神経性障害と結び付いた集中力低下と異常な易消耗性に関する——しばしば主観的なものにとどまる——訴えによって規定され，器質性パーソナリティ変化のごく軽度の現れと見なし得る。知能と記憶を広範に喪失し，この知力・能力の喪失に対する自覚を失った，すなわち欠損を実感・自己認識できない本来の認知症は，器質性パーソナリティ変化と偽神経衰弱性症候群よりも稀である。身体的基盤が明らかな慢性の精神病が認知症に至るまで進行するのは，少数の例にすぎない［71；97：60頁以下参照］。直接および間接の脳疾患の過半が示す持続性の器質性精神症候群は，たしかに非可逆的だが，軽度あるいは中程度のものにすぎない。それは器質性パーソナリティ変化あるいは偽神経衰弱性症候群という類型のものであり，精神的条件と環境条件に依存して変動と回復，代償，代償不全，再代償が生じる。また，中核が非可逆的な器質性精神症候群も，複雑な力動的事象である。シュナイダーが述べたように（73頁），こうした患者の作業能力と状態は，著しく動揺し，状況によって影響される可能性があり，葛藤やストレスの状況に冒され

やすい [71, 82, 132 参照]。

　身体的基盤が明らかな慢性の精神病において記述されるほとんどすべての症状・症候群は，可逆的な器質性精神症候群の枠内でも時に出現する。このことは，非可逆的に見える精神症候群は再び消退する可能性があり，精神病理学的横断病像から可逆性・非可逆性について断言できないことを意味している。例えば，コルサコフ症候群の出現は，現象像上，可逆的な通過症候群としても，非可逆的な欠陥状態としても区別することができない（7頁，69頁，74頁）。ヴァイトブレヒト [194, 198] とブロニッシュ（Bronisch）[15] は，進行麻痺や他の脳疾患での観察に基づき，可逆的ないし急性の認知症について述べ，またフーバー [71] は，「認知症性通過症候群」について述べた。だが最近，より目立たない精神症候群（器質性パーソナリティ変化，偽神経衰弱性症候群）や消退可能な精神症候群（通過症候群）にまで認知症概念が拡大されているのが見受けられる。これは，精神病理学的な認知症概念を疾患分類学的なものと誤解する風潮としばしば結び付いており，学問的，臨床治療的，社会的観点からも問題である [86, 132 参照]。

　てんかんには臨床上のいかなる点においても統合失調症との類似点が存在しない，というシュナイダーの見解は，最近の研究によって相対化された。てんかんの可逆的な主導ないし中軸症状である通過症候群と意識混濁も，非可逆的な主導ないし中軸症状である器質性パーソナリティ変化と認知症も，身体的基盤が明らかな精神病に見られる主導ないし中軸症状と一致しており，また，発現形態上，統合失調症性の病像も同じ観点を免れないことは，シュナイダーの見解と矛盾しない（75頁以下）。定義可能な脳疾患に関する新旧の観察によって裏付けられているように，統合失調症性の症候群も，非特異的な器質性の反応型に分類し得る [1, 82, 101, 198]。すでにシュナイダーが基本的に認識していたように（70頁以下，116頁），身体的基盤が明らかな精神病の枠内でも，統合失調症性のレパートリー全体がエピソード性に出現し，またより稀にであるが，慢性症状としても出現する。

　経過力動的側面を取り入れたてんかん精神病と統合失調症の臨床脳波相関研究において，過程活動性が強い一時的な経過病相は，特定の脳波変化（なかでも θ 波および δ 波の異常律動 [72, 100, 159]）と一致す

解　説

る。幻覚妄想症状群および体感型統合失調症の特定の段階と一致する精神症候群，さらにシュナイダーによる1級・2級症状を伴う症状性統合失調症［72, 111, 129］は，慢性の症状性統合失調症と同様に，第一に精神運動てんかん，ないし側頭葉てんかん［186；71, 72も参照］に観察された。精神病理学的に統合失調症性の精神病は，症状性のものとしてよりも，突発性のものとしてはるかに頻繁に出現するが（9頁），このことに対する説明は，定義可能な脳疾患においても，またてんかんにおいても，そうした精神病症状発現にとっての特定の条件が稀にしか満たされない，ということに求め得る。また，広義の辺縁系，とくに海馬，扁桃核，視床下部が重要であることが，最近の所見によって支持されている［14, 84頁］。

　症状性統合失調症と突発性統合失調症が現象学的に同一であることは，産出性精神病の個別症状についても，またボン基底症状評価尺度（BSABS）によって定義される基底症状についても証明され得る［26, 28, 74, 75, 78, 192］。シュナイダーは身体病の要請を堅持することを勧めたが（10頁），今日，この要請は60年代よりも支持されている。例えば，最近の統合失調症仮説の関心を集める情報処理障害について［106, 192参照］，統合失調症基底症状は刺激フィルタリングと解号の障害から導き出し得るという想定や，情報処理障害の想定は精神運動てんかんにおける特定のエピソード性および発作性精神症候群にも適応し得るという想定を支持する指標が存在する。ヴィーザー（Wieser）が立体脳波深部誘導によって観察した前兆現象のリストは，ボン尺度の中で記述された統合失調症基底症状のカタログのように読める［97：14頁以下参照；50, 53, 130も参照］。

循環病と統合失調症

I. 精神病理学的診断学．内因性精神病の概念と臨床形態．状態と経過

　『臨床精神病理学』のこの「第6章」は，以前は「精神所見と精神医学的診断」という表題であった。ここで取り上げられている精神病理学

臨床精神病理学

的診断学と内因性精神病概念の諸問題の一部は，すでに第1論文の中で論じられている（1頁以下参照）。シュナイダーが第3版の序言に記したように，『臨床精神病理学』に含まれる7つの論文は体系的に関連し合っており，精神医学全体をくまなく調べている。この第6論文では，循環病と統合失調症の精神病理学的現象学と診断学が論じられている。ここで他の論文以上に示されているのは，多くの主題が複数の個所で取り上げられ，「最終的にすべてがすべてと関連する」ことである。よって我々は解説の中で，しばしば本文のいくつかの個所に言及する。

　循環病性うつ病（79頁，117頁）は，シュナイダーによれば内因性精神病の中で境界付けが最も可能な，また予後診断上，最も信頼性のある病像である。病感と病識を有する身体型は自律神経性うつ病，体感性うつ病とも呼ばれ，後に「仮面うつ病」とも呼ばれた［97：176頁以下参照］。その診断は，遍在する生気的違和感情と自律神経性障害のみに依拠して行うことはできず，抑うつ気分と制止という「心的量」が証明されねばならない。仮面うつ病では，内因性循環病性うつ病が身体症状という「仮面」の陰に隠れており，生気障害と自律神経性障害が病像を決定する。この呼称の危険は，「うつ病」という呼称と同様に，より詳細に特徴を述べて限定しなければ，その状態が循環病それとも体験反応性発展の圏内で出現するのか，それとも脳疾患によって引き起こされたものか言い表していないことである。診断上の最低限の要件が，内因性うつ病，器質性（症状性）うつ病，精神反応性抑うつの区別を満たさない場合，適切かつ有望な治療を行うことは原則として不可能である。我々は仮面うつ病を内因性精神病，ここでは循環病に含める。

　仮面うつ病の実情と概念は新しいものではない。この類型は精神医学によって何度も再発見されてきた。すでに1920年代から，こうした状態は「自律神経失調性うつ病」あるいは「自律神経性うつ病」として記述されてきた。第二次大戦後，精神病理学的症候群が画一化，平準化，「身体化」に向かうという一般的な症状変化の枠内に収まるように見える類型の増加［97：181，306頁］が記録された。この循環病性うつ病の身体型は，認識されることがいまなお少なすぎる一方，想定されることも多すぎる，というシュナイダーの指摘は（118頁），「仮面うつ病」という診断名が「まかり通る誤り」となった後も，変わることなく今日

的である［73参照］。シュナイダーは，循環病のすべての症状は必須でも循環病に典型的でもないこと，また循環病の1級症状は存在しないことを強調している。このことは気分変調の生気的性格にも当てはまり，それは反応性悲哀の結果として二次的にも観察される［97：173, 199頁参照］。また，「感情欠如感」にも当てはまる（102頁，107頁，131頁以下，135頁）。軽症の循環病性うつ病の患者も「感情欠如感」を示し，時にそれを早期徴候として示すので，「感情欠如感」では抑うつ気分と他の人・事物に関する感情喪失との間に了解可能な結び付きがあるのではなく，「この弱々しさ，この他者価値感情の欠落，この感情喪失は疾患過程そのものに基づいている」（132頁）という想定は正当である。

　シュナイダーによれば，統合失調症を類型学的に分けることに深い意味はほとんどない（79頁）。ハイデルベルクとボンの経過研究が示したように，より静的な伝統的統合失調症概念は経過形態の多様性と可変性に見合っていない［61, 106, 114］。古典的な下位形態と体感型（127頁）によって，経過全体を通じて定常的な個別類型を下位分類することはできない。長期研究の結果によれば，それらは経過形態の流動的多様性を横断面から類型学的に記述したものにすぎない［59, 60, 65, 68］。諸症候群は互いに移行し，組み合わさり，個々の例の経過においては，現象上の変化を繰り返しながら連続して出現する。統合失調症の過半の経過は，数ヵ月から数年持続する幻覚妄想性の初期段階を示す点において一致し，その後の経過は幻覚妄想性のエピソード・段階だけでなく，緊張病性のもの，破瓜型の色彩を有するもの，体感症性のものも示し，また，短期間あるいは長期間，あるいは持続的に，多少とも非特徴的な無力性基底段階と純粋欠陥を示す。数十年にわたる経過全体を概観すると，「優勢度に従った命名」という観点によって1つの簡約類型に分類できる主導的症状形成が認められるのは，少数にすぎない。

　今日，下位形態は教授学的なものにすぎず（79頁），それが類型学的な横断的記述として興味の対象となるのは，精神病理学的な目的症候群に対する薬物療法の方向付けにとってのことである［97：196頁, 376頁以下, 605頁参照］。予後については，初期において破瓜型の症状群が支配的であれば，とくに女性では予後が不良であり，初発病像が緊張

病性やうつ病性のものであれば，予後が良好であることが重要である。緊張病性の欠陥類型，すなわち「古い緊張病患者」はもともと若い緊張病患者であったか，というシュナイダーの問いに対し（80頁以下），ヴィースロッホ（Wiesloch）研究に基づき，さかのぼって答えることができる。すなわち，もともと精神運動性運動過多ないし運動減退があり，無症状の間隔を伴い急性・シューブ性に経過する緊張病であった例はほとんどない。圧倒的に多かったのは（80％），通常，幻覚妄想性の初期段階を経た後，発病の2～5年後に初めて緊張病性障害が出現し，経過は病相性でもシューブ形成性でもなく，発病時から寛解を伴わない，単純-進行性のものであった［61：48頁以下；41も参照］。

　最近の長期研究はクレペリンの規則の相対化をもたらすとともに，統合失調症の長期転帰は従来想定されたほど不良ではなく［11，106］，単極性および双極性の感情病（循環病）の長期転帰は従来想定されたほど良好ではない［2，105］ことを示した。また経過研究は，統合失調症の類型学的分類に対するシュナイダーの懐疑も支持している［106，114］。その研究結果によれば，医師の治療を受けなくなった，あるいはまったく精神科治療を受けていない院外統合失調症の代表的観察を考慮に入れると，定型的な統合失調症性パーソナリティ変化よりも，多少とも非特徴的な持続性の基底段階（純粋残遺，純粋欠陥─［61，65，106］）のほうが頻度が高い。長期研究，初期統合失調症［17］における精神病初回エピソード以前の前哨症状群および前駆症に関する観察［25，65，91，106］，シュナイダーが中間例と呼んだ（123頁参照；［152］も参照）統合失調感情中間領域の精神病の研究は［117；3，47，143も参照］，単一精神病概念［165］への再接近をもたらし，また現代の精神医学がほとんど忘れているヤスパースの層の規則［29；97：36頁，168頁，196頁以下も参照］への再接近をもたらした。シュナイダーの精神病理学的診断学では，この層の規則は制限なく妥当である（例えば115頁参照）。例えば統合失調症状，とくに1級症状が存在する場合の抑うつ症状・症候群は除外基準ではないので，統合失調症候群と同時に感情症候群が出現する場合も，また経過の中で統合失調症候群から循環病症候群への症候群交代が現れる，すなわち先に明らかな統合失調症性発現が存在した後に内因表現性-うつ病相が観察される場合も（ボ

ン研究では12%——[30参照]），統合失調症は統合失調症のままである。

　経過に関して50年代まで妥当であったのは，統合失調症が進行すると，器質性精神病の精神症候群から精神病理学的に明確に区別可能な，まったく特定の種類の特有のパーソナリティ変化を常に生じる，という点において経過は単一的であるということであった。しかし，ヨーロッパの長期研究（ボン研究）によれば，必ずしもそうではない。多くの残遺症候群は多少とも非特徴的であり，横断的病像においては，統合失調症性の由来を有する病歴を知らなければ，それと認識することができない。統合失調症性残遺症候群は例外なく特有の外観，少なくとも特徴的な外観を有するという見解は，経過研究に基づいて改定を余儀なくされた[41, 65, 74, 97, 106, 114]。

　多軸システムが導入され（DSM-IV），とくに診断上のヒエラルキー規則（層の規則）が放棄された後，診断伴存の原則に対する関心が高まった。診断伴存の原理と操作的診断学の方法論的弱点と限界，例えば生涯有病率の著しい増加——とくに感情障害——を伴う「中華メニュー効果」や，ヤスパースの層の規則の完全な放棄に関連した，ICD-10（およびDSM-IV）におけるあまりにも広範な多様化・拡大の重大な短所が，シュナイダーに続き我々の教科書の中で指摘された[97]。診断伴存に関する現在の操作的診断体系の有利な条件は，臨床実践においても，また研究においても，ほとんど実現し得ないものである[37, 40, 51, 90]。

　すでにシュナイダーは，体感型統合失調症に関するフーバーの研究に関連し，「多くの不快な身体感情と疼痛を体験する」統合失調症患者に言及していた。こうした患者の本質的・一次的な症状形成は，心気的誤態度や心気妄想ではなく，感情変化と中枢-自律神経性・運動性・感覚性現象と密接に結び付いた質的に特異な身体感情障害である。他方，産出性-精神病性の統合失調症状は，長年にわたる非特徴的な前駆症の後，一過性の増悪時にしか出現しない（127頁：[59, 60, 69]参照）。さらにシュナイダーは，我々が記述した神経放射線学的な脳底神経節症候群に言及している（「特定の局在の脳萎縮」）。その意味するところは，（第2段階の）体感症は，間脳疾患——それは同様に皮質下脳萎縮を生じることがある——における視床原性自発感覚と精神病理学的に同一で

あるということである。体感症において最終的に問題となるのは，突発性精神症候群における中枢性，大脳原性の疼痛および違和感覚である［59，60，64］。体感型統合失調症では，定型的な統合失調症性の段階よりも非特徴的な経過の期間のほうが圧倒的に長い。他の統合失調症の大多数でも，長い経過の中では，定型的な統合失調症性の段階は非特徴的な基底段階と比べて多少とも後退している［106，107；45 も参照］。

統合失調症性の欠陥および持続形態は，単純型，緊張型，妄想型，幻覚型という類型ではほとんど十分に把握できない（80頁）。形態が多様であって単一的でないことを考慮すると，最近の所見に従えば，「欠陥」と「認知症」，軽度の欠陥と重度の欠陥すなわち末期状態［10，11，13］，といった全体的および/またはもっぱら大雑把な量的区別は，統合失調症性疾患の精神病理学的転帰の特徴を述べるのに十分ではあり得ない［61，65，68，81，106 参照］。いわゆる統合失調症性欠陥という包括概念は，一連の簡約類型に分化された。その際の新たな観点は，精神病後性の持続的基底段階［65，81，192 参照］である無力性ないし純粋欠陥［59，61，65］という意味での，多少とも非特徴的な寛解類型を取り出したことであった。この純粋欠陥とは，力動不全［112，114］や精神的エネルギーポテンシャルの減少［17］の近似的同義語として用いられる概念である。20年以上の疾患経過後，シュナイダーの統合失調症に従えば，22％に精神病理学的な完全寛解が，40％に多少とも非特徴的な持続的基底段階（「純粋欠陥」）が，35％に特徴的統合失調症性欠陥症候群すなわち慢性持続性精神病が認められた［106：97頁以下］。

シュナイダーは個々の心的機能と状態を示す際（82頁以下），個々の現象を検討することは条件付きでしか正当でなく，精神病は常に全体変化であることに注意を促している。このことは，統合失調症患者は「精神病の人としての自分と向き合うことができ」，そのため例えば，「精神病外性のもの，つまり精神病の渦中に併存してなお健全であり続けるものに」根差す自殺行為が起こる（83頁）ことと矛盾しない。「パーソナリティの全体変化」を伴わない幻覚性体験様式や他の産出性−精神病性体験様式が，精神病性，とくに統合失調症性のものと判断されることは稀であろう（86頁）という確認は，改定された精神病概念［115］という狭義の産出性精神病についても当てはまる。患者は稀ならず精神病の

最中に［58, 59］，またとくに精神病前・後の基底段階においてはごく頻繁に，自身の症状と基底欠損を欠損・障害として認識し，多少とも広範にそれらから批判的に距離をとり，対処と回避の戦略を展開することができる。内因性の「過程活動性」が少なければ少ないほど，人間としての患者は認知的・力動的基底症状と対峙し，それらを説明できるのであり，また目に見える病像は，病前性格，生活史，そして個人間で変化し得る反応様式である防衛・代償の試みによって影響される。このことは，極期の精神病よりも基底段階にはるかに当てはまる。実験心理学的所見に基づく基底症状・基底段階の概念により，内因性精神病の一定の現象を，実際に疾患過程の手がかりという意味での「症状」（112頁以下）とみなすことが可能となる［65, 81, 84, 100, 106, 190, 192］。シュナイダーの1級症状は，さしあたり，純粋に精神病理学的に共通した状態–経過–形成の，特徴的で繰り返し見いだし得る症状（メルクマール）しか意味しないにせよ，シュナイダーに従っても，臨床精神病理学は「症状」と「診断」という概念を放棄できない。

「体感型統合失調症」と「純粋欠陥」［60, 65］が浮き彫りにされ，統合失調症の臨床神経放射線学的研究が行われる中で［59, 61, 64］，基底症状概念が発展した。その経過の中で，神経学的–精神病理学的移行症状（体感症［59：179頁以下，184頁以下参照］や他の移行関連第2段階基底症状—［50］など），いわゆる基体近接的基底症状も存在することが示された。この基体近接的基底症状とは，本見解によれば基底症状の「人間学的基質」［198］との融合によって初めて生じる，完成された統合失調症性上部構造現象・最終現象よりも，仮説設定された脳機能障害に近接的なものである。シュナイダーの記述現象学的方法によって，定型的で診断に関連する，通常高度に複合的な統合失調症最終症状よりも，大脳の病理的機能変化に近接的な基底欠損が見いだされる［75, 78, 81］。過半の統合失調症は基底症状で始まり，陰性症状で始まるものは11％にすぎない（「一次性陰性病態失認統合失調症」［88, 91, 92］）。経過を追うと，質的に奇妙な特定の移行関連認知的（第2段階）基底症状から，特定の陽性症状が発展する［50, 53, 59, 130, 131］。初回精神病エピソードに先行する前哨症状群および前駆症，同じく（力動的・認知的）基底症状によって規定される精神病後の可逆的あるいは

持続的(「純粋欠陥」)基底段階,また精神病の早期発見・早期治療,一次予防・二次予防にとって重要な基底症状と陰性症状の区別は,旧来の経過研究でも,またほとんどの最近の経過研究でも考慮されないままであった。自己認識が可能な基底症状は,患者によって愁訴・障害として明確に認識され得るし,またそれに対して対処戦略が展開され得る。他方,これを陰性症状に対し,比し得る方法で行うことは,(もはや)不可能である。過半の統合失調症患者(70%)は,顕著な定型的統合失調症性欠陥精神病への単純−進行性の発展を示すのではなく,病相性あるいはシューブ形成性に経過して完全寛解に至る(22%),圧倒的に軽度の純粋残遺を示す(40%),あるいは混合残遺を示す(16%)[41, 106]。このことが意味しているのは,ほとんどの統合失調症は,長い経過のうち,ほとんどの期間は,統合失調症に定型的な精神病症状を示すのではなく,ただちに統合失調症性とは認識し得ない,多少とも非特徴的な症状を示すということである。

　基底障害概念は,患者によって陳述される体験様式が常に「パーソナリティの中に埋め込まれており,精神病性の経過と状況の中だけでなく,生活史上の経過と状況の中にも」埋め込まれている(115頁)ことを考慮したものである。シュナイダーは1946年[172],「精神病理学の課題は解決されているにはほど遠く,いまだ広大な研究分野が目前に広がっている」と記した。このことが私見では今なお臨床精神病理学と分析的─記述的方法に当てはまることを,基底障害概念として発展した統合失調症の新たな症状学説[26, 50, 81, 104;141, 142も参照]は示している。

　シュナイダーの記述現象学的精神病理学が拠り所とし得る経験的方法は,精神現象に関しても,研究の出発点であるとともに,その結果の試金石でなければならない。シュナイダーにとって,体験様式,心的な状態と性質に感情移入し,自己陳述と表出の中に認められるものを記述する狭義の現象学は,あらゆる発生の前にある。基底症状とその具体的説明を典型的な自己陳述に基づいて記述する際[26, 50, 85参照],精神病理学者は「明らかにならないことにはレッテルを貼らないでおかねばならない」。症状概念の中に捉えること,できるかぎり一義的に確定された専門用語と比べることは,彼にとって二次的である(124頁)。事

実そのものを確定する前に力動や発生を探求することはできない［174：7頁］，というシュナイダーの異議が意味することは，精神病理学者は第一に，また優先的に，彼が見たもの，つまり患者の自己陳述の中に明らかになっているものを記述するということである。リュムケ［167］にとってもそうであるように，シュナイダーにとって現象の綿密な記述は「あらゆる科学のイロハ」である。精神病理学者は「借りてきた紋切り型の表現に性急に押し込むべきではなく，具象的に叙述するために，生きた言葉の宝庫を駆使すべきである」（124頁）。

　すると困難な課題は，明らかにならないことにはレッテルを貼らないでおく一方，見たことをできるかぎり一義的に確定された専門用語と比べ，諸概念が「より一義的となり，使用上これまで以上に恣意から引き離される」（124頁）よう，それらを区別・確定することに，可能なかぎり努めることである。臨床精神病理学では，ほとんどあらゆる場合に，連続的な移行系列，例えば強迫体験様式から妄想体験様式に至る移行系列や［102，103参照］，非特徴的な第1段階の基底症状から，多少とも特徴的な第2段階の基底症状を経て，最終的に定型的な精神病性幻覚妄想体験形成に至る移行系列や，例えば診断的に中立的な心気症から，質的に奇妙な体感症を経て，身体的被影響体験へ至る移行系列や，さらにその逆の移行系列が認められるにせよ［59，60，81，102］，また，概念上は切り離されているものが，精神病理学的現象像上は1人の個人内で，また個人個人の間で，移行によって結び付いているにせよ，それでも精神病理学は，明白な概念の区別を行うよう試みなければならない。「認識は区別によって行われる」［120］。だが，概念的な努力によって必ずしも「明確な答えが得られ」，その助けによって「個々の例をすべて決定できる」と期待されるわけではない（101頁）。

II. 精神病理学総論の体系．体験の種類・基本特性・外包の障害．妄想知覚，思考（強迫と妄想），感情，志向と意志．自我体験，記憶，心的反応能力．意識，知能．表出

　シュナイダーの自我障害の新たな理解，自我障害と疎隔体験の境界画定，そしてとくに妄想学説は，彼の臨床精神病理学の基本的立場に属す

る。ヴァイトブレヒトによれば，シュナイダーの臨床精神病理学は概念を生み出し純化する内的力を展開し［195］，臨床にとっての精神病理学的な基礎的骨組みを形成し得る［76，87］。シュナイダーの強迫（89頁以下）と様々な妄想現象（91頁以下）の概念的理解は，変わることなく精神病理学的研究の出発点である。一方，自我体験の統合失調症性障害（自己所属性，106頁）を，ベールで覆われていること・遠いこと・非現実性という性格を有する離人症・現実感喪失体験から区別することは（107頁），いまだ不十分にしか考慮されていない。ブロイラーの統合失調症基本症状においても，離人症は自己所属性の障害であるのか，それとも単純な疎隔体験であるのか明らかにされなかった。たしかに，統合失調症では初期にも後期にも，体感症の特殊型である麻痺・硬直・疎遠の感覚として疎隔体験が観察される。「身体精神性離人症」は「自動症候群」［50，85］を経て，シュナイダーの1級症状である自我体験の定型的統合失調症性障害へと移行する［97：287頁，308頁参照］。こうした移行現象の存在にもかかわらず，させられという基準を伴わない疎隔体験は（104頁）診断的に中立であり，統合失調症，内因性若年-無力性不全状態［24］にも，また内因性うつ病，神経症性発展・精神病質性発展にも，また時に健常人にも例えば疲労時に出現する。強迫（89頁以下）では押し付けられること，不合理性，圧倒性，意外性が自我の内部に生じるが，自己所属性は障害されない。すなわち，「強迫はいつまでも私の強迫である」（107頁）。

　シュナイダーにとって，真の妄想知覚を，より頻度が高い内因性に基礎付けされた類パラノイア反応から区別することや（93頁以下），妄想着想には特殊な構造がなく，心理学的に導出不能という基準（99頁参照；発生的了解という方法によって理解できないこと，155頁参照）もしばしばうまくいかないということは，妄想問題の難点である（95頁以下）。統合失調症性精神病のかくある存在において形式（存在様式）と主題（内容）を区別する際，妄想形成の内部の多くのことが発生的了解という方法［120］によって心理学的に理解可能であり，治療的には了解を「できるかぎり広く妄想に持ち込む」（E.クレッチマー参照［146；42，58，102も参照］）よう試みなければならないことが，はっきりと承認されている。だがシュナイダーによれば，最終的には，心理

解　説

学的に解決不能でそれ以上帰することができない 1 次体験という壁にぶつかる。

　例えば妄想知覚では，子細な具体化は，「構造的秩序と平衡の復元」である「妄想作業」[102 参照] に向かうという，個人典型的な経験に影響された傾向の表れとみなし得る一方 [125]，記述的─分析的に基体近接的な基底症状，例えば「プトレマイオス的態度の主体中心性への退行」を取り出すことができる。これは，診察者から見れば，「関係の非蓋然性」，すなわち，知覚過程と自己関係付け意味との間の関係設定が了解不能であることに相当する [17, 102 参照]。反応・解釈の蓋然性の平準化を伴う，現象領域において把握可能な認知的基底欠損は，情報処理の特定の部位における障害である，超現象および前現象領域における習慣ヒエラルキーの部分的崩壊に仮説的に帰することができる [102；106：145 頁以下；191, 192]。シュナイダーとその門下生らによって，質的に異常な症状（8 頁），例えば妄想知覚や他の 1 級異常体験様式が同定され（115 頁），また，（慣習的な統合失調症学説によれば）統合失調症に定型的ではないが，より詳しく検討すると，特有ではないにせよ多少とも特徴的である基底症状が出現することが証明された。このことは，統合失調症が形式の問題であって内容の問題ではないことを示している。精神病の現存在を発生的了解によって（いわゆる方法論的診断学，155 頁参照）心理学的に理解することは不可能であり，その結果，「生活発展の意味連続性の中断」が生じる。このことを別にすれば，統合失調症のかくある存在において，たしかに主題は生活史とパーソナリティから了解可能であるが，主題の存在様式（形式）は了解可能ではない。シュナイダーにとって，「生活発展の意味連続性の切断」と共に，一部の質的に異常な症状，とくに 1 級体験様式を用いることにより，統合失調症性精神病と変異の根本的に移行のない区別が可能である（8 頁以下）。

　発生的了解という方法（K. ヤスパース）と，それに基づく内因性精神病の「方法論的診断学」，すなわち状態の了解不能性からその本質を推し量ることは，しばしば批判された [155 参照；7, 9, 23, 76, 80, 97, 125, 198 も参照]。また，基準が主観的であること，すなわち診察者の感情移入能力と，社会文化的刻印を受けた基準に依存している

ことが，指摘されている。だが発生的了解は臨床精神病理学の不可欠な秩序観点であり続け，とくに診断の出発状況［7，80］においては——他の場合もそうである——，広義の了解の他の方法，すなわち解釈学的な，作り上げて輪郭を描く解釈［77参照］と取り換えることができない。にもかかわらず，精神病の主題は体験によって刻印されており，分析可能で広く了解可能であり，シュナイダーにとっても精神病に一貫した了解の限界は存在しない。シュナイダーによれば，内因性精神病であれ，身体的基盤が明らかな精神病であれ，あらゆる精神病は「反応性の特徴」（76頁）を有している。伝統的精神医学や，精神病を全体的パーソナリティ変化，世界内存在の全体的変化として理解しようとする現存在分析などの学派［9］が推定したよりも，罹患という体験に対する心的反応ははるかに頻度が高く，自由余地，責任能力，実感能力，病識能力，そこから生じる自助戦略〔対処の試み，「対処行動」—［190，192；50，65，81，106も参照］〕は，精神病の形成にとって重要である。

　統合失調症患者は急性精神病のさなかにも精神病と対峙することができ（83頁），また精神病前・後の基底段階においてはよりいっそう力動的・認知的欠損を欠損として認識し，それらに取り組み，多様な回避戦略と現存在技術による対処を試みることができる（上記参照，184頁）。シュナイダーの精神病理学によっても，1級症状の1つである妄想知覚に，現象上，生活史とパーソナリティに関係した心因性要素を証明することが可能であった［102：100頁以下］。たしかに「ヤスパースの定理」には，v. バイヤー（v. Baeyer）［7］が申し立てたような臨床精神医学と科学的精神医学にとっての短所があり得るが，それは必ずあるわけではない。すなわち，患者は「最終的に感情移入不能として説明」されるのではなく，患者との治療的関わりとその生活史の探求は，困難になることも，あるいは完全に妨げられることもない。だが臨床精神病理学は，それによって示し得る「基体近接的基底症状」［65，190］という特定の体験障害を手がかりとして，統合失調症の生物学的理論の出発点となり得る。その理論は多条件的な検討方法に完全に対応し，精神病と生活史の間に広く了解可能な関連が存在することを承知・承認するものである［42］。統合失調症性精神病において，疾患は精神病外および精

神病前の材料を用いて「作業」し，準備されていた生活史上の願望・葛藤・布置を，精神病性のものに転置する（11頁）。性格因性の了解は実際に妄想が存在するところで止まり，了解可能なところに妄想は存在しない［174：26頁］，というシュナイダーの先鋭化した短縮表現は，彼自身によって相対化された。すなわち，精神病と妄想が意味しているのは，了解が根本的に不可能なことではなく，おそらくここに心理学的了解の限界が存在するということである。

　精神病理学的現象像上の移行は，内因性精神病にも，身体的基盤が明らかな精神病にも存在する。このことは，シュナイダーの教科書の中でしばしば強調されている。現象像は長期間，それも持続的に，パーソナリティとそれに属する体験・反応様式に規定されるため，精神病を新たな異なるものとして把握することができない（13, 122頁）。長期研究の中で妄想患者によって述べられた，性格因性−状況的に了解可能な出現の仕方をする類パラノイア反応からより確実な妄想知覚に至る移行系列は，非精神病性で了解可能なものから，精神病性で確実に妄想性のものへの，現象上「我々の臨床眼で見れば」（100頁）区別不能な移行が出現することを示している［102］。体感型統合失調症の経過研究も，こうした精神病理学的現象像上の移行を示した［59, 60］。

　精神病性の表れは「単線的かつ単純に直接の疾患結果と」，すなわち病態生理学的脳過程の随伴現象と容易に見なすことができないが（109頁），にもかかわらず，「症状」概念に関し，内因性精神病と身体的基盤が明らかな精神病との間に根本的相違があると想定する必要はない。すなわち，身体的基盤が明らかな精神病においても，精神病性の表れ，例えばせん妄症候群やコルサコフ症候群は，「単線的かつ単純に」直接の疾患結果と見なすことができない。せん妄においても，多くの特徴は体験反応性のものであり（76頁），幻覚と妄想は生活史的−心因性の要素を有する。例えば，幻覚妄想性の通過症候群［200；97：50頁以下，138も参照］において，意識混濁が消退すればするほど，生活史的−心因性の要素が明白となる。妄想と幻覚の主題はこの場合も個人的生活史から了解可能であるが，例えば，てんかんや脳炎で証明されたように，患者がそもそも統合失調症性現象を有していることは了解不能である［１, 62, 111］。

その主観性のためにしばしば批判される（上記参照，188頁），知覚過程における自己関係付けの了解不能性という妄想知覚の基準は（91，95頁），「数多くの手持ちの場への拡大」によって，また関係付けのあまりにも間接的な，暗号化された方法，すなわち「過度に精巧な複雑さ」によって明証性を増す［17，102］。こうした拡大を欠き，妄想の対象が直接の身近な人々に限られる場合，了解基準の適用はとくに問題となる。というのは，妄想知覚では，周囲の人の行動・表現方法が自己に関係付けられて体験されることが圧倒的に多いからである［102］。疾患起因性の，認知的遂行を冒す基底欠損と見なされる自己関係付けに対し（上記参照，187頁），妄想知覚の最終段階における子細な具体化は，疾患起因性でないパーソナリティ固有の「妄想作業」の表れである。このことは，とりわけ，自己関係付けと具体的意味に関する訂正能力の解離を示している。すなわち，具体化は健常者の思い違いに類似した方法で訂正を受け入れるが，自己関係付け傾向は，過程活動性が低下し，基礎となる基底障害が作動していないときを除けば，訂正を受け入れない［102：113頁以下］。同様のことは，「力動の不安定性」と顕著な個人内の動揺を特徴とする段階における，他の産出性－精神病性現象にも当てはまる［81，102，112］。

　シュナイダーの臨床精神病理学の可能性と限界を指摘した例として，コンラート（Conrad）［17］，ヤンツァリック［111，112］，マトゥセック［155］，フーバーとグロス［58，63，102］による妄想研究がある。シュナイダーの意味での異論の余地のない妄想知覚は（91頁），「内因性基盤を有する類パラノイア反応」（93頁以下；［102：101頁以下］も参照）よりも稀である。長期研究によれば，精神病相中に，内因性に基礎づけられた類パラノイア反応と，第2段階および第3段階の妄想知覚[9]は急速に連続して生じ，ほぼ同時に，あるいは交代しながら出現する。このことは，きっかけのある単純自己関係付け（93頁）が，真の妄想知覚と同じ形式障害あるいは基底障害に基礎づけられていることを支持している［102：117頁以下参照］。本来の「妄想機能」，すなわち

---

[9] 第1段階の妄想知覚：純粋気配体験，漠然とした妄想気分，第2段階の妄想知覚：自己関係付けを伴う気配体験，第3段階の妄想知覚：自己関係付けと特定の意味を伴う気配体験（フーバーとグロス，1977）。

自己関係付けおよびそれと結び付いた妄想的確信は，力動的基本布置の――疾患起因性の――変動に対応している［112, 113；102 も参照］。そのため，堅持された妄想性気配体験は，比較的非活動的な段階においても，力動の不安定性という基本布置に依存することなく，時間的に二次的な，「妄想作業」の表れとして了解可能な顕現化によって，特定の具体的意味が付与されることがある。多くの例で，妄想知覚の第 2 段階と第 3 段階［17, 102］は連続して生じる。すなわち，ほとんど必ず知覚過程と同時に体験される単なる自己関係付けの段階から，1 秒間から数週間持続する時間的間隔の後に，特定の具体的意味が明らかになる。また例によっては，自己関係付けと具体的意味が時間的に一致し，第 2 段階と第 3 段階の区別が不可能なこともある。

　相貌的性格，本質特性の支配，知覚野の弛緩，知覚硬直，および「知覚の細部による固着」を特徴とする<u>「知覚に基づく妄想知覚」</u>は存在するかという問題が，マトゥセック，コンラート，ヤンツァリック，フーバーとグロスによって研究された。ヤンツァリックによれば，力動拡大の中にすでに「印象的知覚様式の暴走」を伴う環界連関の亢進が存在している。妄想性人物誤認を有する統合失調症患者の一部では，それが視覚領域の知覚変容に基づいて生じることを示すことができる［28, 131, 155；102：132 頁以下も参照］。

　経過研究によって，<u>妄想の絶対的確信と訂正不能性</u>という見解は相対化を余儀なくされた。妄想の絶対的確信と訂正不能性の存在は統合失調症性妄想疾患を支持するが，特定の段階においてそれらが存在しないことは，統合失調症性妄想疾患の反証にならない［58, 63］。確信の程度がいまだ著しく変動する感情的準備野（96 頁；［58］も参照）ないし前野（100 頁），妄想的現実確信，陽性のことも陰性のことも変動することもある（二次的な）現実判断は連続して生じ，しばしば区別し得る。第 2 段階では，確信が持続・固定化して陽性の（病的な）現実判断が生じることもあれば，数日から数年以内に確信意識が低下し，部分的あるいは完全な批判的訂正が生じることもある［102, 174］。準備野がしばしば見過ごされる幻覚においても，直接の現実確信が生じた数分から数週後，批判的に距離をとる能力が出現するのが観察される。例えば，身体的被影響体験では，外部投射が撤回されて単なる体感症となる

のが観察される［59：194頁以下］。確信意識の変動は，コンラートやフーバーとグロスの意味での妄想知覚の3段階において，また妄想性人物誤認において，とくによく追跡することができる。構造変形のパーソナリティ関連要素に依存する，体系的で固定化されたパラノイア性妄想［112，113，115］を別にすれば，絶対的な現実意識と訂正不能性は，発生状態における精神病性の顕現化と気配[10]というエビデンスの中にしか認められない。それ以外では，「外的理由による沈黙」から，感情的重みと現実価値の喪失を経て，対象化による訂正と解消に至る，という病識の段階的推移が認められる［174：45頁以下］。

　妄想確信と妄想充足が強ければ強いほど，妄想における現実意義は少なくなる，という旧来の想定に反し，最近の研究は次のことを示している。比較的稀な，二重帳簿を伴う慢性妄想状態を別にすれば，周囲にとって認識可能な，妄想が外的行動に及ぼす影響は，原則として妄想確信の程度と一致し，過程活動的な陽性-精神病相では，妄想性に動機づけられた目立った行動・反応様式として，そうした影響がほとんど必ず（88％）証明される。その際，最も高頻度の簡約類型は，防衛と自己防護，迫害者に対する言葉による抗議，他者による保護の探求，逃避と移転，そして稀だが重大な結果である自傷他害行為である［102：60頁以下参照］。また，こうした妄想的に動機づけられた行動症状は，統合失調症患者の妄想がしばしばその人の周囲に向けられ，この点において「外因性幻覚妄想症候群」［160］から区別されないことを示している。

　しばしば見過ごされていることだが，ヤスパース/シュナイダーの精神病理学にとって最初から特徴的であったのは，現象学（185頁参照）と了解精神病理学との結び付き，すなわち発生的了解による分析的-記述的精神病理学である［83，120，174，175参照］。過度に客観視するクレペリンの精神医学は，ヤスパースとシュナイダーが述べた体験と体験様式を目標とする現象学によって克服された。それは患者側の内観を通じて，また診察者側の静的・発生的感情移入によって，心的なものの

---

[10] 顕現化（Aktualisierung）と気配（Anmutung）（ヤンツァリック，1959）：知覚に依存しない純粋顕現化はシュナイダーの「妄想着想」に相当し，特定の意味を伴わない純粋気配はシュナイダーの「妄想気分」に相当する（フーバーとグロス，1977）。

解　説

体験進行・動き・関連を見いだそうとするものである。シュナイダーの臨床精神病理学は，患者の主観的体験，体験進行そのもの（その結果だけではない）を把握し，また生活史とパーソナリティ発展を了解心理学的に把握することを試みるものであり，またすでにヤスパース以降，<u>客観から主観・体験への跳躍</u>が行われていたのであるから［174：6頁以下］，古典的精神病理学は医療現場での意思疎通を障害するという批判は［7，8］，むしろクレペリンの精神医学に当てはまる。シュナイダーの意味での精神病理学者は，記述現象学に発生的了解という方法を付帯させることにより，常に同時に，<u>距離をとると共に関与する</u>医師であり，観察し疾患徴候を確認するだけでなく，自分自身を診察手段とし，「いかにして心的なものが心的なものから明証性をもって生じるか」に感情移入し，それを追体験しようとする［120］。診察者が精神病理学的探求を通じ，自己陳述に基づいて患者の体験を把握・記述しようとする，ヤスパースの意味での「<u>現象学的態度</u>」が特徴的である。シュナイダーによれば，慣習によって，できる限り一義的に確定し得る概念の中に捉えることは，臨床精神病理学にとって二次的である（124頁；185頁も参照）。

　なぜ特定のパーソナリティと生活史において，妄想がほかならぬそうした外観を呈し，それぞれの患者が妄想を自身の方法で形成するのか，という<u>精神病における了解可能な関連</u>，すなわち健康なパーソナリティから妄想疾患的なパーソナリティを生じる結び付きは，シュナイダーの精神病理学によってもあらわにされ，指摘される。例えば，「<u>妄想作業</u>」，すなわち生活史全体からの材料を用いる処理過程なしには，妄想知覚の最終段階は生じない。その際の<u>具体化</u>は，はるか以前に生じた「些細な過ち」［193］という意味での不正に関わるもののこともあれば，循環病性うつ病での行為・不作為に関する道徳的罪悪感情に類似の，患者が以前から有責なものとして閾下で体験していた，主観的に深刻な過ちに関わるもののことも［197］，また罹患という体験に関わるもののこともある［102：93頁以下，103頁以下］。

　時間的に一次的な，生活史上の葛藤材料の（再）顕現化が，いかにして後に気配によって確認されるのか，あるいは逆に，自己関係付け的な気配が，いかにして時間的に二次的に顕現化によって確認されるのか

193

は，経過の中で追跡することができる。後者の顕現化は，具体化によって処理・対処しようとする，パーソナリティと生活史に関係した傾向の産物である。精神病相の活動期には，しばしば自己関係付けに関する絶対的妄想確信が見られるが，特定の具体的意味に関する確信と定常性は見られない。訂正能力は，妄想知覚のうち，よりパーソナリティ固有の，生活史から了解可能な部分に及ぶが，自己関係付けの基底的な体験進行障害である身体因性部分には及ばない。具体化の可変性のため，患者が決定的な明瞭性と透明性に至っていない第3段階の妄想知覚は，「具体的なことの中での安定」によって得られた安堵であるとして，ビンスヴァンガー（Binswanger）［9］の「妄想の代償機能」という意味で無制限に理解することはできない。だが，分析的-記述的方法を発生的了解という方法に結び付けるという特徴的方法を用いるシュナイダーの精神病理学によれば，具体化は，「妄想作業」の表れであると同時に，「具体的なものの中での安定」を求める正常心理学的な欲求であることが示される。「形態へと押しやること」は，疾患過程自体に属するのではなく，人としての人，したがって統合失調症に罹患している人にも属する処理過程の表れである（「人間学的基質との融合」—183頁参照；［102：100頁以下］参照）。ここに，シュナイダーによれば「ハイデッガー（Heidegger）の現存在分析による現象学的精神病理学の継続」である，現存在分析的精神病理学との一致が存在する［175：28頁］。

　「パラノイア」ないし「パラフレニー」は，シュナイダーにとって統合失調症性精神病の1つの（周辺）類型であり（10頁，94頁），異常パーソナリティ発展から区別できないことはごく稀である［174：43頁］。最近の研究によれば，数十年の経過を考慮に入れると，パラノイア［110参照］はごく稀（1.8％）であり，常に妄想以外の統合失調症状（感情障害，接触障害，表出障害，体感症，思考障害）が証明可能であることが確認されている［49］。

　内因性精神病，とりわけ循環病性精神病が体験すなわち「急性の心的ショック」によって誘発されることを，シュナイダーは疑っていない（110頁以下）。誘因とされる因子の一部，例えば「長期間遷延する葛藤」（110頁）や，身近な関係者の「感情表出」は，すでに発病の結果であって誘因因子ではない可能性があり，また，長期間の前駆症は特定

の葛藤的生活状況の発生に本質的に寄与すると想定されるにせよ［196参照］，精神病初回エピソード・再発エピソードが精神的要因によって誘発されることは，伝統的精神医学が想定した以上に高頻度である。ボン研究では，精神病初回エピソードの25％，再発現の29％が，精神的-反応性に誘発された［106：68頁以下］。その際，典型的あるいはまったく特異的なきっかけ状況は見いだせなかった。この場合，「情動的なものが身体的なものに及ぼす作用」が重要である，というシュナイダーの仮説（50頁，110頁，157頁），すなわち「情動性の身体的-自律神経性切り替え作用」(E.ブロイラー）の病像成因的最終区間に関する「意味盲の情動打撃」は，次のことを除外せず，むしろ示唆する。体験そのものには十分に意味があり，体験は患者個人にとっての主観的な重みに従って情動作用の強度を決定する。情動作用の強度によって始動される，すなわち切り離されることの最終的責任を負う，生物学的地下に対する作用は，「意味盲」である。

　記憶障害と注意障害が内因性精神病，とくに統合失調症では意義がないということは（108頁），最近の心理学的・精神医学的研究によれば，もはや堅持できない［54，81，106，189］。前駆症と精神病後の無力性基底段階および純粋残遺では，記憶遂行と注意力の障害（精神病体験によって引き起こされたのではない）が頻繁に訴えられる。シュルボルト(Süllwold) と我々によれば［28，106，190］，この認知的基底欠損は部分的にフィルター機能の障害に帰せられる。この障害は，経験の使用困難を伴う習慣ヒエラルキーの喪失であり，長期貯蔵からの合目的的な解号の障害によるものである。これはBSABS［50，53］の中では，超短期記憶の障害，短期記憶の障害，とくに長期記憶の構造化された障害(C.1.8，C.1.9，C.1.10) として認知的思考障害の中に記述された。統合失調症患者における超短期記憶（ワーキングメモリ），すなわち直接保持の障害は，二命名テストを用いることによって証明されている［189］。一部の統合失調症患者がワーキングメモリ機能の明らかな障害を示すことは，ドイツ語圏の精神医学・心理学ではすでに70年代から証明されており［79，191参照］，現代の著者らが記しているように［157］，90年代になって初めて「驚くべき所見」として証明されたのではない。基底症状概念の発展に伴い，統合失調症の精神病理学は，ワー

キングメモリ（直接の形態記憶，直接の保持，超短期記憶）との関連を示唆した［26, 54, 85, 121, 189, 190, 192］。

　フランクフルト愁訴質問票［190］とBSABS［50, 53］では，患者によって認識・報告され，記銘力障害として陳述されるものが，典型的な愁訴陳述に基づいて具体的に説明されている。これは，前現象的・超現象的に基礎をなす障害に対応する，主観面のものである。例えば，BSABSの項目C.1.8は，ワーキングメモリの障害である。患者は，超短期記憶ないし直接の形態記憶の定義に該当するワーキングメモリの障害を報告する。例えば，あることを短時間（およそ5～30秒）保持することもできなくなった，と陳述する。第4回ヴァイセナウ（Weißenau）統合失調症シンポジウム［79］で示された研究成果から，とりわけ次のことが判明した。精神病前・後の基底段階において，相当な努力をしなければ日常の要求にも対処できないという患者の困難にとって，おそらくワーキングメモリの障害も重要である。自己経験レベルにも，例えば予測不能な現れ方をする転導性，誤反応，遮断が見られ，それらのために，情報を受け取って再使用可能にすることが困難となる。干渉する障害に対する脆弱性がさまざまな精神機能に影響を与えることは，一貫した原理のように見えるため，急速な脱貯蔵化，合目的的な想起，直接の保持はいかなる方法で障害を受けるのか，という生化学的記憶研究に関する疑問が生じる。その障害は，「おそらく統合失調症基底障害に対する，よって統合失調症状一般の本質に対する理解への鍵」であるという［79：288頁］。画像を用いたワーキングメモリ分析の研究は，ワーキングメモリと疾患の神経生物学・症状学の関連を発見すること，例えば統合失調症におけるワーキングメモリとその障害の基体としての機能的ネットワークを示すことを試みている。ボン研究における精神病後・前の基底段階での作業能力検査では，健常人と完全寛解した患者に比し，有意な規準逸脱が，また超短期記憶の障害が証明されている［106；54, 190も参照］。

解　説

III. 診断を組み立てる際の症状の等級付け．自己陳述の評価．1級・2級統合失調症状．中間例．統合失調症診断にとってのシュナイダー統合失調症概念の重要性

　診断を組み立てる際の症状の等級付けに関するシュナイダー学説 (113頁以下) を検討する際，統合失調症と循環病に関しては，「診断」という言葉を用いることは厳密にはできないことを，改めてはっきりと理解しなければならない (149頁参照)．このことは，内因性精神病の枠内にさらに症候学的形成を行う場合にも，まったく同様に当てはまる．すなわち，診断的に「である」ということは，身体医学的系列にしか存在しない (113頁参照；上記参照，149頁参照)．
　シュナイダーによれば，異論の余地なく把握可能な1級体験様式は，診断にとって2級症状に，またいわゆる広義の表出症状に優先する．精神病性体験様式を言葉に置き換えることの難しさを考えれば，体験陳述を言葉通りに，また正常心理学的に受け取ることができないことは確かである (114頁)．さらにシュナイダーは，体験陳述は必ず，精神病性の関連だけでなく，生活史上の関連の中にも埋め込まれていると指摘する．よって，精神病理学的興味の対象となるのは個々の諸現象を越えた全体的一体性であり，ヤンツァリックはこのアプローチを力動構造心理学的構想へと発展させた［112, 113, 119］．しかし，直ちに報告される障害は体験とも一致する (114頁以下参照)，ということから出発することもでき，これは記述精神病理学の基礎である．私見では，1級の(および程度は劣るが2級の) 異常体験様式が「異常表出」に優先することは，診断が転帰に依存しない (上記参照，149頁，180頁) こととと並んで，シュナイダーの統合失調症概念の利点である (113頁)．具体的症状，とくに，非精神病性の精神生活に類似したものが何もなく，よって疾患仮説の指標としても要求される (154頁参照) 1級症状を取り出すことにより，内因性精神病のいわば方法論的診断学 (上記参照，154頁) が補完された［175：23頁］．
　統合失調症診断にとってシュナイダーの統合失調症概念が有する重要性に関して，すでに60年代から多くの研究が取り組まれてきた．シュナイダーはすでに30年代から，また1950年に『臨床精神病理学』(第

3版）の中で，いくつかの症状を記述・定義した。それらの症状は統合失調症のすべての例ではないにせよ，多くの例で出現し，躁うつ病，パーソナリティ障害，神経症では出現しない。しかし，それらの症状は，統合失調症の他のほとんどすべての症状と同様に，てんかんを含む器質性脳疾患でも出現することがある。シュナイダーがこれらの基準を作り出したことは，<u>操作的診断学への第一歩</u>であった。シュナイダーが1級症状と命名した特定の症状が明らかに証明可能であり（包含基準），かつ脳疾患が証明できない（除外基準）場合，彼はその状態を「統合失調症」と呼ぶ。

　ICD-10の統合失調症診断は，広くシュナイダーの基準に従っている。最初の3群（1a，b，c）の症状——そのうち1項の症状があれば診断にとって十分である——は，すべて1級症状である。後半の4群（2a，b，c，d）は，シュナイダーが2級症状として強調する，1級症状でない幻覚と，さらになかでも新作言語，考想中断，緊張病性の過多・減退現象，感情鈍麻・会話貧困化・発動性低下・無感情といった一次的陰性症状である。ICD-10では症状の持続期間の基準（1ヵ月）が挙げられているが，この基準は問題をはらむものである。なぜなら，ICD-10によれば，ある症状が「ほとんどの期間」存在する，あるいは「ある期間，ほとんど1日中」存在することが，統合失調症（F20）を分類し，例えば急性多形性精神病性障害（F23.0，F23.1）や急性統合失調症様精神病性障害（F23.2）から鑑別する上で重要であるとされているが，これを信頼性をもって決めることはほとんどできないからである。また，1級症状が存在するのか，あるいは5つめの症状群（2a）の2級症状しか存在しないのかという判断は，観察期間に依存している。真に信頼性のある分類が可能であるのは，研究者が縦断的経過を数ヵ月，あるいは数年間把握している場合に限られよう。したがって我々は，ICD-10のF2に挙げられている，ゆうに10を超えるさまざまな障害を鑑別することは臨床の現実を超越しており，「統合失調症と関連障害」，「統合失調症と他の精神病性障害」（DSM-IV），「統合失調症群に属する障害」（ブロイラー），つまり「統合失調症スペクトラム障害」に限定すべきである，と考えている［38，39，44］。

　最後に，例えば<u>特定の形式的思考障害</u>（「脱線，混合，新作言語」）や

陰性症状といった，統合失調症に稀に見られる一連の症状が存在する。これらを用いても，統合失調症性疾患を他の障害から区別することはできないことが多い。陰性症状は DSM-IV に従っても評価困難であり，他の多くの要因によって引き起こされ得るので，診断基準として用いないほうがよい。少なくとも，陰性症状は陽性1級症状よりもはるかに非特異的である。例えば，「身体的あるいは社会的アンヘドニア」という陰性症状，すなわちシュナイダーの「感情欠如感」（131頁参照）は，内因性うつ病よりも統合失調症に高頻度に見られるわけではない［44］。

シュナイダーの統合失調症概念に対する包括的，批判的評価［55，56，122，135，136，138，153，154，156 も参照］を発表したものとして，過去10年間では，「英国精神医学雑誌（British Journal of Psychiatry）」に掲載されたクリッチトン（Crichton）による批評があり［18，158］，またグロスとフーバーによるものがある［44］。このテーマを取り上げた他の業績の一部に関しては，シュナイダーの統合失調症概念の実りある議論にとって前提となるはずの，彼の学問的業績に対する真の深い理解が，今日に至るまで稀にしか得られなかったことを考慮すべきである［55，56］。

シュナイダーの統合失調症概念は，第一に異常体験様式に基づくものであり，ネオ・クレペリン的英語圏精神医学の概念のように，観察可能な行動に基づくものではない。異常体験様式のうち，診断的重要性の大きい9つのもの，すなわち，対話性の声，実況解説する声，考想化声，身体的被影響体験，考想吹入，考想奪取，考想伝播，意志被影響，妄想知覚が，1級症状として取り出された（115頁；［97：307頁以下］も参照）。1級症状が確実に存在し，一次的あるいは二次的な脳疾患が証明不能である場合，シュナイダーは「臨床上，謙虚さを持ちつつ統合失調症と呼ぶ」（116頁）。1級症状以外の異常体験様式はすべて2級症状と呼ばれた（とりわけ，1級症状ではないすべての幻聴，幻視，幻臭，幻味，妄想着想，抑うつ気分変調・躁病性気分変調，体験される感情貧困化，その他若干のもの）。1級症状がない場合，診断は2級症状と表出症状（形式的思考障害，感情症状，緊張病症状，狭義の表出症状）に基づいて行わねばならない。だが表出は，極めて顕著でない限り，はなはだ不確実な症状である（「3級症状」）。すべての1級症状は脳疾患で

も出現する。このことは，精神病理学的に突発性統合失調症から区別することができない「症状性統合失調症」が存在することを意味している［97：45頁以下，141頁以下；71, 82, 101も参照］。

シュナイダーの概念の特筆すべき特徴は，<u>妄想知覚</u>と妄想着想の区別であり，また<u>自我体験の統合失調症性障害</u>と，精神反応性障害とパーソナリティ障害でも出現する<u>離人症</u>との区別である。他方，ブロイラーは離人症を統合失調症の基本症状に含めた。シュナイダーにとって，ブロイラーにとってもそうであったように，「<u>状態像による診断学</u>」は「<u>経過による診断学</u>」すなわち転帰による診断学に優先する。もっとも，シュナイダーの「状態診断学」は，診察前後の経過を「状態像の結果と発展」として含むものである。だが転帰の良・不良は，診断にとって決定的なことではない。統合失調症は不良な長期予後と関連し，躁うつ病は良好な長期予後と関連するという<u>クレペリンの規則</u>には，多くの例外がある［12, 13, 41, 106, 107, 184］。

シュナイダーによれば，彼が常に強調したように，<u>精神反応性障害およびパーソナリティ障害と精神病との間の移行</u>は，精神病理学的状態像上は存在するが，基体には存在しない。過程活動的な病相中に，疾患はもっぱら生活史上の内容を用いて作業するので，横断的病像上は神経症性障害・パーソナリティ障害から区別できない。つまり，精神病性障害と心因性障害には，部分的に現象学的-精神病理学的重なり合いが存在する。これは例えば，偽神経症性統合失調症，偽精神病質性統合失調症，仮面統合失調症などと呼ばれる状態像である［44, 108：97：168頁以下も参照］。

統合失調症と循環病の間には，シュナイダーの意味での<u>中間例</u>が存在する（123頁）。他の学派は，これを例えば統合失調症様精神病，反応性精神病，統合失調感情精神病，類循環精神病として区別した。シュナイダーによれば，統合失調症と循環病の間には<u>鑑別類型学</u>しか存在せず，<u>鑑別診断</u>は存在しない。長期経過に認められる著しい可変性や，転帰に関する異質性を考慮すると，統合失調感情中間領域を区別するための要件となる特徴，例えば同調的な病前性格，急性発症，精神反応性の誘発，抑うつ症状，良好な長期予後は，シュナイダーの統合失調症からの鑑別を可能にするものではない［46, 92, 107］。統合失調感情精神病

解　説

と類循環精神病を切り離すために用いられる基準は，ボン統合失調症研究において良好な長期予後を示す基準と一致している（上記参照）[97, 106]。

　<u>1級症状の頻度</u>に関するさまざまな情報が，シュナイダーの概念に反対するものとして挙げられている。それらは，算出された率が観察期間に依存することを見過ごしている（上記参照）。注目すべきことに，大半の患者に見られる1級症状はなく，むしろ，例えば精神病発症以降の最初の6ヵ月間に，自我体験の統合失調症性障害と妄想知覚は22％，幻聴は17％，身体幻覚は16％の患者にしか見られない。その上，1級症状は，薬物療法の時代以後，それ以前よりも稀になっている。これは，産出性-精神病性陽性症状が多少とも非特徴的な症状・残遺という方向に症状変化した結果である [32, 66, 67, 88, 97, 106]。

　シュナイダーは，<u>精神病理学的現象の記述</u>，症状分析の明確化（彼は自身の「分析的―記述的方法」について述べた），<u>ヤスパースの「精神病理学総論」を「臨床精神病理学」に発展させること</u>にとくに取り組んだ。シュナイダーとブロイラーの臨床的・科学的業績の最も重要とされる共通の特徴は，体系発展の領域よりも，むしろ，<u>個人としての患者に基づいて研究作業を行うこと</u>が優先されたことにあった。シュナイダーは，ハイデルベルク大学病院の全入院患者180人に対し，入院時に病歴聴取と精神病理学的探求を結び付けた詳細な面接を行い，毎週行われた病棟回診時には，1人ひとりの患者を名前で呼ぶことができた [87, 93, 99]。私見では，これは古典的精神医学と現代精神医学のスタイルの本質的な違いの1つであり，とくに統合失調症性疾患の患者についてそうである。患者を，個人的生活史を持った，弱さと強さを持った全体として見ること，そして今日稀ならず我々の科学活動で行われているように，患者を第一に「科学的探求の材料を有する者」と見なさないことは，ブロイラーと同様にシュナイダーの基本原則であった。患者こそが我々の情報源であるから，我々の知識と経験，進歩と失敗の試金石は，「患者と共にいよう」という決定的箴言でなければならない。我々は他の個所で，ヤスパースに依拠し，精神病理学と「現象学的態度」が臨床的および身体的精神医学的研究の方法に与えたプラスの影響を強調した。ヤスパース-シュナイダーの概念を実践するということは，<u>科学的</u>

作業は患者との極めて密接な関係と結び付きなしには不可能であることを意味する［40, 83］。

　シュナイダーに，他の統合失調症概念よりも経過の良好な統合失調症候群を見いだそうとする意図はなかった。だが彼の門下生らは，シュナイダーあるいはブロイラーに従えば統合失調症と診断される患者の22％が完全あるいは持続的な精神病理学的寛解を示し，半数以上が社会的治癒を示すことを見いだした［11, 41, 106, 107］。それによって，1級症状を有する患者が完全寛解することはない，あるいはごく稀であるというシュナイダーの見解は相対化された（122頁，184頁）。他方，20～30年続いたボン長期研究は，1級症状は全体として予後に用いることができず，シュナイダーとブロイラーの基準は長期転帰を予測し得ない，というシュナイダーの見解を確認した。これらの基準に従って診断される患者は，完全寛解から重度の欠陥精神病に至るまで，極めてさまざまな転帰を示す［92, 106］。信頼性のある転帰予測，つまりレオンハルトの意味での「予後診断学」［148, 149］は，発病時には不可能である。発病から20～30年後，全患者のおよそ1/4は良好な，1/4は比較的良好な，1/4は比較的不良な，1/4はまったく不良な転帰を示し，社会的寛解率は，ボン研究の単相性および多相性の経過類型における100％から，いわゆる「統合失調症性破局」を含むXII経過類型における0％まで，実にさまざまである。

　20世紀後半，クレペリンの早発性痴呆概念はシュナイダーとブロイラーの概念と一致しないこと，また1つの病因と脳病理，1つの単一的な長期経過と転帰という要請は満たし得ないことが明らかになった。シュナイダーにとって，循環病と統合失調症の明確な区別は不可能であり，むしろ鑑別類型学だけが可能である。これは，移行が存在することを意味している。たしかに，定型的な例は依然として存在し，大半の例はいずれかの類型に分類し得る一方，非定型的な経過はいずれかの極に近く，（シュナイダーによる）「中間例」は，いずれの類型にも同じ正当性をもって分類可能である。こうした例について，これは感情病である，これは統合失調症性疾患である，と論証することは方法論的誤謬である。これは特定の概念と一致する点において，統合失調症性精神病，感情病，統合失調感情精神病，類循環精神病，あるいは反応性精神病と

呼ぶことができる，としかいえない。「である」ということは，疾患特異的な身体所見を有する既知の脳疾患の診断に関してのみ正当化される。よってシュナイダーは，これは私にとって「統合失調症」である，あるいは私はこの症候群を「統合失調症」と命名する，と述べた。その意味するところは，我々は当面の間，今日まで我々が自由に使える最も正確な診断手段である精神病理学を用いて作業しなければない，ということである。このことが妥当である限り，真の疾患分類学的単位を見出そうとする，また陽性統合失調症と陰性統合失調症，タイプⅠ統合失調症とタイプⅡ統合失調症モデルといった古典的あるいは最近の統合失調症概念を妥当なものにしようとするあらゆる試みは，いつまでも「幻の追求」であり続ける。

　シュナイダーの統合失調症概念に対する批判は，とくに次の6つの異論に関するものであり，その一部はより根本的なものである。

(1) クリッチトン［18］によれば，クルト・シュナイダーは統合失調症概念を組み立てる際，彼のやり方の方法論に関する十分な情報を示しておらず，今日の基準に対応するような統計的研究を行わなかった。曰く，シュナイダーの概念は完全に彼自身の臨床的印象に基づいている，1級症状に関するデータは彼の臨床経験のみに立脚している，科学的正確さの現代の基準を満たす研究は行われなかった。よって，統合失調症診断にとっての1級症状の重要性を示すエビデンスは生じないという。例えばオグラディ（O'Grady）［158］など，他の多くの著者は，この批判を受け入れていない。オグラディによれば，概念が臨床経験から生じることは，すべての画期的な科学的先駆的業績，とくに20世紀前半の60年間のものに当てはまる。1級症状はたしかに卓越した診断的重要性を有する症状群であり，この概念は経験的研究によって再検することが可能であるという。クロウ（Crow）によれば，1級症状には他の症状にない性質がある。すなわち，一連の研究，例えばWHOの10ヵ国研究［109］が示すように，1級症状は信頼性をもって診断可能な統合失調症の中核症状を定義しており，ウィング（Wing）の研究もこれを裏付けている［44, 201］。またクロウは，シュナイダーの統合失調症概念はクレペリンの早発性痴

呆・躁うつ病概念とは異なり、疾患分類学的単位、「カテゴリー的診断単位」を提示しようとしたものではないことを強調した（下記参照）。1級症状によって定義される精神医学的疾患は、様々な文化の中でも安定したものであることがわかっている。1級症状を有する患者に、1級症状よりも信頼性をもって統合失調症性疾患の存在を認識可能にする他の症状が存在する、というエビデンスはまったくない [19]。

(2) 患者によって報告される主観的体験様式である1級症状（および同様に2級症状）には、表出・行動上観察可能な陰性症状が有する客観性がない、という見解は正しくない。感情鈍麻、会話の貧困、自発性欠如、アンヘドニアといった陰性症状は、せいぜい極めて顕著な場合しか信頼性をもって探知できない。なぜなら、例えば会話の流暢さと産出性の減少を伴う軽度の会話貧困化は、シュナイダーの「1級症状」、例えば1級幻聴よりも、信頼性をもって同定することがはるかに困難だからである。

(3) 1級症状は他の医学的症状、例えば神経学的症状と同じような症状ではない、ということにも異論が出された。だがこのことが言わんとしているのは、統合失調症は今日に至るまで既知の身体的基体を有する身体疾患ではなく、純粋に精神病理学的な概念だということである（4頁、8頁以下、72頁、154頁、178頁、187頁以下、197頁参照）。少なくとも一部の症状、例えば過程活動的段階における移行関連第2段階基底症状は、基盤となる脳の機能障害を示すものである [50, 53, 78, 81；97：408頁以下]。シュナイダーには、特定の症状は統合失調症にとって特別な診断的重要性を有する、という仮説しかなく、この仮説は体系的な経験的研究によって再検可能である。病因、神経生物学、経過と相関しない症状クラスターは当の疾患に特異的ではないという異論は、症状に基づくあらゆる診断的横断症候群に当てはまり、また病因にも、経過にも、他の妥当な基準にも拠らない症状クラスターを用いるDSM-IVとICD-10にも当てはまる。こうした横断面に関する診断クラスターの意義は、その有用性の程度にかかっている。ウィングとニクソン（Nixon）[202] によれば、1級症状は極め

解　説

て厳格かつ狭く定義されており，信頼性をもって同定することができるので，実際に有用である。それだけが特定の疾患のみに見られる症状クラスターというものは存在しない。クレペリンと E. ブロイラーが症状あるいは一次症状を根拠として実在の疾患単位を定義したと想定したことをシュナイダーが批判したのも，これと同じことである［178, 180］。だが，シュナイダーの発表論文も［178］，クレペリンが後に表明した，彼自身の二分法の実在性に対する疑念も［44, 145］，統合失調症は疾患分類学的単位であるという 100 年前から精神医学的分類を規定する見解を訂正できなかった。その間に得られた所見は，<u>突発性精神症候群の連続体仮説</u>と，また統合失調症と感情病の間には<u>鑑別類型学</u>しか存在せず，<u>鑑別診断</u>は存在しないというシュナイダーの見解と整合性があることが明らかとなった［29, 34, 44, 89, 90；184：8 頁, 65 頁, 69 頁, 87 頁以下］。

(4) 少なからぬ躁うつ病患者が統合失調症 1 級症状を示すという異論は，クロウ［19］によれば意味がない。たしかに統合失調症が感情症状と組み合わさって出現する，つまりおそらく経過中に，初回精神病エピソードの前にも後にも，純粋型の内因表現性-抑うつ病相が統合失調症状を伴って，あるいは伴わずに出現することは極めて頻度が高い［97：196 頁, 252 頁以下, 222 頁, 333 頁, 335 頁］。ボン研究での 20〜30 年に及ぶ経過では，60％の患者が抑うつ症状を示し［35］，そのうち極めて頻度が高かったのは，古典的精神医学が記述していたように，統合失調症の初期段階であった［3］。よって，すでに詳述したように（151 頁），統合失調症状が感情症状よりも先に出現しなければならない，という DSM と ICD の除外基準は堅持し得ないものである［21；97：253 頁および次頁］。ここでは，経過中に最も深く到達する層が診断にとって決定的である，というヤスパースの層の規則に再び言及すべきである。これは，1 級症状などの統合失調症現象が感情病の基準として用いられる生体リズム障害よりも顕著であり，また質的に正常からより逸脱していることからも妥当である。またそれが意味しているのは，シュナイダーの定義によれば，脳疾患が存在しな

ければ（除外診断），1級症状の出現（包含診断）は「統合失調症」という診断を正当化するということである。ウィングが記したように，患者の陳述に1級症状を認めた臨床家は，脳疾患がなければ「統合失調症」と診断するであろう［201］。ウィングによれば，統合失調症に関する米英のプロジェクトと国際パイロット研究は，このやり方を経験的に確認した。例えば評価者分析によって，操作的に診断された5つの1級症状は，うつ病や躁病よりも「統合失調症」という診断に対する特異性が高いことが示された。さらに，1級症状は感情症状と共に出現する頻度が極めて高いことが示された［201，202，203］。

(5) さらに批判的異論が出されたのは，<u>特定の1級症状の定義には乖離が存在する</u>，すなわちそれらは広義にも狭義にも定義し得る，ということである。例えば，「考想伝播」という1級症状では，考想が他者に共有されねばならないのかどうかが不明であるという。しかし，シュナイダーの「他の人々が考想内容を直接共有する」［184：49頁］という正確な定義に従えば，「考想伝播」の定義は一義的である。同じことはシュナイダーの他の1級症状の定義にも当てはまる。1級症状は可能な限り誤解を招かないよう記述されており，患者の典型的陳述を用いて具体的に説明されている。たしかに精神病理学的面接による現象の探索はたやすい課題ではないことが多い。診断に至る王道である精神病理学は集中トレーニングを必要とする。そして，ヤスパースの意味での「現象学的態度」は決して自明のものではなく，倦むことのない批判的作業によって獲得されねばならない。方法論に自己目的として取り組むのではなく，その方法の利益が何であるかを示すことが，実践上，精神病理学者にとって重要である［40，44，83，87，98，175，184］。現代の数人の著者らによる批判的論評を読むと，古典的著者らがその経験を獲得した方法について彼らが熟知していないことがわかる。シュバービングやハイデルベルクの病院でシュナイダーと一緒に働いた臨床家達は，シュナイダーの患者一人一人が，入院時も入院後も，いかに綿密に徹底的な精神病理学的診察を受けたか知っている［44，93，170参照］。

(6) シュナイダーが繰り返し強調したように，我々の知識の当時の（そして今日の）水準では，あらゆる統合失調症概念は暫定的慣習にすぎない [29]。疾患特異的な身体所見が手に入るまで，「どの概念が正しいか」という問いに答えることはできない。我々は今日でもせいぜい最良の概念に従って問い，そして答えることしかできない。最良の概念とは，長期転帰を最も良く予想できる概念である [84：145 頁以下，157 頁以下]。ボンとチューリッヒの長期研究が示したように，シュナイダーの統合失調症概念も，またブロイラーの統合失調症概念も長期予後を予測することができない [11, 13, 36, 106, 180]。だが，彼らの概念だけでなく，あらゆる統合失調症概念も，また DSM-III [140] やファイナー（Feighner）の基準のような極めて限定的な概念も長期予後を予測できない [84：154 頁以下，157 頁以下]。極めて限定的な概念を用いた研究においても，その基準を満たす患者の 20％は「良好な長期予後」を示した。その上，これらの概念にはきわめてわずかな「適応範囲」しかなく，これらの基準を用いても，ブロイラーあるいはシュナイダーの統合失調症の 20〜30％しか把握できない [122；88 のアングスト（Angst）も参照]。ウイーン統合失調症研究基準にも同様のことが当てはまる [89, 90]。レオンハルトによる内因性精神病の区分概念も，「予後診断学」を可能にするものではない（ケンデル（Kendell）1985；[122] も参照）。もっとも，我々の研究では [4, 47]，例えば類循環精神病や他の統合失調感情精神病は，実際は，レオンハルトの非体系的および体系的統合失調症よりも，またシュナイダーの統合失調症のうち統合失調感情型でないものよりも，長期予後が有意に良好であることが確認されている。

統合失調症の経過と転帰は極端に多様である [92, 106, 107]。たしかに，例えば 1 級幻聴などいくつかの 1 級症状は転帰に与える影響が不良であり，また妄想知覚などの他のいくつかの 1 級症状は転帰に与える影響が良好である。しかし，すでに示したように，長期予後を多少とも信頼性をもって予想できる概念は存在しない。

シュナイダーは，1級症状を伴う統合失調症性精神病では，対象化による解消と真の病識を伴う完全寛解はごく稀であると考えた（122頁）。長期研究によれば，シュナイダーに従って診断された統合失調症も，E. ブロイラーとM. ブロイラーに従って診断された統合失調症も，一致して22％では，20年以上ののち，持続的な完全寛解を示した［11, 13, 41, 106］。ボン研究では，1級症状を伴う統合失調症も精神病理学的に完全に寛解し得る（19％）ことが確認された。だが，全経過を通じて2級症状と表出症状のみを示す統合失調症（20％）の精神病理学的長期予後は，1級症状を伴う統合失調症（80％）よりも良好である（完全寛解が35％，特徴的な統合失調症性欠陥精神病は15％のみ）［106参照］。だが1級症状は予後に関して「無条件に用いることはできない」（123頁）。このことはあらゆる予後要因に当てはまる。すなわち，あらゆるものがあまねく出現するのであり，例えば1級症状を伴う統合失調症も伴わない統合失調症も，完全治癒することもあれば，定型的統合失調症性欠陥精神病を転帰として示すこともある。だがより多数の集団の統計的解析によれば，1級症状の出現は，その欠如よりも，全経過を通じて予後不良である。

　個々の1級症状のうち，初期に1級幻聴が出現することだけが長期的に有意に予後不良であり，他方，発病初期における妄想性人物誤認と妄想知覚は予後良好である［106：322頁以下，137も参照］。所見は，妄想から幻覚に至る経過方向というヤンツァリックの命題を，部分的に裏打ちしている。たしかに，妄想は精神病初期段階の後になって初めて顕在化することがある。例えば，初期段階を過ぎた後の経過中に妄想知覚が初めて出現することも，同じように高頻度である。妄想知覚を除く他のすべての1級症状は，精神病初回エピソード開始後の6ヵ月間よりも，それ以後に顕在化することのほうが多い。このことは，1級症状の診断価値を評価する上で重要である［106：307頁以下，311；153も参照］。

　疾患特異的な身体的脳所見が証明されていない以上，我々はカテゴリー的な疾患分類学的単位を見出すことはできないので，私見によれば，我々の知識の今日的水準では，ICD-10のF2群全体（おそらくF21以外），つまりF20とF22～F25までを，あるいはDSM-IVの「統合失

調症および他の精神病性障害」群を包括しなければならない。したがって，ICD-10 の F 2 のうち，「持続性妄想性障害」（F 22），「急性一過性精神病性障害」（F 23），「感応性妄想性障害」（F 24），「統合失調感情障害」（F 25）は，統合失調症スペクトラムに属する（DSM-IV の統合失調症様障害，統合失調感情障害，妄想性障害，短期精神病性障害にほぼ対応する）。これらの患者は，少なくともシュナイダーの意味での 2 級症状と表出症状，あるいはブロイラーの基本症状と副次症状を示し，おそらく生涯の経過中に 1 級症状も示す [39, 41, 44：97：189 頁, 196 頁以下, 253 頁以下]。

統合失調症に関する我々の現在の知識を改善し完全なものにするためには，なお極めて体系的な臨床研究と脳研究が必要である。その際，旧来の著者，古典的な著者の経験と所見に注目するとともに [52, 80, 98]，最近得られた結果の批判的な議論や評価も――発見的に有用で価値があると思われるものであれば――，考慮に入れるべきであろう [40, 95, 96]。

結　語

精神病理学の課題は解決されているにはほど遠く，いまだ広大な研究分野が目前に広がっている，ということについて [40, 76, 172 参照]，我々はシュナイダー（1946）と同じ考えである。シュナイダー-ヤスパース派の臨床精神病理学において過去数十年間に得られた新たな所見と結果が示すように，「精神病理学と臨床精神医学の鉱山」[175] は底をついていない。シュナイダーが上記の発言をした 1946 年，それまでの 12 年間の精神的頽廃が終わり，シュナイダーの臨床精神病理学によって規定された，精神医学にとって極めて実り多い新時代が始まった [118]。それから実に 50 年後，アメリカの生物学的精神医学の代表的権威である女性は，精神病理学は「沈黙の春」なのか，という問いに対し，我々が過去数十年間，とりわけ英国王立精神医学会の創立記念日にロンドンで述べた内容とほぼ同一の回答をした [33]。すなわち彼女は，新世代の精神科医に精神病理学の集中トレーニングを行う必要がある，さもなければ「ハイテク科学者が，精神病理学の特有の専門知識を有する

臨床精神病理学

臨床家と協力することなくテクノロジーを用いることは，不毛な，実りのない企てになるかもしれない」と述べた。臨床精神病理学を無視する現代の精神医学の風潮は，臨床精神医学的要素を失い，専門分野と患者に重大な不利益をもたらす危険がある。臨床精神医学的要素は合理的な診断学と治療の，また効率的な精神医学的研究の前提だからである［34，40，44，89，96，98，104］。

なぜ精神病理学は精神医学に本来及ぼすべき程度の影響を及ぼさなかったのか，という問いに対し，すでに20世紀半ば，シュナイダーとグルーレによって次のような回答が試みられている。精神病理学は緻密に研究する必要がある。だが伝承を習得し，明確な方法論的思考を行い，概念と格闘することは，しばしば精神科医が取り組むべき問題ではない。精神科医は，作り上げられた解釈にも余りにも多く対処し，了解を拡大解釈している。要求されている「現象学的態度」は元来所有しているものではなく，長年忍耐強く患者と関わる中で獲得されねばならない。最後に，自己目的として方法論に取り組むのではなく，方法がいかなる場合に適切であるかを示す，これが重要である［76，80，83，87，102，120］。

今日，「精神病の精神医学を身体医学的に完成させるという目標」は，もはやシュナイダーが1967年に想定せざるを得なかったように「見通しのきかない彼方」（78頁）にあるわけではないが，それでも臨床精神病理学は依然として精神医学的診断学の王道である。今日まで，統合失調症や循環病性うつ病を精神病理学的な検索以外の方法で診断し，その経過を精神病理学的な縦断的コントロール以外のものを用いて評価することのできた者はいない。当然，次のような事態になれば，このことはもはや当てはまらなくなるであろう。すなわち，現代の診断体系における非疾患分類学的な考え方と部分的に不十分な精神病理学的記述のために今日通常のことであるように，例えば精神反応性うつ病と内因性うつ病の区別が放棄され，その結果，ICD-10とDSM-IVの導入後もケンデルの要約「うつ病の分類：現代の混乱の概説」［97参照］がカオス的状況の特徴を言い得たものであり続け，また例えば「感情障害」やDSM-IVの「大うつ病」がまったく多様な形態・類型の精神障害の寄せ鍋となるという事態である［95参照；37，51も参照］。精神医学的障

結　語

害の臨床において，診断学としての精神病理学が身体的方法に取って代わられ，診断決定のために精神病理学は必要でなくなったとしても，例えば統合失調症性妄想は未解決の人間学的-精神病理学問題であり続けるし，また統合失調症に罹患している人の精神病理学的変化に対する興味もそのまま残るであろう．その場合も，突発性精神症候群の比較的基体近接的な基底症状，また移行関連第2段階基底症状に続いて生じる産出性-精神病性症状が，いかにして患者の一度限りの体験世界と生活史，人間一般の豊かさから与えられる精神能力の可能性，「人間学的基質」から生じる内容で満たされるのかを精神病理学的に見いだすことは，患者理解にとって重要な課題であろう．ヴァイトブレヒトはここに純粋妄想精神病を指摘した．それは1人の患者の不安と憧れ，抑圧あるいは代償を，主題的に完結した方法で表したものであり，基底障害は欠如しており，純粋に心的-精神的領域に作用し，後にフーバーが統合失調症性疾患の最も身体近接的な形態として取り上げた体感型統合失調症の対極をなしている［42, 60, 95, 102, 196, 198］．

　過去数十年の間に，臨床的および神経生物学的統合失調症研究による一連の概念，所見，結果が生み出された．それらはシュナイダーの精神病理学なしには得られなかったものであり，シュナイダーの精神病理学が神経精神医学の臨床と研究にとって有する重要性と発見的実り豊かさを証明しており，「方法がいかなる場合に適切であるか」を示すものである［40］．シュナイダーの精神病質および統合失調症概念と並んで，50年代から段階的に発展した基底症状・基底段階の概念もここに属する．その最初の記述となったのは非精神病性の「純粋欠陥」であり，また統合失調症および循環病スペクトラムの体感型および他の下位診断類型である［24, 27, 60, 61, 65, 69, 84, 103, 108］．それらは先駆症候群，すなわち前駆症と前哨症状群の体系的記述であり，統合失調症が精神病初回エピソードの平均3〜5年前に，力動的-感情性基底症状および認知的基底症状とともに始まることを証明した［25, 81, 91, 106］．最後に，統合失調症の最初の代表的長期研究によって，統合失調症は既知の器質性脳疾患に比し，止めることのできない進行を示し，根本的に精神病理学的に別種のものであり，「ヌミノーゼ的特異性」を示す，という古典的学説の改定がもたらされた［11, 13, 106］．極めて多様な長

臨床精神病理学

期予後は［92］前駆症に対して早期に身体的治療を行うことによって改善されることや［46, 47, 97, 106］，50％以上が社会的治癒に至るなど長期予後は従来想定されていたよりも本質的に良好であることが示された。ツービン（Zubin）によれば，この欧州の長期研究の成果は，統合失調症に関する我々の知識に革命をもたらし，統合失調症を回避し得ない慢性化というくびきから解放した［40, 41 参照］。

シュナイダーの臨床精神病理学を手段として導き出された基底症状研究の所見を前提として，疾患の早期発見・早期治療を目指すボン-ケルン前向き研究が行われた。この研究によって，特定の認知的思考・知覚・行為障害は統合失調症性精神病の予測因子であること，また神経症性障害，身体表現性障害，境界性障害，パーソナリティ障害と診断される症候群の多くは，統合失調症スペクトラムの精神病前性先駆段階であることが示された。患者が愁訴として，また切迫した精神病エピソードの早期警告徴候として認識する基底症状は，原則として，精神科医によって観察される陰性症状に先行する。陰性症状に対しては，もはや基底症状に対して展開されるものに比し得る方法では対処・防御戦略が展開され得ない。精神病の効率的な一次・二次予防を行うためには，基底症状を陰性症状から区別しなければならない。上述した過去数十年間の研究成果は，臨床精神病理学が精神医学にとって最重要な基礎科学として，将来も緊急に必要とされることを裏付けている。精神科患者に対する先入観，烙印，差別，タブー視は依然として克服されておらず，これらは臨床精神病理学に対する無視と密接に関連している［33, 76, 83, 95, 98］。精神病理学は，医師と患者の関係と意思疎通，精神科病院の雰囲気，精神科治療の水準と質のためにも，また精神科患者とその治療のために施設に対する先入観を克服するためにも重要である。精神病理学者は患者と共にいなければ，また患者と極めて密接に結び付いていなければ，その実務も学問業務も行うことができない。また，そしてまさに，エビデンスに基づかんとする現代精神医学は，精神病理学と主観的体験次元を放棄すると，医学の科学的・人間的分野として深刻な損害を蒙ることになる。臨床精神医学的・精神病理学的能力の喪失に鑑みるに，次のことが戒告される。それは，こうした無視を訂正すること（上述参照），数年間集中して患者と関わることによってのみ到達可能な，

このヤスパースの意味での「現象学的態度」という能力を再び獲得すること，そして新世代の精神科医らに「精神病理学という学問と技術」の集中トレーニングを課すことである。なぜなら，そうしたトレーニングがなければ，我々は10年後，純粋に生物学的な精神科医に成長し，手ぶらで立ちすくむことになりかねず，これは受け入れざるを得ない喫緊の問題だからである［96，97］。

『精神病質パーソナリティ』の英訳は1958年に，また『臨床精神病理学』（第5版）の英訳はシュナイダーの退官4年後の1959年に初めて出版された。だがシュナイダーは1946年にハイデルベルク大学正教授として招聘される以前から，すでにドイツ精神医学研究所臨床部門長（1931年より）としてのミュンヘン時代に，ヘーニッヒ（Hoenig）［55］が記しているようにドイツ語圏のみならず大陸欧州，中南米，日本の精神医学の指導的精神医学者と見なされていた。だが北米では，これら2つの書の英訳が出版された後も，彼の業績のうち統合失調症と1級症状を取り扱った一部しか受け入れられなかった［134, 139, 144参照］。ヘーニッヒによれば，このことによって，シュナイダーの学問的業績に対する誤解と不十分な習熟を原因として生じ，彼の精神医学をより良く知っていれば避けることのできた，あるいは回答することのできた多くの問題が説明される。シュナイダーが執筆した『臨床精神病理学』の最終版（第8版）の英語訳が出版されていたならば，意見の対立した議論の一部は速やかに終息し，未解決の問題により早く回答することができたであろう。なぜなら，シュナイダーの学説はクレペリンの学説と同様に，『臨床精神病理学』を次々と改訂する中で広範かつ徹底的な変更が加えられ，常に変化していたからであり，また，この絶えず創造的であった精神の働きが死によって終わることがなかったなら，後の改訂版の中でさらに変更が加えられていたであろうことは確実に推測できるからである［55：393頁参照］。この間，北米の精神医学においてもシュナイダーはクレペリンとともに最も引用される欧州精神医学者の一人であるにもかかわらず，彼の立場に対する実り多い批判的議論の前提となり得る，彼の学問的業績に対する真の包括的理解，すなわち「彼の精神医学に対するアプローチ全般のより深い理解」は得られなかった［55］。

臨床精神病理学

　現象学と発生的了解を結び付け，主観的体験次元に力点を置くことが最初から特徴であったヤスパース-シュナイダーの精神病理学は，合理的な診断学と適切な治療・予防の基礎となるものである。質的な古典的精神病理学は，定量化されたやり方と現代の診断体系の出発点として，またその矯正手段として不可欠であり，さらに，生物学的精神医学的研究にとっては，機能的-力動的パラメーターと神経形態学的パラメーターの関連を解明するために不可欠である。身体的な精神病研究の所見に整合性がないのは，臨床症候群の精神病理学と経過力動に対する考慮が不十分なことに帰せられ得る。臨床研究と神経精神医学的研究の本質的な所見と結果は臨床精神病理学の助けを借りて初めて得られるものであり，今後も臨床精神病理学は精神医学にとって最も重要な基礎科学であり続けるに違いない。また，精神病理学と医師の「現象学的態度」が精神科臨床の心理学と社会学，精神科施設の雰囲気と魂，精神医学的研究の方法に与える影響は極めて重要である。これに関連し，現代の科学活動の特殊な表明方法によって，科学が，また研究の統合性と誠実さが危険にさらされている。また，若い時の過去の経験が示すように，精神医学はイデオロギーに冒されやすい［77，83，95，98］。

　クレペリンの精神医学はあまりにも一方的に客観視するものであったが，これは表出と行動の観察よりも患者の主観的体験を目指す，ヤスパース-シュナイダーの現象学的精神病理学によって本質的に拡大，修正された。「現象」という概念には主体の立場が含まれないことから，シュナイダーは「記述的精神病理学」という言葉を好んで用いた。この記述的精神病理学を用いて初めて，体験に基づく，客観的なものから体験されたものへの跳躍が行われる［174］。これを用いて初めて，「精神疾患の内界」を明らかにすることができる。

　シュナイダーの生涯と業績を英語で紹介したものに，「クルト・シュナイダーと英語圏の精神医学」［55］と「クルト・シュナイダー——人物と学問的業績—」［87］がある。すべての精神科医は精神病理学の本質的内容を習得しなければならないというシェファード（Shepherd）の要求は［185］，満たされないままであった。ヤスパースはシュナイダーと同様に，精神病理学を「神経学と医学に対する隷属」から解放しようとしたが，おそらく多くの点で神経学的・身体学的問題と密接な関係が

あることを認めていた。こうした問題にとっても，精神病理学総論は精神病理学各論と臨床精神病理学を構成し，早晩，「健常」と「病的」，「正常」と「正常から逸脱したもの」の区別を，そしてヤスパースが「疾患単位の総合」と呼んだものをもたらす［120：471頁］。ヤスパースの精神病理学は，すでに基本特徴において<u>臨床精神病理学の三つ組み体系</u>［97：25頁以下，30頁以下］と一致する疾患分類学的体系を示していた。彼は，すでに「精神障害を伴う既知の身体疾患」，つまり身体的基盤が明らかな精神病を区別し，次いで「三大精神病圏」，つまり統合失調症と躁うつ病に（真性）てんかんを加えたものを，そして「精神病質」，すなわち体験反応，神経症およびその発展を区別した。シュナイダーと同様に，これら3群は「身体的単位」（器質性精神病），「心理学的および経過による単位」（内因性精神病），「人間特性の変異」（心のあり方の変異；［120：511頁］参照）を特徴としている。

　精神病理学は<u>臨床単位</u>を考慮しつつ精神的な規準逸脱に取り組み，それによって精神病理学的な症状学説と診断学となる。統合失調症と循環病は，今日に至るまでなお純粋に精神病理学的な状態-経過-単位であるにせよ，<u>診断，症状</u>という言葉を用いることは容認される［184：63頁以下］。臨床精神病理学を用いることにより，さらに，突発性精神症候群［81, 88, 90, 104］における基底症状が取り出された。これは医学的な意味においても，「症状」，すなわち<u>病的な大脳機能変化</u>の指標と見なすことができ［184：102頁以下］，同時に，「非心理律的」と見なすことも可能である［33, 34, 42, 75, 78, 79, 81, 90, 133］。

　それに対し，例えば，精神病の子細な<u>具体化</u>は，心理学的に了解可能な，処理・対処・説明の傾向の表れと見なすことができる。この傾向は現存在一般の本質的特徴であり，人としての人に属し，したがって統合失調症に罹患している患者にも属するものであり，疾患そのものに属するものではない。精神病患者の体験世界は，ヤスパース-シュナイダーの精神病理学にとっても，心的動機力動のルールに従って，大規模に「<u>心理律的</u>」に展開する［42, 102, 125, 128］。心的動機力動を用いることにより，1級統合失調症状にも，パーソナリティと生活史に関連した精神力動的要素が示され，また，例えば自閉は二次的な対処・回避・防御反応として了解可能となる［102, 106, 192］。

臨床精神病理学

　伝承された仮決定であるシュナイダーの精神病理学に対する不快感は，とりわけドイツ語圏精神医学［7，23，77参照］における最近のいくつかのアプローチと概念に共通したものである。ヤスパースとシュナイダーの古典的精神病理学を克服すべく，実にさまざまな方法が採用されたが，シュナイダー自身もそうしたことと無縁ではなく，臨床経験を手がかりとして絶えず彼自身の見解を再検討し続けた。シュナイダーの臨床精神病理学はたしかに非独断的であり，一部の人が考え，また示したよりもはるかに弾力的である。彼は最後の著作の中でもなお自身の立場に関する批判的疑念と格闘し，精神医学の基本問題を再考させるさまざまな刺激を提供した。そのうちの例えば心身問題を，彼はN.ハルトマンの意味での形而上学的なものと考えた［175：10頁以下；6も参照］。『臨床精神病理学』の後の諸版は，シュナイダーが定年退職の3年後，1958年の第5版の序文に記したように，出発点となった立場のそれまで以上の弛緩，批判，発展と，「我々の体系学における特定の緊張緩和」をもたらした。精神医学は彼にとって，その未来図がいまだ描かれていない未完の建築物であり続けた［170］。シュナイダーはクレペリンの精神医学に関して次のように述べたが，それは彼の精神医学にこそ当てはまる。「彼が打ち込んだ杭はいつまでも倒れることはない。揺れることがあるとしても，多少とも壊れやすいからではなく，弾力的だからである」［178；87も参照］。

解説の文献

1 Alsen V, Gremse B, Kröber H-L (1982) Symptomatische Schizophrenien und Zyklothymien-phänomenologische Überschneidung organischer und endogener Psychosyndrome? In: Huber G (Hrsg) Endogene Psychosen: Diagnostik, Basissymptome und biologische Parameter. 5. Weißenauer Schizophrenie-Symposion. Schattauer, Stuttgart New York, 27-36
2 Angst J (1980) Verlauf unipolar depressiver, bipolar manisch-depressiver und schizoaffektiver Erkrankungen und Psychosen. Ergebnisse einer prospektiven Studie. Fortschr Neurol Psychiat 48:3-30
3 Angst J (1988) European long-term follow-up studies of schizophrenia. Schizophr Bull 14: 501-513
4 Armbruster B, Gross G, Huber G (1983) Long-term prognosis and course of schizoaffective, schizophreniform and cycloid psychoses. Psychiatr Clin 16:156-168
5 Armbruster B, Huber G (1986) Die zykloiden und schizoaffektiven Psychosen der Bonner Schizophrenie-Studie. In: Seidel K, Neumärker K-J, Schulze HAF (Hrsg) Zur Klassifikation endogener Psychosen. Hirzel, Leipzig, 54-62
6 Baeyer Wv (1967) Kurt Schneider-Ruperto-Carola 42:122-123
7 Baeyer Wv (1967) Die Rolle der Psychopathologie. In: Vogel Th, Vliegen J (Hrsg) Diagnostische und therapeutische Methoden in der Psychiatrie. Thieme, Stuttgart New York, 11-22
8 Baeyer Wv (1979) Wähnen und Wahn. Enke, Stuttgart
9 Binswanger L (1957) Schizophrenie. Neske, Pfullingen
10 Bleuler E (1979) Lehrbuch der Psychiatrie. Neu von Bleuler M bearb. 14. Aufl. Springer, Berlin
11 Bleuler M (1972) Die schizophrenen Geistesstörungen im Lichte langjähriger Kranken-und Familiengeschichten. Thieme, Stuttgart
12 Bleuler M (1982) Prognosis of schizophrenic psychoses: A summary of life-long personal research compared with the research of other psychiatrists. Directions in Psychiatry, lesson 31. Hatherleigh Cie, New York
13 Bleuler M, Huber G, Gross G, Schüttler R (1976) Der langfristige Verlauf schizophrener Psychosen. Gemeinsame Ergebnisse zweier Untersuchungen. Nervenarzt 47:477-481
14 Bogerts B (1985) Schizophrenien als Erkrankungen des limbischen Systems. In: Huber G (Hrsg) Basisstadien endogener Psychosen und das Borderline-Problem. 6. Weißenauer Schizophrenie-Symposion. Schattauer, Stuttgart New York, 163-172
15 Bronisch FW (1951) Hirnatrophische Prozesse im mittleren Lebensalter und ihre psychischen Erscheinungsbilder. Thieme, Stuttgart
16 Bronisch FW (1954) Die Grenzen des Spezifischen im klinischen Bereich. Dtsch Med Wschr 79:576-579
17 Conrad K (1958) Die beginnende Schizophrenie. Versuch einer Gestaltanalyse des Wahns. Thieme, Stuttgart
18 Crichton P (1996) First rank symptoms or rank-and-file symptoms? Br J Psychiatry 169:537-540
19 Crow TJ (1996) The meaning of first rank symptoms. Commentary on »First rank symptoms or rank-and-file symptoms« of Crichton P. Br J Psychiatry 169:548-550
20 Degkwitz R (1985) Die psychogenen Psychosen. Eine Übersicht über die klinischen Bilder, die Genese, Prognose und Therapie. Fortschr Neurol Psychiat 53:22-28
21 Diagnostisches und statistisches Manual psychischer Störungen. 3. Aufl. (DSM-III). Deutsche Bearbeitung und Einführung von Koehler

K, Saß H. Beltz, Weinheim 1984
22. Fukuda T, Mitsuda H (1979) (eds.) World issues in the problems of schizophrenic psychoses. Igaku Shoin, Tokyo
23. Glatzel J (1978) Allgemeine Psychopathologie. Enke, Stuttgart
24. Glatzel J, Huber G (1968) Zur Phänomenologie eines Typs endogener juvenil-asthenischer Versagenssyndrome. Psychiat Clin 1 : 15-31
25. Gross G (1969) Prodrome und Vorpostensyndrome schizophrener Erkrankungen. In : Huber G (Hrsg) Schizophrenie und Zyklothymie. Thieme, Stuttgart New York, 177-187
26. Gross G (1985) Bonner Untersuchungsinstrument zur standardisierten Erhebung und Dokumentation von Basissymptomen (BSABS). In : Huber G (Hrsg) Basisstadien endogener Psychosen und das Borderline-Problem. 6. Weißenauer Schizophrenie-Symposion. Schattauer, Stuttgart New York, 29-46
27. Gross G (2001) Therapie subklinischer (subdiagnostischer) Syndrome des Schizophrenie-spektrums. In : Huber G (Hrsg) Therapie der Schizophrenien : Grundlagen und Praxis. 13. Weißenauer Schizophrenie-Symposion. Fortschr Neurol Psychiat 69(Suppl) : S95-S100
28. Gross G, Huber G (1972) Sensorische Störungen bei Schizophrenien. Arch Psychiat Nervenkr 216 : 119-130
29. Gross G, Huber G (1978) Schizophrenie-eine provisorische Konvention. Zur Problematik einer Nosographie der Schizophrenien. Psychiat Prax 5 : 93-105
30. Gross G, Huber G (1980) Depressive Syndrome im Verlauf von Schizophrenien. Fortschr Neurol Psychiat 48 : 438-446
31. Gross G, Huber G (1984) Symptomatische Psychosen. In : Bock HE, Gerok W, Hartmann F (Hrsg) Klinik der Gegenwart. Handbuch der praktischen Medizin, Bd. II (Neufassung). Urban & Schwarzenberg, München, 483-504
32. Gross G, Huber G (1987) Die Bedeutung der Symptome 1. Ranges für die Diagnose und Prognose der Schizophrenie. In : Olbrich HM (Hrsg) Halluzination und Wahn. Springer, Berlin Heidelberg New York, 110-123
33. Gross G, Huber G (1993) Do we still need psychopathology-and if so, which psychopathology ? Neurol Psychiatry Brain Res 194-200
34. Gross G, Huber G (1995) Psychopathology and biological-psychiatric research. Neurol Psychiatry Brain Res 3 : 161-166
35. Gross G, Huber G (1995) Endogenous-depressive symptoms in the course of schizophrenic disorders. Neurol Psychiatry Brain Res 3 : 183-188
36. Gross G, Huber G (1995) Differentiation of endogenous psychoses in Psychiatry of German language countries since K. Leonhard and K. Schneider. In : Beckmann H, Neumärker K-J (eds) Endogenous psychoses. Ullstein Mosby, Berlin Wiesbaden, 29-35
37. Gross G, Huber G (1996) Depressive or mood disorders in operationalized classification systems and the affective psychoses (manic-depressive illness, cyclothymia) of traditional psychiatry. Neurol Psychiatry Brain Res 4 : 149-158
38. Gross G, Huber G (1999) Schizophrenia : A provisional diagnostic convention. In : Maj M, Sartorius N (eds) Schizophrenia. Vol. 2 of WPA Series Evidence and Experience in Psychiatry. Wiley, Chichester New York Brisbane Toronto, 55-58
39. Gross G, Huber G (1999) Schizophrenia spectrum : Where to draw the boundary ? In : Maj M, Sartorius N (eds) Schizophrenia. Vol. 2 of WPA Series Evidence and Experience in Psychiatry. Wiley, Chichester New York Brisbane Toronto, 395-401
40. Gross G, Huber G (2000) The relevance of Jaspersian-Schneiderian psychopathology for today's psychiatry. Neurol Psychiatry Brain Res 8 : 53-68
41. Gross G, Huber G (2000) Long-term course of schizophrenic and related disorders. A critical review. Neurol Psychiatry Brain Res 8 : 121-130
42. Gross G, Huber (2001) Psychopathologie des Wahns. Psychonomieprinzip und und biologische Wahntheorie. Fortschr Neurol Psychiat 69 : 97-104
43. Gross G, Huber G (2004) Die idiopathischen Psychosyndrome in der Sicht Werner Janzariks. Fortschr Neurol Psychiat 72(Suppl) : S7-S13
44. Gross G, Huber G (2006) The schizophrenia concept of Kurt Schneider revisited. Neurol

Psychiatry Brain Res 13 : 31-39
45. Gross G, Schüttler R (1982) (Hrsg) Empirische Forschung in der Psychiatrie. Schattauer, Stuttgart New York
46. Gross G, Huber G, Schüttler R (1986) Long-term course of Schneiderian schizophrenia. In : Marneros A, Tsuang MT (eds) The Schizoaffective Psychoses. Springer, Berlin, 164-178
47. Gross G, Huber G, Armbruster B (1986) Schizoaffective psychoses-long-term prognosis and symptomatology. In : Marneros A, Tsuang MT (eds) The Schizoaffective Psychoses. Springer, Berlin, 188-203
48. Gross G, Huber G, Schüttler R (1971) Peristatische Faktoren im Beginn und Verlauf schizophrener Erkrankungen. Arch Psychiat Nervenkr 215 : 1-7
49. Gross G, Huber G, Schüttler R (1977) Wahn, Schizophrenie und Paranoia. Nervenarzt 48 : 69-71
50. Gross G, Huber G, Klosterkötter J, Linz M (1987) BSABS. Bonner Skala für die Beurteilung von Basissymptomen-Bonn Scale for the Assessment of Basic Symptoms. Springer, Berlin. (1992) Italienische, (1994) dänische, (1995) spanische, (1996) japanische Ausgabe.
51. Gross G, Huber G, Saß H (1998) (Hrsg) Moderne psychiatrische Klassifikations-systeme : Implikationen für Diagnose und Therapie, Forschung und Praxis. 11. Weißenauer Schizophrenie-Symposion. Schattauer, Stuttgart New York
52. Gross G, Klosterkötter J, Schüttler R (1999) (Hrsg) 50 Jahre Psychiatrie. Schattauer, Stuttgart New York
53. Gross G, Huber G, Klosterkötter J (in press) BSABS. Bonn Scale for the Assessment of Basic Symptoms. 2nd edition. Shaker, Aachen
54. Hasse-Sander I, Gross G, Huber G, Peters S, Schüttler R (1982) Testpsychologische Untersuchungen in Basisstadien und reinen Residualzuständen schizophrener Erkrankungen. Arch Psychiat Nervenkr 231 : 235-249
55. Hoenig J (1982) Kurt Schneider and Anglophone psychiatry. Compr Psychiatry 23 : 391-400
56. Hoenig J (1984) Schneider's first rank symptoms and the tabulators. Compr Psychiatry 25 : 77-87
57. Huber G (1955) Zur nosologischen Differenzierung lebensbedrohlicher katatoner Psychosen. Schweiz Arch Neurol Psychiat 74 : 216-244
58. Huber G (1955) Das Wahnproblem (1939 bis 1954). Fortschr Neurol Psychiat 23 : 6-58
59. Huber G (1957) Pneumencephalographische und psychopathologische Bilder bei endogenen Psychosen. Monographien aus dem Gesamtgebiete der Neurologie und Psychiatrie, H 79. Springer, Berlin
60. Huber G (1957) Die coenästhetische Schizophrenie. Fortschr Neurol Psychiat 25 : 491-520
61. Huber G (1961) Chronische Schizophrenie. Synopsis klinischer und neuroradiologischer Untersuchungen an defektschizophrenen Anstaltspatienten. Hüthig, Heidelberg
62. Huber G (1961) Zur klinischen Diagnose sporadischer Spontanencephalitiden. Nervenarzt 32 : 491-497
63. Huber G (1964) Wahn (1954 bis 1963). Fortschr Neurol Psychiat 32 : 429-489
64. Huber G (1964) Neuroradiologie und Psychiatrie. In : Gruhle HW, Jung R, Mayer-Gross W, Müller M (Hrsg) Psychiatrie der Gegenwart. Forschung und Praxis. Bd I/1. Springer, Berlin, 253-290
65. Huber G (1966) Reine Defektsyndrome und Basisstadien endogener Psychosen. Fortschr Neurol Psychiat 34 : 409-426
66. Huber (1967) Symptomwandel der Psychosen und Pharmakotherapie. In Krank H, Heinrich K (Hrsg) Pharmakopsychiatrie und Psychopathologie. Thieme, Stuttgart New York, 78-89
67. Huber G (1967) Verlaufsgestalt psychiatrischer Krankheitsbilder und Pharmakotherapie. Med Welt 18 : 1517-1520
68. Huber G (1968) Verlaufsprobleme schizophrener Erkrankungen. Schweiz Arch Neurol Neurochir Psychiat 101 : 346-368
69. Huber G (1971) Die coenästhetische Schizophrenie als ein Prägnanztyp schizophrener Erkrankungen. Acta Psychiat Scand 47 : 349-362
70. Huber G (1972) Forschungsrichtungen und Lehrmeinungen in der Psychologie (und ihre Bedeutung in foro). In : Göppinger H, Witter H (Hrsg) Handbuch der forensischen Psychiatrie,

Bd. I/B. Springer, Berlin, 663-772
71 Huber G (1972) Klinik und Psychopathologie der organischen Psychosen. In：Kisker KP, Meyer JE, Müller C, Strömgren E (Hrsg) Psychiatrie der Gegenwart, Bd. II/2. Aufl. Springer, Berlin, 71-146
72 Huber G (1973) Psychopathologie der Epilepsien. In：Penin H (Hrsg) Psychische Störungen bei Epilepsien. Schattauer, Stuttgart New York, 7-22
73 Huber G (1973) Differentialdiagnose und Therapie der larvierten Depression. Monatsk Ärztl Fortb 23：114-119
74 Huber G (1973) (Hrsg) Verlauf und Ausgang schizophrener Erkrankungen. 2. Weißenauer Schizophrenie-Symposion. Schattauer, Stuttgart New York
75 Huber G (1976) Indizien für die Somatosehypothese bei den Schizophrenien. Fortschr Neurol Psychiat 44：77-94
76 Huber G (1979) Die klinische Psychopathologie von Kurt Schneider. In：Janzarik W (Hrsg) Psychopathologie als Grundlagenwissenschaft. Enke, Stuttgart, 102-111
77 Huber G (1979) Neuere Ansätze zur Überwindung des Mythos von den sogenannten Geisteskrankheiten. Fortschr Neurol Psychiat 47：449-465
78 Huber G (1980) Hauptströme der gegenwärtigen ätiologischen Diskussion der Schizophrenie. In：Peters UH (Hrsg) Die Psychologie des 20. Jahrhunderts. Bd X. Kindler, Zürich, 397-420
79 Huber G (1981) (Hrsg) Schizophrenie. Stand und Entwicklungstendenzen der Forschung. 4. Weißenauer Schizophrenie-Symposion. Schattauer, Stuttgart New York
80 Huber, G (1982) Möglichkeiten und Grenzen der klassischen Psychopathologie am Beispiel der Wahnforschung. In：Janzarik W (Hrsg) Psychopathologische Konzepte der Gegenwart. Enke, Stuttgart, 127-141
81 Huber G (1983) Das Konzept substratnaher Basissymptome und seine Bedeutung für Theorie und Therapie schizophrener Erkrankungen. Nervenarzt 54：23-32
82 Huber G (1984) Organische und symptomatische Psychosen. In：Battegay R, Glatzel J, Pöldinger W, Rauchfleisch R (Hrsg) Handwörterbuch der Psychiatrie. Enke, Stuttgart, 340-344
83 Huber G (1984) Die Bedeutung von Karl Jaspers für die Psychiatrie der Gegenwart. Nervenarzt 55：1-9
84 Huber G (1985) (Hrsg.) Basisstadien endogener Psychosen und das Borderline-Problem. 6. Weißenauer Schizophrenie-Symposion. Schattauer, Stuttgart New York
85 Huber G (1985) Newer concepts of basic disorders and basic symptoms in endogenous psychoses：Introduction. In：Pichot P, Berner P, Wolf R, Thau K (eds) Psychiatry：The State of the Art, Vol. 1. Plenum Press, London, 459-463
86 Huber G (1985) Zum psychopathologischen Begriff und zur Klinik der Demenzen. Nervenheilkd 4：128-135
87 Huber G (1987) Kurt Schneider. The man and his scientific work. Zbl Neurol Psychiat 246：177-191
88 Huber G (1990) (Hrsg) Idiopathische Psychosen. Psychopathologie-Neurobiologie-Therapie. 8. Weißenauer Schizophrenie-Symposion. Schattauer, Stuttgart New York
89 Huber G (1990) Klinische und psychopathologische Argumente für eine Differentialtypologie idiopathischer Psychosen. In：Simhandl C, Berner P, Alf C (Hrsg) Klassifikationsprobleme in der Psychiatrie. Ueberreuter, Wien Berlin, 128-145
90 Huber G (1992) Die Konzeption der Einheitspsychose aus der Sicht der Basisstörungslehre. In：Mundt C, Saß H (Hrsg) Für und Wider die Einheitspsychose. Thieme, Stuttgart New York, 61-72
91 Huber G (1995) Prodrome der Schizophrenie. Fortschr Neurol Psychiat 63：131-138
92 Huber G (1997) The heterogeneous course of schizophrenia. Schizophr Res 28：177-184
93 Huber G (1998) Kurt Schneider. In：Hippius H, Schliack H (Hrsg) Nervenärzte. Thieme, Stuttgart New York, 138-145
94 Huber G (2001) (Hrsg) Therapie der Schizophrenien：Grundlagen und Praxis. 13. Weißenauer Schizophrenie-Symposion. Fortschr Neurol Psychiat 69 (Suppl)：S53-S144
95 Huber G (2002) Psychopathologie-eine versiegende Quelle？Fortschr Neurol Psychiat

70 : 393-402
96 Huber G (2002) The psychopathology of Karl Jaspers and Kurt Schneider as a fundamental method for Psychiatry. World J Psychiatry 3 : 50-57
97 Huber G (2005) Psychiatrie. Lehrbuch für Studium und Weiterbildung. 7. Aufl. Schattauer, Stuttgart New York
98 Huber G (2006) 50 years of schizophrenia research in a personal view. Neurol Psychiatry Brain Res 13 : 41-54
99 Huber G (2007) Schneider Kurt. Psychiater. In : Historische Kommission (Hrsg) Neue Deutsche Biographie (NDB), Bd 23. Bayer Akad Wiss, München, 300-302
100 Huber G, Penin H (1968) Klinisch-elektroencephalographische Korrelationsuntersuchungen bei Schizophrenen. Fortschr Neurol Psychiat 36 : 641-659
101 Huber G, Gross G (1974) Schizophrenie und Pseudoschizophrenie. In : Alsen V (Hrsg) Organische endoforme Psychosen, organische Pseudopsychopathien und Pseudoneurosen. Das ärztliche Gespräch. Troponwerke, Köln, 80-105
102 Huber G, Gross G (1977) Wahn. Eine deskriptiv - phänomenologische Untersuchung schizophrenen Wahns. Enke, Stuttgart
103 Huber G, Gross G (1982) Zwangssyndrome bei Schizophrenie. Schwerpunktmed 5 : 12-19
104 Huber G, Gross G (1998) Basic symptom concept-historical aspects in view of early detection of schizophrenia. Neurol Psychiatry Brain Res 5 : 183-190
105 Huber G, Glatzel J, Lungershausen E (1969) Über zyklothyme Residualsyndrome. In : Schulte W, Mende W (Hrsg) Melancholie in der Forschung, Klinik und Behandlung. Thieme, Stuttgart New York, 42-46
106 Huber G, Gross G, Schüttler R (1979) Schizophrenie. Verlaufs- und sozialpsychiatrische Langzeituntersuchungen an den 1945 bis 1959 in Bonn hospitalisierten schizophrenen Kranken. Monographien aus dem Gesamtgebiete der Psychiatrie, Bd. 21. Springer, Berlin. Reprint 1984
107 Huber G, Gross G, Schüttler R, Linz M (1980) Longitudinal studies of schizophrenic patients. Schizophr Bull 6 : 592-605
108 Huber G, Gross G, Schüttler R (1982) Larvierte Schizophrenie. In : Heinrich K (Hrsg) Der Schizophrene außerhalb der Klinik. Huber, Bern Stuttgart Wien, 19-33
109 Jablensky A, Sartorius N, Ernberg G et al (1992) Schizophrenia : Manifestation, incidence and course in different cultures. WHO 10 countries study. Psychol Med Suppl 20 : 1-97
110 Janzarik W (1949/50) Die »Paranoia (Gaupp)«. Arch Psychiat Z Neurol 183 : 328-382
111 Janzarik W (1955) Der Wahn schizphrener Prägung in den psychotischen Episoden der Epileptiker und die schizophrene Wahnwahrnehmung. Fortschr Neurol Psychiat 23 : 533-546
112 Janzarik W (1959) Dynamische Grundkonstellationen in endogenen Psychosen. Ein Beitrag zur Differentialtypologie der Wahnphänomene. Springer, Berlin
113 Janzarik W (1967) Der Wahn in strukturdynamischer Sicht. Studium Generale 20 : 628-638
114 Janzarik W (1968) Schizophrene Verläufe. Eine strukturdynamische Interpretation. Springer, Berlin
115 Janzarik W (1969) Nosographie und Einheitspsychose. In : Huber G (Hrsg) Schizophrenie und Zyklothymie. Ergebnisse und Probleme. Thieme, Stuttgart, 29-38
116 Janzarik W (1976) Die Krise der Psychopathologie. Nervenarzt 47 : 73-80
117 Janzarik W (1980) Der schizoaffektive Zwischenbereich. Nervenarzt 51 : 272-279
118 Janzarik W (1984) Jaspers, Kurt Schneider und die Heidelberger Psychopathologie. Nervenarzt 55 : 18-24
119 Janzarik W (1988) Strukturdynamische Grundlagen der Psychiatrie. Enke, Stuttgart
120 Jaspers K (1946) Allgemeine Psychopathologie, 4. Aufl. Springer, Berlin
121 Jost K (1979) Störungen des unmittelbaren Behaltens bei Schizophrenien. Inaug.-Diss., Frankfurt
122 Kendell RE (1985) Which Schizophrenia ? In : Huber G (Hrsg) Basisstadien endogener Psychosen und das Borderline-Problem. 6. Weißenauer Schizophrenie-Symposion. Schattauer, Stuttgart New York, 145-156
123 Kielholz P (1971) Diagnose und Therapie der

Depressionen für den Praktiker, 3. Aufl. Lehmann, München
124 Kind H (1997) Psychiatrische Untersuchung. 5. Aufl. Springer, Berlin
125 Kisker KP (1960) Der Erlebniswandel des Schizophrenen. Springer, Berlin
126 Kisker KP (1968) Kurt Schneider †. Nervenarzt 39：97-98
127 Kisker KP, Strötzel L (1961) Zur vergleichenden Situationsanalyse beginnender Schizophrenien und erlebnisreaktiver Entwicklungen bei Jugendlichen. Arch Psychiat Z Neurol 202：1-30 und (1962) 203：26-60
128 Kisker KP, Freyberger H, Rose HK (1991) Psychiatrie, Psychosomatik, Psychotherapie. 5. Aufl. Thieme, Stuttgart New York
129 Klosterkötter J (1984) Die Epilepsiepsychosen. Zbl Neurol Psychiat 241：637-653
130 Klosterkötter J (1988) Basissymptome und Endphänomene der Schizophrenie. Springer, Berlin
131 Klosterkötter J, Gross G (1988) Wahrnehmungsfundierte Wahnwahrnehmungen. In：Böcker F, Weig W (Hrsg) Aktuelle Kernfragen in der Psychiatrie. Springer, Berlin, 111-121
132 Klosterkötter J, Huber G (1985) Was heißt Demenz？Wandlungen des Demenzbegriffs 1960-1984. Zbl Neurol Psychiat 242：315-329
133 Klosterkötter J, Gross G, Huber G (1989) Das Konzept der Prozeßaktivität bei idiopathischen Psychosen. Nervenarzt 60：740-744
134 Koehler K (1979) Die ältere Heidelberger Psychiatrie. Einige Aspekte ihrer Aktualität in der modernen anglo-amerikanischen Forschung. In：Janzarik W (Hrsg) Psychopathologie als Grundlagenwissenschaft. Enke, Stuttgart, 178-188
135 Koehler K (1979) First rank Symptoms of schizophrenia：Questions concerning clinical boundaries. Brit J Psychiatry 134：236-248
136 Koehler K (1981) Konzepte und Kriterien der Schizophreniediagnose in der gegenwärtigen englischsprachigen Psychiatrie. In：Huber G (Hrsg) Schizophrenie. Stand und Entwicklungstendenzen der Forschung. 4. Weißenauer Schizophrenie-Symposion. Schattauer, Stuttgart New York, 85-93
137 Koehler K (1982) Symptome 1. Ranges und die Prognose der Schizophrenie：Wichtige Aspekte eines aktuellen Forschungsproblems. In：Huber G (Hrsg) Endogene Psychosen：Diagnostik, Basissymptome und biologische Parameter. 5. Weißenauer Schizophrenie-Symposion. Schattauer, Stuttgart New York, 97-104
138 Koehler K, Guth W (1977) First rank Symptoms of schizophrenia in Schneider-oriented German centers. Arch Gen Psychiatry 34：810-813
139 Koehler K, Jacoby C (1978) Schneider-oriented psychiatric diagnosis in Germany compared with New York and London. Compr Psychiatry 19：19-26
140 Koehler K, Saß H (1984) (Bearb) Diagnostisches und statistisches Manual psychischer Störungen：DSM-III. Übers. n. d. 3. Aufl.»Diagnostic and statistical manual of mental disorders« der American Psychiatric Association. Beltz, Weinheim Basel
141 Koehler K, Saß H (1985) Pathoaffektivität, Basissymptome und das Borderline. Eine kritische Bestandsaufnahme. In：Huber G (Hrsg) Basisstadien endogener Psychosen und das Borderline-Problem. 6. Weißenauer Schizophrenie-Symposion. Schattauer, Stuttgart New York, 195-205
142 Koehler K, Sauer H (1984) Huber's basic Symptoms：Another approach to negative psychopathology in schizophrenia. Compr Psychiatry 25：174-182
143 Koehler K, Seminario I (1979) Research diagnosable »schizoaffective« disorder in Schneideria »first rank« schizophrenia. Acta Psychiat Scand 60：347-354
144 Koehler K, Steigerwald F (1977) Consistency of Kurt Schneider-oriented diagnosis over 40 years. Arch Gen Psychiatry 34：51-55
145 Kraepelin E (1909-1915) Psychiatrie. Ein Lehrbuch für Studierende und Ärzte, Bd. 1-4. 8. Aufl. Barth, Leipzig
146 Kretschmer E (1966) Der sensitive Beziehungswahn. 4. Aufl. Hrsg. von Kretschmer W. Springer, Berlin
147 Langfeldt G (1956) The prognosis in schizophrenia. Acta Psychiat Scand 110(Suppl)：7-66
148 Leonhard K (1966) Aufteilung der endogenen Psychosen. 3. Aufl. Akademie-Verlag, Berlin
149 Leonhard K (1972) Aufteilung der endogenen

Psychosen in der Forschungsrichtung von Wernicke und Kleist. In : Kisker KP, Meyer JE, Müller C, Strömgren E (Hrsg) Psychiatrie der Gegenwart, Bd. II/1, 2. Aufl. Springer, Berlin, 183-212
150 Leonhard K (2000) Akzentuierte Persönlichkeiten. 3. überarb. Aufl. WKL-Schriftenreihe, Würzburg
151 Lersch Th (1952) Aufbau der Person, 5. Aufl. Barth, München
152 Marneros A (1983) Kurt Schneider's »Zwischen -Fälle«, »mid-cases« or »cases in between«. Psychiatr Clin 16 : 87-102
153 Marneros A (1984) Frequency of occurrence of Schneider's first rank symptoms in schizophrenia. Eur Arch Psychiat Neurol Sci 234 : 78-82
154 Marneros A, Tsuang MT (1986) (eds.) The schizoaffective psychoses. Springer, Berlin
155 Matussek P (1952) Untersuchungen über die Wahnwahrnehmung. 1. Mitteilung : Veränderungen der Wahrnehmungswelt bei beginnendem primärem Wahn. Arch Psychiat Z Neurol 189 : 279-319 ; 2. Mitteilung (1953) Die auf einem abnormen Vorrang von Wesenseigenschaften beruhenden Eigentümlichkeiten der Wahnwahrnehmung. Schweiz Arch Neurol Psychiat 71 : 189-210
156 Mellor CS (1982) The present status of first-rank symptoms. Brit J Psychiatry 140 : 423-424
157 Meyer-Lindenberg A (2002) Neuere Methoden zur Analyse des Arbeitsgedächtnisses bei Schizophrenien. Nervenheilkd 21 : 46-54
158 O'Grady J (1996) Commentary on »First rank symptoms or rank-and-file symptoms ?« of Crichton P. Br J Psychiatry 169 : 543-544
159 Penin H, Gross G, Huber G (1982) Elektroenzephalographisch-psychopatho-logische Untersuchungen in Basisstadien endogener Psychosen. In : Huber G (Hrsg) Endogene Psychosen : Diagnostik, Basissymptome und biologische Parameter. 5. Weißenauer Schizophrenie-Symposion. Schattauer, Stuttgart New York, 247-264
160 Peters UH (1967) Das exogene paranoid-halluzinatorische Syndrom. Bibl Psychiat Neurol (Karger, Basel) Fasc. 131 : 1-6
161 Petrilowitsch N (1960) Abnorme Persönlichkeiten. 3. Aufl. Karger, Basel 1966
162 Pincus HA, Tew JD, First MB (2004) Psychiatric comorbidity : Is more less ? World Psychiatry 3 : 18-31
163 Pope HG, Lipinski JF (1978) Diagnosis in schizophrenia and manic depressive illness. Arch Gen Psychiatry 35 : 811-828
164 Popper E (1920) Der schizophrene Reaktionstypus. Z Neurol Psychiat 62 : 194-207
165 Rennert H (1982) Zum Modell »Universalgenese der Psychosen«-Aspekte einer unkonventionellen Auffassung der psychischen Krankheiten. Fortschr Neurol Psychiat 50 : 1-29
166 Retterstøl N (1978) The Scandinavian concept of reactive psychosis, schizophreniform psychosis and schizophrenia. Psychiatr Clin 11 : 180-187
167 Rümke HC (1958) Die klinische Differenzierung innerhalb der Gruppe der Schizophrenien. Nervenarzt 29 : 49-53
168 Saß H (1987) Psychopathie- Soziopathie-Dissozialität. Zur Differentialtypologie der Persönlichkeitsstörungen. Springer, Berlin
169 Saß H, Herpertz S, Houben I (1992) Modern concepts of personality disorders from the viewpoint of clinical psychopathology. Neurol Psychiatry Brain Res 1 : 116-121
170 Scheid W (1968) Gedenkrede auf Kurt Schneider. Ruperto Carola 43/44 : 7-14
171 Scheid W (1983) Lehrbuch der Neurologie, 5. Aufl. Thieme, Stuttgart
172 Schneider K (1946) Beiträge zur Psychiatrie. Thieme, Wiesbaden
173 Schneider K (1950) Die psychopathischen Persönlichkeiten, 9. Aufl. Deuticke, Wien. (1. Aufl. 1923)
174 Schneider K (1952) Über den Wahn. Thieme, Stuttgart
175 Schneider K (1952) Psychiatrie heute. Thieme, Stuttgart. (3. Aufl. 1960)
176 Schneider K (1953) Über die Grenzen der Psychologisierung. Nervenarzt 24 : 89-90
177 Schneider K (1954) Zur Frage der Psychotherapie endogener Psychosen. Dtsch Med Wschr 79 : 873-875
178 Schneider K (1956) Kraepelin und die gegenwärtige Psychiatrie. Fortschr Neurol Psychiat 24 : 1-7
179 Schneider K (1956) Geleitwort. In : Wendt CF. Grundzüge einer verstehenspsychologischen Psychotherapie. Springer, Berlin

180 Schneider K (1957) Primäre und sekundäre Symptome bei der Schizophrenie. Fortschr Neurol Psychiat 25：487-490
181 Schneider K (1958) Psychopathic personalities. Cassell, London
182 Schneider K (1958) »Der Psychopath« in heutiger Sicht. Fortschr Neurol Psychiat 26：1-6
183 Schneider K (1961) Die Beurteilung der Zurechnungsfähigkeit. 4. Aufl. Thieme, Stuttgart
184 Schneider K (1992) Klinische Psychopathologie. 14. unveränd. Aufl. mit einem Kommentar von Huber G und Gross G. Thieme, Stuttgart New York
185 Shepherd M (1982) Karl Jaspers：General Psychopathology (books reconsidered) Br J Psychiatry 141：310-312
186 Slater E, Beard AW, Glithero A (1965) Schizophrenia-like psychoses of epilepsy. Int J Psychiatry 1：6-30
187 Standage K (1989) Kurt Schneider：Psychopathic Personalities (books reconsidered) Br J Psychiatry 155：271-273
188 Strömgren E (1974) Psychogenic psychoses. In：Hirsch S, Shepherd M (eds) Themes and Variations in European Psychiatry. Wright, Bristol, 97-120
189 Süllwold F (1980) Zur Phänomenologie und Bedeutung des unmittelbaren Konfigurationsgedächtnisses. Z Exp Angew Psychol 27：26-43
190 Süllwold L (1977) Symptome schizophrener Erkrankungen. Uncharakteristische Basisstörungen. Monographien aus dem Gesamtgebiete der Psychiatrie. Bd 13. Springer, Berlin
191 Süllwold L (1981) Basisstörungen：Ergebnisse und offene Fragen. In：Huber G (Hrsg) Schizophrenie. Stand und Entwicklungstendenzen der Forschung. 4. Weißenauer Schizophrenie-Symposion. Schattauer, Stuttgart New York, 269-278
192 Süllwold L, Huber G (1986) Schizophrene Basisstörungen. Springer, Berlin
193 Tellenbach H (1976) Melancholie. Problemgeschichte, Endogenität, Typologie, Pathogenese, Klinik, 3. Aufl. Springer, Berlin
194 Weitbrecht HJ (1962) Zur Frage der Demenz. In：Kranz H (Hrsg) Psychopathologie heute. Thieme, Stuttgart
195 Weitbrecht HJ (1967) Kurt Schneider 80 Jahre -80 Jahre Psychopathologie. Fortschr Neurol Psychiat 35：497-515
196 Weitbrecht HJ (1971) Was heißt multikonditionale Betrachtungsweise bei den Schizophrenien？In：Huber G (Hrsg) Ätiologie der Schizophrenien. Bestandsaufnahme und Zukunftsperspektiven. 1. Weißenauer Schizophrenie-Symposion. Schattauer, Stuttgart New York, 181-198
197 Weitbrecht HJ (1972) Depressive und manische endogene Psychosen. In：Kisker KP, Meyer JE, Müller C, Strömgren E (Hrsg) Psychiatrie der Gegenwart, Bd. II/1, 2. Aufl. Springer, Berlin, 83-140
198 Weitbrecht HJ (1973) Psychiatrie im Grundriß, 3. Aufl. Springer, Berlin (4. Aufl. 1979, neu bearb. von Glatzel J)
199 Weizsäcker Vv (1946) Studien zur Pathogenese, 2. Aufl. Thieme, Wiesbaden
200 Wieck HH (1977) Lehrbuch der Psychiatrie. 2. Aufl. Schattauer, Stuttgart
201 Wing J (1996) Commentary on »First rank symptoms or rank-and-file symptoms?« of Crichton P. Br J Psychiatry 169：545
202 Wing JK, Nixon J (1975) Discriminating symptoms in schizophrenia. Arch Gen Psychiatry 32：853-859
203 Wing J, Cooper JE, Sartorius N (1974) The measurement and classification of psychiatric symptoms. Cambridge Univ Press, Cambridge

訳者あとがき

本書は Kurt Schneider：Klinische Psychopathologie. 15. Aufl. mit einem aktualisierten und erweiterten Kommentar von Huber G und Gross G. Thieme, Stuttgart, 2007（「臨床精神病理学，第15版，フーバー G とグロス G によるアップデート・増補された解説付き」）の全訳であり，ドイツ語版と日本語翻訳版の同時出版である。

原著は1967年の第8版まで著者クルト・シュナイダー自身が改訂を行っていたが，同年シュナイダーが死去した後，ゲルト・フーバーに継承された。1987年の第13版では，このシュナイダーによるオリジナルテキストに手を加えることなく，フーバーとグロスによる解説が加えられた。2007年の第15版では，この解説が初の改訂を受けた。すなわち，本書の本文は著者シュナイダーによる最終版であり，解説はフーバーとグロスによる最新版である。

本書はシュナイダーによる本文と文献一覧の後にフーバーとグロスによる解説とその文献一覧が続くという構成であり，文献は2ヶ所に表示されている。

目次には本文の下位項目とその頁が表示されているが，本文中にその項目表題は表示されていない。これは原著通りである。だが本文のどの段落分けが下位項目に対応する区切りであるかは，内容から明らかであろう。

翻訳にあたり，原文の斜体は下線に移し，原文の" "は「 」に移した。人名・地名はカタカナ表記とし，初出時に原語を括弧内に併記した。

本文中に文献番号は記されていない。著者名が挙げられている個所では，本文の文献一覧を参照されたい。

　解説の中で，（　）内の頁表示は本文および解説を含めた本書の頁数を，［　］内の文献番号は「解説の文献」を示す。文献番号後に頁数の表示がある場合，その文献中の頁を示す。

　脚注は，「原文注釈」と表示した場合を除き，訳者によるものである。

　シュナイダーは第5版から事項索引を不要として削除したが，原著15版にはフーバーとグロスによる本文・解説共通の詳細な索引が付されている。本書では，訳者が原著の索引にさらに項目を追加して和音順に並べ直し，原語を併記した。また，人名索引も作成した。

　わが国では，クルト・シュナイダーの「臨床精神病理学」は，第3版（1950年）の西丸四方訳がみすず書房より出版される予定であったが，その後原著が改訂されたことからこれは発表されず，1957年，第4版（1955年）の平井静也・鹿子木敏範訳が文光堂から出版された。1962年，平井静也氏が急逝するという不幸に見舞われたが，原著がさらに2度改訂され，シュナイダー自身からも改訳の勧めがあったことから，鹿子木氏は単独で第6版（1962年）を改めて訳出した。この大幅な改訂版は1963年，平井・鹿子木共訳として同社から出版された。その後，原著はさらに第7版（1965年），第8版（1967年）と2度シュナイダーによる改訂を受け，この第8版が著者自身の改訂による最終版となった。だが日本語訳の改訂は行われず，以後40年以上にわたって第6版の平井・鹿子木訳が読み継がれてきた。

訳者あとがき

　もとより訳者は，この「臨床精神病理学」第6版の平井・鹿子木訳によって精神医学を学んだ者の1人である。だがかつて訳者が入手したドイツ語の原著はすでに第14版（1992年）まで版を重ねており，第13版(1987年)よりフーバーとグロスによる解説が加えられていた。訳者は2002年頃より，勤務する都立松沢病院の同僚達とともに，この第14版の輪読会を行い，少しずつ訳出し始めた。2003年，柏瀬宏隆氏[1]は「この(平井・鹿子木による)翻訳書の残念な点は第6版（1962年）の翻訳でとどまっているということである。（中略）どなたか（中略）最新版を訳出していただけないものであろうか」と述べ，中谷陽二氏[2]が「現代の精神医学のトレンドに対する，危機感というとおおげさですが，違和感のようなものを解く鍵が，Schneiderの中にあるように思われる」と述べたことにも，大いに鼓舞された。同じ頃，2005年に行われる予定の日本精神病理・精神療法学会第28回大会（会長：中安信夫）において，フーバー，グロス両氏と親交がありその著書[3]を訳出した医療法人好寿会美原病院の池村義明氏の力添えを得て，両氏を招聘することが計画された。当大会運営委員の1人であった訳者は，以後，両氏との連絡にかかわることになった。こうした経緯の中で，我々は株式会社文光堂代表取締役会長の浅井宏祐氏ならびに同編集企画部の亀谷信男氏に，

---

[1] 柏瀬宏隆：「Schneider, K.：Klinische Psychopathologie」，「精神科臨床のための必読100文献」，こころの臨床 a la carte，第22巻増刊号（3），9-10，2003
[2] 中谷陽二：「クルト・シュナイダーを再読する」，臨床精神病理，25：99-107，2004
[3] 木村定，池村義明：「妄想」，金剛出版，東京，1983（Huber G, Gross G (1977) Wahn. Eine deskriptiv-phänomenologische Untersuchung schizophrenen Wahns. Enke, Stuttgart）

クルト・シュナイダー「臨床精神病理学」第14版の翻訳を新訂版として出版することを打診した。同社はその意義に賛同し，出版を快諾していただいた。以後，訳者は松沢病院において同原著の輪読会を毎週1回開催し，訳出を進めた。

2005年10月6日・7日，日本精神病理・精神療法学会第28回大会が東京で開催され，フーバー，グロス両氏による特別講演が行われた[4]。訳者は成田空港に両氏を迎え，東京滞在中の二人に付き添う係を担った。中安大会会長を始めとする我々大会スタッフは，フーバー，グロス両氏と何度も食事を共にして親交を深め，有意義な意見交換を行なうことができた。そのなかで，両氏から近々シュナイダー「臨床精神病理学」の「解説」をアップデートした第15版を出版する予定であり，新たな「解説」の原稿は翌年でき上がるであろうという話を聞いた。そこで，文光堂の亀谷氏と打ち合わせをした結果，第15版の原稿ファイルをあらかじめ送付してもらうことにより，すでに翻訳権を得ていた第14版ではなく，最新版である第15版の日本語訳をドイツ語版と同時に出版することになった。

2006年7月，第15版の解説，文献，索引の原稿ファイルがフーバー，グロス両氏から訳者に送付された。解説は旧版のほぼ2倍の文量にまで増補されており，文献，索引も同様であった。第14版の本文・解説はあらかた訳出し終わっていたので，訳者はさっそく変更部分の訳出に着手した。不明な点はフーバー，グロス両氏にファックスや手紙で質問し，そのつど懇篤な回答・教示をいただき，また数多くの文献・資料を送付していただいた。当

---

[4] Huber G, Gross G：「私の統合失調症研究の50年」，池村義明訳，臨床精神病理 26：195-213，2005

方からの依頼に応じて「第15版日本語版への序文」も記していただいた。

　2007年，原著第15版がチーメ出版から刊行され，ほどなくこの日本語版が文光堂から出版される。

　本文の翻訳は，第6版からの変更部分だけを日本語訳に反映させたものではなく，全文にわたり一つ一つの単語の訳から検討し直した新訳である。したがって，原文に変更がなくても第6版とは異なった訳文となっている部分がほとんどである。訳語の決定にあたり，「精神分裂病」から「統合失調症」へ，「痴呆」から「認知症」へ，「人格」から「パーソナリティ」へなど，現在呼称（訳語）が変更されているものについては，それに従った。一方，「循環病」といったシュナイダー特有の用語はそのまま残した。注釈を要する主要な訳語には，そのつど脚注を加えた。

　原著第6版の日本語版には巻末に詳細な訳者注が付されていたが，本書はすでに「解説」付きであることから，同様の詳しい注釈を加えることは断念し，屋上屋を架す解説文も付けなかった。付録として，「クルト・シュナイダーの生涯」，「クルト・シュナイダーの業績目録」，「『臨床精神病理学』出版・改訂の経緯」を作成し添えた。

　訳文については可能な限り原文の意味を正確に訳出するよう努めたが，不十分な点はすべて訳者の不明によるものである。読者諸氏から忌憚のないご意見・ご批判をいただきたく，平にお願いする次第である。

　「精神医学のおそらく最後の古典」（フーバー）である原著の試訳として，本書が精神医学の臨床・研究に携わる多くの方々にお

読みいただければ，訳者にとって望外の喜びである．

謝　辞

　美原病院の池村義明先生は，上記大会事務局顧問としてフーバー，グロス両氏との橋渡しをしていただき，また本書の訳文を通覧された上，数多くの助言をくださった．東京大学大学院医学系研究科精神医学分野助教授の中安信夫先生は，同大会会長として本翻訳の端緒を開いてくださっただけでなく，翻訳に際して貴重な助言をいただいた．京都大学大学院精神医学教室教授の林拓二先生からは，先に翻訳出版された訳書[5]を通じて，また直接に貴重な助言をいただいた．筑波大学大学院人間総合科学研究科教授の中谷陽二先生からは，本書の重要な論点に関する教示をいただいた．国立病院機構東京医療センター精神科医長の古茶大樹先生は，原書の初版から第3版までなど，数多くの希少な古書を訳者に貸与してくださり，またドイツ精神医学に関する多くの有益な助言をくださった．都立松沢病院顧問の松下正明先生，同院長の岡崎祐士先生は，常に温かい激励と鞭撻によって訳者を支えてくださった．ここに心底より感謝を申し上げます．

　都立松沢病院での輪読会に参加した徳永太郎医師，石川陽一医師，五十嵐雅医師，坂田由美医師，宮田淳医師ほかの方々に，この場を借りて感謝いたします．とくに最後まで熱意をもって原著を読破した徳永医師，石川医師，五十嵐医師には，心よりその労をねぎらいます．

　最後に，本書の出版を快諾していただいた文光堂代表取締役会

---

[5] Huber G 著，林拓二訳，「精神病とは何か」，新曜社，東京，2005年．

訳者あとがき

長の浅井宏祐氏，ドイツ・チーメ社との交渉から度重なる校正にいたるまで辛抱強くご尽力くださった編集企画部の亀谷信男氏，およびさまざまな作業に力を尽くされた同社の皆様に深謝いたします．

　本書を，原著第4版・第6版を訳出された故・平井静也先生，故・鹿子木敏範先生の御霊前に捧げます．

　2007年6月

松沢病院にて
針間博彦

臨床精神病理学

クルト・シュナイダーの生涯

　本稿は，フーバー（解説の文献87, 93）によるシュナイダーの伝記を訳者が要約したものである。学問的業績のうち，「解説」と重複する部分は省略した。

　クルト・シュナイダー（Kurt Schneider）は1887年1月7日，父パウル・フォン・シュナイダー（Paul von Schneider）と，母ユーリ（Julie）旧姓ヴァイトブレヒト（Weitbrecht）の息子として，ドイツ・ヴュルテンベルク（Württemberg）州クライルスハイム（Crailsheim）に生まれた。父は後にウルム（Ulm）の地方裁判所長官となった。

　1905年（18歳），シュツットガルト（Stuttgart）で高校卒業試験に合格した後，まずベルリン（Berlin），次いでチュービンゲン（Tübingen）で医学を修めた。そこでクレペリン学派のロベルト・ガウプ（Robert Gaupp）教授のもと，精神科病院で初めて精神医学に触れた。妻ハイジ・シュナイダー（Heidi Schneider）によれば，医学と精神医学は彼にとって「偶然の結果」だと話していた。「チュービンゲンでガウプの講義を聞いて，自分が何をしたいのか分かった」。

　1912年（25歳）末，ガウプのもとで医学学位を取得した後，ケルン大学病院精神科リンデンブルク（Lindenburg）の助手医師となり，後に上級医師となった。科長はグスタフ・アシャフェンブルク（Gustav Aschaffenburg）教授であった。

　1914〜1918年（27〜31歳），第一次大戦に医師として軍務に服した。1917年まで野戦に従事し，ついでチュービンゲンの傷病兵専門病院に勤務した。

ケルン時代

　1919年（32歳），第一次大戦後，シュナイダーはケルン大学に戻り，アシャフェンブルク教授のもとで，論文「登録売春婦のパーソナリティと運命に関する研究」によって精神医学の教授資格を取得した。

　1921年（34歳），マックス・シェラー（Max Scheler）から感情・価

値学説を学び，哲学学位を取得した。この年よりカール・ヤスパース（Karl Jaspers）と書簡による意見交換を行った。それは1955年まで続けられ，書簡は100通に及んだ。

1922年（35歳），ケルン大学の員外教授に任命された。

ケルンでの12年間に，いくつかの重要な精神病理学的著作が発表された。そのうち，シュナイダー自身が言及に値すると考えたものは，「情動生活の層形成およびうつ状態の構成」，「精神医学における疾患概念」，「了解可能性の諸種に関する試論」，「欲動的な人と意識的な人」，「原始関係妄想について」である。モノグラフとして，1923年に「精神病質パーソナリティ」が（以後，繰り返し改訂され，1950年に第9版が出版された），1927年に「異常心的反応」が出版された。

ミュンヘン時代

1931年（44歳），ミュンヘンのドイツ精神医学研究所［1918年にクレペリンが設立，1948年よりマックス・プランク（Max Planck）研究所］臨床部門長およびミュンヘン-シュバービング市立病院精神科医長に任命された。これに対し，ミュンヘン大学教授ブムケは不快感を示した。彼はシュナイダーにとって講座政治を支配する精神医学の「ボス」の1人であった。シュナイダーはこの年よりニコライ・ハルトマン（Nicolai Hartmann）と書簡交換を行い，それは1950年この哲学者が死去するまで続けられた。彼はヤスパース，シェラーとともにシュナイダーの精神医学に最も影響を与えた。

1933年（46歳），ドイツで「第3帝国」が成立し，6月，「遺伝性疾患子孫予防法」が制定された。シュナイダーにとってそれは患者に対する蔑視であり，後の事態悪化を予言するものであった。シュナイダーはこれについてダーレム（Dahlem）のカイザー・ヴィルヘルム（Kaiser-Wilhelm）研究所で講演を行い，ゲーテの「ここで生け贄となるのは子羊でも雄牛でもなく，前代未聞の人間の生け贄である」という言葉で結んだ。当時，これはほとんど罷免に値することであった。

1934年（47歳），シュナイダーはミュンヘン大学の名誉教授に任命されたが，ミュンヘン大学とも，ブムケとも距離をとり続けた。シュナイ

ダーが以前の論文（1919年）の中で，神経学を精神医学から切り離すよう主張したことに対し，ブムケは「この男を正教授にしてはならない」と考えていた。シュナイダーはミュンヘン研究所での遺伝学研究活動にも近づこうとしなかった。精神医学に政治的性格を与えることを拒否し，とりわけ「第3帝国」による精神医学と精神疾患患者の政治的目的のための利用を受け入れようとしなかった。同年にグルーレ（Gruhle）がボン大学から精神医学講座主任に招かれたが，ナチズム政権がこれを承認しなかった際，シュナイダーはグルーレの招聘に肩入れした。

1934年から1939年までの間に，シュナイダーは「第3帝国」下のハンブルク（Hamburg）大学，ハレ（Halle）大学，ブレスラウ（Breslau）大学の教授職に招聘されたが，これらをすべて固辞した。ナチズムの全体主義的主張が大学や教授達にも及んでいたため，志を同じくするミュンヘン-シュバービング病院の少人数の同僚仲間を棄てて第3帝国の大学の講座を引き受けることなど，シュナイダーにはできなかった。彼にとって，ドイツの大学はもはや存在しないも同然であった。

ヤスパースは妻がユダヤ人であったことから国家反逆罪に当たり，1935年から授業禁止令を出されていた。1938年，シュナイダーは雑誌「神経科医（Nervenarzt）」に発表した「カール・ヤスパース精神病理学総論の25年」という論文の中で，ヤスパース支持を表明した。旧友たちから見捨てられ孤立していたヤスパースは，沈黙の時代にあってのこの予期せぬ贈り物に対し，「感動をもって」感謝した。1941年と1942年，ヤスパースは「精神病理学総論」の第4版を改訂するに当たり，シュナイダーに援助を依頼し，シュナイダーはそれに応じた。

第二次世界大戦のさなか，シュナイダーは野戦軍の顧問精神科医としてロシア，フランスに約3年間赴任させられた。ロシアからヤスパースに宛てた1通の手紙（1942年）には，政権に対する諦めと落ち着いた態度が認められる。「こうして人間性の時代が終わり，それと共に我々の職と身分も粉々に砕かれたのです」。戦時中，シュナイダーは再三，密告するようゲシュタポに連行・尋問された。ユダヤ人女性のマクダレーネ（Magdalene）医師はテレジア市へ流刑されるはずであったが，シュナイダーは終戦を迎えるまで彼女を彼の病院にかくまった。シュヴ

ァービング病院の同僚医師4人のうちの1人であったK. F. シャイト（Scheid）は，終戦直前に親衛隊に射殺された。その上級医師であったゲルハルト・シュミット（Gerhard Schmidt）は，第3帝国時代に批判的で勇気ある態度を示し，著書「精神病院における淘汰」の中で，いわゆる安楽死を遠慮なく描き出した。シュナイダーは，ナチズム-イデオロギーを妥協することなく拒否し，我が身の危険を冒して抵抗する医師達に属していたのである。

ミュンヘン時代である1931年以降，シュナイダーは分析-記述的方法をさらに発展させた。例えば，「感情と欲動の病態心理学」，「妄想問題の難点」「精神所見と精神医学的診断」「強迫に関する概念的研究」といった業績であり，これらの論文は，後のハイデルベルク時代の論文とともに，「臨床精神病理学」の中に引き継がれた。

ハイデルベルク時代

1945年（58歳），「第3帝国」が終焉し，当の地域は米軍に占領された。

1946年（59歳），占領軍はナチズムの影響を受けた政策を一新するため，ハイデルベルク大学を再開放することを求めた。ヤスパースの指揮の下，反ナチズム派のドイツ人学者グループが作られ，シュナイダーはヤスパースの推薦によりハイデルベルク大学精神神経科正教授および科長に招聘され，就任した。以後10年間にわたり，シュナイダーはドイツ国内外の精神医学に広く影響を与えた。ハイデルベルクの知的風土と学問的基盤は彼の性に合っていた。シュナイダーの研究生活は，資金源を見つけ，できるだけ多くの研究協力者を得て学派を作るといった大掛かりな計画を立てるのではなく，むしろ，漸進的な，瞑想的な，懐疑的な，そして同時に予防措置の取られた方法で，所見や知見を求めることが特徴であった。

シュナイダーは学部長，選挙評議員に選出された後，1951/52年，ハイデルベルク大学総長に選出された。その後，法学と神学の名誉博士の称号を授与された。また，マックス・プランク研究所よりゴールデン・クレペリン賞を授与された。

1955年（68歳）に定年退官するまで，シュナイダーはハイデルベルクでの教授職を続けた。退官後も，生涯ハイデルベルクに居住した。1967年10月27日，死去。80歳。

ハイデルベルク時代の論文の一部，例えば「精神医学と大学学部」(1947)，「今日の精神医学」(1952) は，精神医学における実務・学問上重要な問題に対する積極的態度を明らかにしている。「責任能力の判断」(1948) は，刑法上の責任能力が問題となる場合に，出廷した鑑定人が直面する問題を明らかにしたものであり，法学者達からの反響も大きかった。主要著作である「臨床精神病理学」は，1950年にシュナイダーが序文に記したように，「私自身のことと，そして私にとって今日なお妥当なことに基づいて，私が精神病理学的・臨床的に精神医学に対して言いたかったことが，すべて含まれている」。この著書は以後9つの最も主要な国際語に翻訳された。

シュナイダーは魅惑的な理論の創始者ではなかった。その哲学的見解は，カール・ヤスパース，マックス・シェラー，ニコライ・ハルトマンに影響を受けていた。彼は，心身問題を単なる定式に還元しようとする生物学主義からも，精神分析学説からも離れていた。もっとも，彼は常にジグムント・フロイト (Sigmund Freud) の画期的業績を認めていた。精神分析に関するシュナイダーの遠慮はしばしば非難されたが，彼が精神分析から批判的に距離を置いたのは，カール・ヤスパース，カール・ポッパー (Karl Popper)，アウグスト・ホンブルガー (August Homburger) といった20世紀の同時代人達の見解と一致するものであった。精神分析はその仮説の誤りを証明できないのであるから科学ではない，とするカール・ポッパーに反論することは難しかったであろう。シュナイダーはホンブルガーと同様に精神分析が発展することを支持し，ケルン大学では自ら精神療法を積極的に行い，精神療法を臨床精神医学に統合することを提唱した。

シュナイダーは馴染みのない分野についても，基盤のしっかりした議論ができた。ルードヴィッヒ・ビンスヴァンガー (Ludwig Binswanger) やv.ゲプサッテル (Gebsattel) と個人的交際があり，またブロ

イティガン（Bräutigan），パウル・マトゥセック（Paul Matussek）といった精神分析志向の精神科医が，助手医師としてシュナイダーと共に勤務し，例えば妄想に関してシュナイダー教授の見解の一部を批判する論文を発表した。シュナイダーはその真実に関する正直さと，何が主張できて何が主張できないかに関する用心深さのため，司法上の責任能力に関して裁判において精神科医は何を主張できるかという問題に関して慎重であった。

考え方にすぎないものを確実な知見と見なす者は，シュナイダーの精神医学に失望し，それはもはや現代的ではないと考えるかもしれない。だが実際，現代的と見えるものはしばしば急速に姿を消す一方，精神医学では，カール・ヤスパース以後の発展が示すように，過去の認識が今日も将来も妥当であり得る。精神医学は至るところで一般の関心と素人からの批判という脚光を浴びるが，シュナイダーは決して一般大衆から一斉に喝采を浴びることを期待するような発言や妥協をしなかった。

短時間会っただけでは，シュナイダーは控えめで真面目な印象を与えたかもしれない。彼の中では，自律による威厳，気品，距離，そして時に内気といえるほどの遠慮と素朴さが結び付いていた。彼はあらゆる雑音を嫌ったが，対立を回避し妥協することは彼の性分に合わなかった。譲歩することはまったく彼の念頭になかった。彼のモットーは「形では融和し，内容は果敢に」であった。中途半端な真実，偽哲学的な会話，無理をした余韻，仰々しさは，彼の前では通用せず，彼はそれらに対し，ささやかだが適切な皮肉を言って拒否を示した。学者，教職者，医師として，シュナイダーは彼を知るすべての人に忘れ難い印象を残した。それは彼の心の高貴さ，彼の金言に対する忠実さ，感受性，気持ちの温かさ，至高の精神性のためであった。

シュナイダーほど事実に基づく客観的な雰囲気を醸し出す者は少なかった。こうした客観的な業務によって，シュナイダーは米国の代表者がなお要職についていた時代に，大学総長として成功を収めた。新しい大学館舎が返還され，寄付金によって研究プロジェクトが可能となり，外国からの学生・教員らが再びハイデルベルクに集まってきた。このどちらかといえば無口な総長がとった施策に目を見張るものはなかったが，彼の行動は形に対するセンス，信念と人間的誠意に対する忠実さから生

まれるものであった。この豊かな人生経験を有し，また人間性に対する知識を有する総長という印象は，彼の明確な精神医学と一致するもののように思われた。

シュナイダーを身近に知るようになると，最初は分からなかった特徴に気がつくようになった。ミュンヘンの少人数の助手仲間にとって，シュナイダーは尊敬する師であるとともに，父のような友であった。ハイデルベルクでも，スタッフは重要と思われることはどんなことでもシュナイダーに相談した。病院からの帰宅途中に，多くの有意義な会話が行われた。シュナイダーとハイジ夫人によって育まれた自宅では，温かいユーモアのある豊かな瞑想の時間が夜明けまで続いた。彼の顔を見ると，広い額から霊的な清廉さと豊かさが，小さな唇から厳格さが，眼から優しさとわずかなメランコリーが認められた。彼の秩序感覚と科学的思考は，顕著な特徴としてその生活スタイル全体に認められた。彼の部署内では時間配分を厳格に守り，だらしないことは一切好まず，彼の周りに修行者のように整った秩序を作り出した。彼の書き物机の上には，必要以上に放置された原稿は1つもなかった。パイプとシガー用の灰皿を置く場所だけがとっておかれていた。勤務室の壁飾りはシラー（Schiller）のエッチングだけだった。

彼の自宅の本棚は，哲学や神学の書，美術史の書，ドイツ詩集で占められていた。妻によれば，シュナイダーは生涯にわたって詩と文学に大きな関心を示し，少なくとも精神医学に対してと同じほどの関心を示した。彼にとって文学とはなによりも叙情詩のことであった。彼はバロック詩から現代詩に至るまで，約200巻の叙情詩集を所有していた。彼は叙情詩の小さな読書会を開き，いくつかの「ドイツ詩に関する書簡」（1939，1941，1963）の中で自身の考えを述べていたが，これらの文章を公表することはなかった。モーツァルトの音楽を愛し，晩年になっても何度もブルゴーニュ（Burgund）のロマネスク式教会を訪れた。彼はロマネスクの世界に深く同意していた。例えば，一切の虚飾を排した，安定したノルマン式のアーチや基本的形態にまで減じられたポーチを有する，ロマネスク式聖堂の厳密な調和に，彼は心を動かされた。ヴェズレー（Vezelay）は彼にとってすべての到達点のように思われた。

物静かで遠慮した学者であったシュナイダーは，あらゆる雑音，喧

騒，尊大さを嫌った。年に2本以上の論文を書くことは，彼にとって「ジャーナリズム」，あるいは自信欠乏のしるしであった。彼は会議や学会にはめったに出席しなかった。ハイデルベルク大学での12年間に，彼自身が主催したバーデン-バーデン（Baden-Baden）の大会と，チューリッヒでの世界大会にしか出席しなかった。それでも彼はまとめることの達人であった。肝要なことを見極める確かな眼を持ち，臨床業務を生産的・効果的にまとめる方法を理解していた。スタッフに対しても，患者と病院の為になる秩序と規則に従うよう求めた。彼の考えでは，そうすることによってのみ，彼の嫌悪する混乱と無意味な喧騒を避けることができたのである。ハイデルベルクでも，スタッフが相当に増えるにつれて，目立たないが完全に体系的な彼の病院運営を理解し，忠実に支援するスタッフメンバーと密接に連携した。シュナイダーは臨床業務について次のように述べた。「病院に日曜日もなければ，公休日も研究日もない。責任と決定は決して中断しない。臨床医は，その臨床を最新のものとするよう常に努力しなければならず，休息の時間はない。病院では，研究・教育の面で最新であることが重要なだけでなく，時代遅れとなったあらゆるものは，疾患と患者の苦しみに対する無責任を意味する」。

彼は助手に対しても非常に気を遣ったが，たとえ彼自身の考え方と合わなくても，学問的発展に関しては自由にやらせた。反対の意見であっても，それが根拠のしっかりした，細心に考え抜かれたものであれば，いつでも喜んで耳を傾けた。彼の倫理的・医学的な基本原則は，例えば治療的手術という問題に関する「役立つことであれば何でも許される，ということは決してない」という言葉や，自殺傾向のある患者や安楽死に対する「運命をもてあそぶのは医師の仕事ではない。医師にとってその行動の意味が明らかでない場合であっても，命を守ることが医師の大きな，だが同時に慎み深い責務であることは，他の場合となんら変わることはない」という態度に現れている。

ミュンヘンからハイデルベルクの大きな大学病院への変化は，すでに59歳であったシュナイダーにとって，当初，戸惑うことが少なくなかった。だが彼はすぐにこの新しい活動フィールドに完全に慣れた。彼の温かく誠実な共感は，その謙虚な態度の中にも明らかとなり，彼に預け

られたすべての人に対して，彼は個人的に気を配り，接触した。病院の200人の入院患者一人ひとりと，彼は少なくとも毎週1回顔を合わせた。彼が診察室で行なった新入院患者の面接には，2人，多くても3人の病棟勤務医しか同席させなかった。彼はどの患者も名前で呼ぶことができた。それができたのは，彼が回診前に必ず，教授室におかれた手書きの記録カードを用いることによって，一人ひとりの患者とその問題点を思い起こしていたからであった。一個人としての患者に対する敬意が，彼にこうした努力をさせたのである。

　シュナイダーは学問の教師の見本であった。その講義は明解，簡潔であり，要点と関係のない装飾はまったくなかった。その話し方は彼が空虚なむだ話と見なすものとはほど遠かった。まったく形式的な言葉遣いや単なる言葉遊びを彼は好まなかった。講義中に学生が患者のことを笑っておもしろがった時，彼は真の怒りをあらわにした。「患者と一緒に笑ってもよいが，患者のことを笑ってはならない」。

　シュナイダーは1時間の講義で通常3人の患者を医学生に示した。病院の同僚を対象とした火曜日午後のセミナーでは，1人の医師による症例提示が行われた。まず症例の背景が説明され，次いで患者の面接が行われ，最後に要約する結論が述べられた。その後，スタッフ全員で広範な議論が行われ，シュナイダーから詳細な批評コメントが出された。

　ハイデルベルク大学総長の任期中，彼はその性格から，大学の精神がいかにしてさまざまな専門分野・学部の枠を超えて知的作業をコーディネートし，進行しつつある専門化の弊害を克服できるかの模範を示した。総長職から解放された後，法学と神学に接する精神医学の境界領域に関する業績に対し，ハイデルベルク大学の神学部と法学部がシュナイダーに「名誉博士」の称号を授与したのは，偶然ではなかった。

　クルト・シュナイダーには，継続的な個人的きずなと変わることのない友情を育む，類い稀な才能があった。ミュンヘン時代に一緒に働いた同僚達とも，積極的に関わることで友人関係を継続した。彼の弟子達と同僚達は，シュナイダーの生涯を通じて彼と密接につながっていることを自覚していた。フーバーら多くの弟子達にとって，ハイデルベルク・モーツァルト通り22番地にある彼の自宅を定期的に訪ねたことは，忘れられない思い出である。シュナイダーは退官後の12年間，自身の学

問的業績を見つめ直し，批判の目を見開いて精神医学的議論の進歩を見守った。自身の体系に関しては，完結し法典化するのではなく，むしろ改訂を加えるごとに弛緩と緊張緩和をもたらした。死去の10日前，彼は約40ヵ所の変更・加筆を加えた「臨床精神病理学」第8版を脱稿した。

クルト・シュナイダーの業績目録

この目録は，フーバー（解説の文献93），ヴァイトブレヒト（解説の文献195）によって挙げられた主要業績に，訳者が知り得た他の論文・著作を加えて作成したものである．複数の版が発表されたものについては，初版を発表年順に示し，括弧内に最後の版（Aufl.）とその発表年を示した．表題の日本語訳は訳者によるものであり，後にあげる日本語版の表題とは異なる．

1 Schneider K (1918) Die Lehre von Zwangsdenken in den letzten zwölf Jahre. Z ges Neurol Psychiat 16：113-251「過去12年間の強迫思考に関する学説」
2 Schneider K (1919) Reine Psychiatrie, symptomatische Psychiatrie und Neurologie. Z ges Neurol Psychiat 49：159-166「純粋精神医学，症状性精神医学および神経学」
3 Schneider K (1921) Die Schichtung des emotionalen Lebens und der Aufbau der Depressionszustände. Z ges Neurol Psychiat 59：281-286「情動生活の層形成およびうつ状態の構成」
4 Schneider K (1921) Der Krankheitsbegriff in der Psychiatrie. Mschr Psychiat Neurol 49：154-158「精神医学における疾患概念」
5 Schneider K (1921) Pathopychologische Beiträge zur phänomenologische Psychologie von Liebe und Mitfühlen. Z ges Neurol Psychiat 65：109-140「愛と共感の現象学的心理学に関する病態心理学的論集」
6 Schneider K (1921) Bemerkungen zu einer phänomenologischen Psychologie der invertierten Sexualität and erotischen Liebe. Z ges Neurol Psychiat 71：346-351「性倒錯と性愛の現象学的心理学に関する発言」
7 Schneider K (1921) Studien über Die Persönlichkeit und Schicksal eingeschriebener Prostituerter. Berlin(2. Aufl. 1926)「登録売

春婦のパーソナリティと運命に関する研究」

8 Schneider K (1922) Der Dichter und der Psychopathologe. Köln「作家と精神病理学者」

9 Schneider K (1922) Versuch über die Arten der Verständlichkeit. Z ges Neurol Psychiat 75：323-327「了解可能性の諸種に関する試論」

10 Schneider K (1923) Die psychopathischen Persönlichkeiten, Wien, Deuticke (9. Aufl. 1950)「精神病質パーソナリティ」

11 Schneider K (1924) Der triebhafte und der bewußte Mensch. Jahrbuch der Charakterologie, Pan Bd.I, Berlin「欲動的な人と意識的な人」

12 Schneider K (1925) Wesen und Erfassung des Schizophrenen. Z ges Neurol Psychiat 99：542-547.「統合失調症患者の本質と把握」

13 Schneider K (1926) Die phänomenologische Richtung in der Psychiatrie. Philosopher Anzeiger 4：382-404「精神医学の現象学的観点」

14 Schneider K (1927) Die abnormen seelischen Reaktionen. In：G. Aschaffenburg(Hrsg.)：Handbuch der Psychiatrie. Deuticke. Spez. Teil, Abt. 7, Teil 2/1, Leipzig, Wien「異常心的反応」

15 Schneider K (1928) Zur Einführung in die Religionspsychopathologie. Mohr, Tübingen「宗教精神病理学入門」

16 Schneider K (1930) Über primitiven Beziehungswahn. Z ges Neurol Psychiat 127,725-735「原始関係妄想について」

17 Schneider K (1931) Pathopsychologie im Grundriß. Sonderausgabe aus Handwörterbuch der psych. Hygiene. Berlin「病態心理学序説」

18 Schneider K (1932) Probleme der Klinische Psychiatrie. Thieme, Leipzig「臨床精神医学の問題」

19 Schneider K (1934) Psychiatrische Vorlesungen fuer Ärzte. Thieme, Leipzig (2. Aufl. 1936)「医師のための精神医学講義」

20 Schneider K (1935) Pathopsychologie der Gefühle und Triebe. Thieme, Leipzig「感情と欲動の病態心理学」

21 Schneider K (1935) Psychosen nach Kopfverletzungen. Nervenarzt 8：567-573「頭部外傷後の精神病」
22 Schneider K (1938) Ein Schwierigkeit im Wahnproblem. Nervenarzt 11：461-465「妄想問題の難点」
23 Schneider K (1939) Begriffliche Untersuchung über den Zwang. Allg Z Psychiat 112：17-24「強迫に関する概念的研究」
24 Schneider K (1939) Psychischer Befund und psychiatrische Diagnose. Thieme, Leipzig (3. Aufl. 1944)「精神所見と精神医学的診断」
25 Schneider K (1946) Beiträge zur Psychiatrie. Thieme, Wiesbaden「精神医学論文集」
26 Schneider K (1946) System der speziellen Psychiatrie. Dtsch Med Wschr 71：143-144「精神医学各論の体系」
27 Schneider K (1946) Zum Krankheitsbegriff in der Psychiatrie. Dtsch Med Wschr 71：306-307「精神医学における疾患概念について」
28 Schneider K (1947) Der Aufbau der körperlich begründbaren Psychosen. Dtsch Med Wschr 72：177-179「身体的基盤の明らかな精神病の構成」
29 Schneider K (1947) Die Psychiatrie und die Fakultäten. Springer, Berlin Heidelberg「精神医学と大学学部」
30 Schneider K (1948) Die Beurteilung der Zurechnungsfähigkeit. Thieme, Stuttgart (4. Aufl. 1961)「責任能力の判断」
31 Schneider K (1948) Kritik der klinische-testpsychologischen Psychopathenbetrachtung. Nervenarzt 19：6-9「臨床-検査心理学的な精神病質者考察に対する批判」
32 Schneider K (1949) Die Untergrunddepression. Fortschr Neurol Psychiat 17：429-434「地下抑うつ」
33 Schneider K (1949) Notiz über Ichstörungen und Entfremdungen. Fortschr Neurol Psychiat 17：343-347「自我障害と疎隔化に関する覚書き」
34 Schneider K (1949) Über Schwachsinnige und die Struktur-

analyse ihrer Psychosen. Dtsch Med Wschr 74：893-895「精神遅滞者およびその精神病の構造分析について」

35 Schneider K (1949) Zum Begriff des Wahns. Fortschr Neurol Psychiat 17：26-31「妄想という概念について」

36 Schneider K (1950) Die Aufdeckung des Daseins durch die zyklothyme Depression. Nervenarzt 21：193-194「循環病性うつ病によって現存在の覆いがとられること」

37 Schneider K (1950) Klinische Psychopathologie. Thieme, Stuttgart. 3. Aufl. (15.Aufl. mit einem aktualisierten und erweiterten Kommentar von Huber G und Gross G. 2007)「臨床精神病理学」

38 Schneider K (1952) Psychiatrie heute. Thieme, Stuttgart (3. Aufl. 1960)「今日の精神医学」

39 Schneider K (1952) Über den Wahn. Thieme, Stuttgart「妄想について」

40 Schneider K (1953) Klinische Gedanken über die Sinngesetzlichkeit. Mschr Psychiat Neurol 125：666-670「意味合法則性に関する臨床的考察」

41 Schneider K (1953) Über die Grenzen der Psychologisierung. Nervenarzt 24：89-90「心理学化の限界について」

42 Schneider K (1954) Zur Frage der Psychotherapie endogener Psychosen. Dtsch Med Wschr 79：873-875「内因性精神病の精神療法という問題について」

43 Schneider K (1955) Zur Differentialdiagnose der Depressionszustände. Fortschr Neurol Psychiat 23：1-6「うつ状態の鑑別診断について」

44 Schneider K (1956) Geleitwort. In：Wendt CF. Grundzüge einer verstehenspsychologischen Psychotherapie. Springer, Berlin「了解心理学的精神療法の基本特徴：序文」

45 Schneider K (1956) Kraepelin und die gegenwärtige Psychiatrie. Fortschr Neurol Psychiat 24：1-7「クレペリンと現在の精神医学」

46 Schneider K (1957) Primäre und sekundäre Symptome bei der Schizophrenie. Fortschr Neurol Psychiat 25：487-490「統合失調

症における一次症状と二次症状」
47 Schneider K（1958）》Der Psychopath《 in heutiger Sicht. Fortschr Neurol Psychiat 26：1-6「今日の視点から見た『精神病質者』」

日本語訳

　上記著作のうち，日本語訳が単行本として出版されたものを日本語版の出版年順に挙げ，括弧内に原著を示した．

- 西丸四方訳：「臨床精神病理学序説」，南山堂，東京，1943年．新版，みすず書房，東京，1977年（文献19，第2版，1936年）
- 懸田克躬，鰭崎轍訳：「精神病質人格」，みすず書房，1954年（文献10，第9版，1950年）
- 懸田克躬，保谷真純訳：「宗教精神病理学入門」，みすず書房，1954年（文献15）
- 平井静也，鹿子木敏範訳：「臨床精神病理学」，文光堂，東京，1957年（文献37，第4版，1955年）
- 平井静也，鹿子木敏範訳：「臨床精神病理学」，文光堂，東京，1964年（文献37，第6版，1962年）
- 平井静也，鹿子木敏範訳：「今日の精神医学―三つの小論―」，文光堂，東京，1964年（以下の3論文の翻訳を収録した，日本語版のみの単行本．文献38，第2版，1955年．文献39．文献30，第3版，1956年）
- 湯沢千尋訳：「病態心理学序説」，中央洋書出版部，東京，1989年（文献17）

『臨床精神病理学』出版・改訂の経緯

1946 年 　初版。表題は「精神医学論文集」。論文「感情と欲動の病態心理学概説」「異常体験反応」「精神所見と精神医学的診断」を収録。
1948 年 　第 2 版。論文「臨床体系学と疾患概念」「身体的基盤の明らかな精神病の構成」を追加収録。本文改訂。
1950 年 　第 3 版。表題を「臨床精神病理学-精神医学論文集」に変更。論文「精神病質パーソナリティ」「精神遅滞者とその精神病」を追加収録。本文改訂。文献一覧，事項索引を追加。
1955 年 　第 4 版。第 6 論文の表題を「精神所見と精神医学的診断（統合失調症と循環病）」と変更。本文改訂。
1958 年 　第 5 版。第 6 論文の表題を「統合失調症と循環病」に変更。本文改訂。事項索引を削除。
1962 年 　第 6 版。表題を「臨床精神病理学」に変更。本文改訂。
1965 年 　第 7 版。本文改訂。
1967 年 　第 8 版。本文改訂。文献を追加。
1970 年 　第 9 版。フーバーに継承された。本文に変更なし。
1973 年 　第 10 版。1976 年第 11 版。1980 年第 12 版。変更なし。
1987 年 　第 13 版。フーバーとグロスによる解説・文献・索引が追加。
1992 年 　第 14 版。変更なし。
2007 年 　第 15 版。フーバーとグロスによる解説・文献・索引がアップデート・増補された。

- 英語版　1959 年，1993 年（復刻版）
- フランス語版　1957 年，1970 年，1972 年，1976 年，1982 年
- ギリシャ語版　1962 年
- イタリア語版　1954 年，1967 年，1983 年，2004 年
- 日本語版　1957 年（第 4 版），1960 年，1964 年（第 6 版），2007 年（第 15 版，本書）
- ハングル語版　1996 年
- ポルトガル語版　1970 年
- ロシア語版　1999 年
- スペイン語版　1951 年，1963 年，1970 年，1976 年，1997 年

索 引
(本文と解説に共通)

あ

愛　Liebe　129,135
ICD-10　147,149,150,151,165,181,198, 204,208
哀愁　Wehmut　129
愛情　Zuneigung　129,131
愛の能力　Liebefähigkeit　135
青二才　Schnösel　80
アキレスのかかと　Achillesferse　170
圧倒性　Überwaltigkeit　107
アルコール精神病　Alkoholpsychosen　116
アルコールせん妄　Alkoholdelir　68
アルコール病(慢性アルコール症)　Alkoholkrankheit　172
アルコール酩酊　Alkoholrausch　13,69
アルコール乱用　Alkoholabusus　120
暗示　Suggestion　104
アンヘドニア　Anhedonie　199
安楽　Behagen　129

い

言い合う形の幻声　Hören von Stimmen in der Form von Rede und Gegenrede　84,115
意外性　Befremdlichkeit　107
異記憶　Allomnesie　108
畏敬　Ehrfurcht　129
移行　Übergänge　6,11,13,74,79,117, 123,130
移行関連第2段階基底症状　übergangsrelevante Stufe-2-Basissymptome　183,204
移行系列　Übergangsreihen　185
意志　Wille　15,103,140

意識　Bewußtsein　110
意識混濁　Bewußtseinstrübung　2, 49,50,68,70,110,174
意識的な人　Bewußter Mensch　141
易刺激性　Gereiztheit　102
易刺激性衰弱　reizbare Schwäche　175
易刺激的-抑うつ的　reizbar-depressiv　23
意志欠如者　Willenlose　25
意志欠如性精神病質者　willenlose Psychopathen　25
意志決定　Willenentscheidung　163
意志決定の可能性　Möglichkeit der Willensentscheidung　140
意志の自由　Willensfreiheit　163
意志被影響　Willensbeeinflussung　103
異常　abnorm　11
異常体験　abnorme Erlebnisse　113
異常体験反応　abnorme Erlebnisreaktionen　2,4,40,43,93,108
異常体験反応性発展　abnorme Erlebnisreaktive Entwicklungen　33,43
異常体験様式　abnorme Erlebnisweise　115,199
異常知能素質　abnorme Verstandesanlagen　2,4
異常な意味付け　abnorme Bedeutung　91,93
異常な心的存在　abnormes seelisches Sein　11
異常パーソナリティ　abnorme Persönlichkeiten　2,3,5,15,34,160
異常パーソナリティ発展　abnorme Persönlichkeitsentwicklung　95
異常表出　abnormer Ausdruck　113
異常律動　Parenrhythmie　176
意地悪でずる賢い者　heimstückisch Schlaue　61
一次元的　eindimensional　64
一次症状　primäre Symptome　115,204

一次症状と二次症状　primäre Symptome und sekundäre Symptome　115
一次性陰性病態失認統合失調症　primär negative Anosognosie-Schizophrenie　183
一次的(間欠的)体験反応　zeitweilige (intermittierende) Erlebnisreaktion　37,48
一次的強迫気分　primäre Zwangstimmung　21
一次的強迫発動性　primäre Zwangantriebe　22
一次的強迫欲動　primäre Zwangtriebe　90
一次的運動性欲動爆発　primäre motorische Triebentladung　138
一次的心的欲動爆発　primäre seelische Triebentladung　139
一分節性　eingliedrig　98
位置・平衡感覚　Lage- und Gleichgewichtsempfindungen　125
Ⅰ級幻聴　akustische Halluzinationen 1. Ranges　207
Ⅰ級症状　Symptome 1. Ranges　70,115,152,199,203
Ⅰ級統合失調症状　schizophrene Symptome 1. Ranges　116,117,118,122
一般感覚　Allgemeinempfindungen　125
一般の生気的身体感覚　allgemeine vitale Leibempfindungen　125
偽りのもの　Unechtheit　23
偽りの抑うつ　unechte Depression　47
遺伝性　Erblichkeit　68
遺伝性舞踏病　hereditäre Chorea　68
易変的で反応性の気分易変調性　labile reaktive Verstimmbarkeit　38
意味関連　Sinnzusammenhänge　9
意味合法則性　Sinngesetzlichkeit　9

意味合法則性の切断　Zerreißung der Sinngesetzlichkeit　9,155
意味盲　sinnblind　110
意味盲の情動打撃　sinnblinder Affektschlag　157,195
意味連続性　Sinnkontinuität　9,155
意味連続性の切断　Zerreißung der Sinnkontinuität　9,155
異和的な干渉　fremder Eingriff　104
院外統合失調症　extramurale Schizophrenie　180
飲酒　Trinken　139
印象　Eindruck　113
印象的知覚様式の暴走　Entzügelung des impressiven Wahrnehmungsmodus　191
陰性症状(統合失調症の)　negative Symptome　199,211

う

うつ病性制止　depressive Hemmung　138
うつ病的統合失調症　depressive Schizophrenie　123
憂い　Sorge　44,45,50,128,129,133
上塗り　Verschmierung　50
うわべの呼称　Fassadenbezeichnungen　28,165
暈　Hof　60,137
運動過多性緊張病　hyperkinetische Katatonien　81
運動過多性精神病　hyperkinetische Psychosen　80
運動減退性(昏迷性)緊張病　hypokinetische(stuporöse) Katatonien　81
運動性促迫状態　motorische Drangzustände　138
運動性欲動要求の減少　Herabsetzung der motorische Triebbedürfnisse　138
運命　Schicksal　16,20

249

え

エピソード性の興奮状態　episodische
　Erregungszustände　　　　　62
エンテレヒー　Entelechie　32,168

お

置き換え　Transponierung　　114
押しつけがましさ　Aufdringlichkeit
　　　　　　　　　　　　　　107

か

外因性　exogen　　　　67,78,133
外因性幻覚妄想症候群　exogene para-
　noid-halluzinatorische
　Syndrome　　　　　　　　　192
「外因性」精神病　exogene Psycho-
　sen　　　　　　　　　　　　67
外因反応型　exogene Reaktions-
　typen　　　　　　　　　　5,41
下位形態　Unterformen　　　179
解釈　Deutung　　　　　　　124
解釈の蓋然性の平準化と習慣ヒエラルキ
　ーの喪失　Nivellierung der
　Deutungswahrscheinlichkeiten
　und Verlust an Gewohnheitshie-
　rarchien　　　　　　　　　187
下位診断的(「閾下」)症候群　sub-
　diagnostiche("subthreshold")
　Syndrome　　　　　　　　　162
改定された精神病概念　revidierter
　Psychosebegriff　　　　　183
外的体験　äußere Erlebnisse　40
外的体験に対する異常反応　abnorme
　Reaktionen auf äußere Erlebnisse
　　　　　　　　　　　　　　 43
外的体験反応　äußere Erlebnisreak-
　tion　　　　　　　　　　　 40

概念の区別　Begriffsunterscheidun-
　gen　　　　　　　　　　　　185
快の自我状態　angenehme Ichzustän-
　de　　　　　　　　　　　　 128
外部と他者に相対する自我意識
　Ichbewußtsein im Gegensatz zu
　Außen und anderen　　　　105
外部と他者に対する境界　Abgren-
　zung gegenüber Außen und ande-
　ren　　　　　　　　　　　 105
快楽獲得　Lustgewinn　　　 138
鍵体験　Schlüsselerlebnis　40,41
かくある存在　Sosein　64,68,108,186
かく形成された存在　So-Geschaffen-
　sein　　　　　　　　　　　 16
学習と可塑性　Lernen und Plasti-
　zität　　　　　　　　　　 163
確信意識　Gewißheitsbewußtsein
　　　　　　　　　　　　　　191
確信意識の変動　Schwankungen
　des Gewißheitsbewußtseins　192
重なり合い　Überschneidung　173,
　　　　　　　　　　　　　　200
過失不安　Verschuldungsangst　22
数多くの手持ちの場への拡大
　Ausweitung auf zahlreiche Bes-
　tände des Feldes　　　　　190
仮性　pseudo　　　　　　　　 42
仮性認知症　Pseudodemenz　52,63
仮性認知症状態　pseudodemente
　Zustände　　　　　　　　　 55
仮説　Hypothese　　　　　6,8,10
頑なな意気地なし者　verstockte
　Duckmäuser　　　　　　　　 61
硬さ　Steifheit　　　　　110,114
価値概念　Wertbegriff　　　　 8
価値感情　Wertgefühl　　　　129
価値基準　Wertnorm　　　15,160
過程(過程要因)　Prozeß
　(Prozeßfaktor)　　　 16,93,157
過程活動性　Prozeßaktivität　176,
　　　　　　　　　　　　　　183
カテゴリー的層形成　kategoriale
　Schichtung　　　　　　　　 17

索引

過度に安全策を取る態度　Übersichergehen lassen　102
過度に精巧な複雑さ　überraffinierte Kompliziertheit　190
仮面うつ病　larvierte Depression　178
仮面統合失調症　larvierte Schizophrenie　200
過量飲酒　Trinkexzesse　24,47
寛解類型　Remissionstypen　182
感覚　Empfindungen, Empfinden　82,125
感覚的感情　sinnliche Gefühle　126
歓喜　Jubel　129,130
環境からの影響　Umwelteinflüsse　162,163,164
環境反応　Milieureaktionen　41
関係　Beziehung　103
関係に基づく診断　Diagnose aus der Beziehung　103
関係の非蓋然性　Bezugsunwahrscheinlichkeit　187
関係反応　Beziehungsreaktionen　57
監獄「精神病」　Gefängnis "psychose"　55
感謝　Dankbarkeit　129
患者によって体験される感情貧困化　erlebte Gefühlsverarmung　116
患者の行為と共に発言する声　Stimmen, welche die Handlungen des Kranken mit Bemerkungen begleiten　84
感情　Fühlen, Gefühl　101,104,125,131,136
感情易変性　Gefühlslabilität　130
感情感覚　Gefühlsempfindungen　126
感情感染　Gefühlsansteckung　134
感情基調　Gefühlslage　130
感情空虚　Gefühlsleere　130,132
感情欠如感　Gefühl für Gefühllosigkeit　102,131,179
感情荒廃　Gefühlsverödung　132

感情障害　affektive Störungen　181,194,210
感情喪失　Gefühlsverlust　132
感情疎隔化　Gefühlsentfremdung　107,131
感情的応答　gefühlmäßige Antwort　36
感情的解釈　gefühlsmäßige Deutungen　93
感情的準備野　gefühlshafte Vorbereitungsfelder　191
感情的狼狽　fühlendes Betroffensein　132
感情の純粋類型　reiner Typus des Gefühls　136
感情の不適切さ　Inadäquatheit des Gefühls　103
感情の弱々しさ　Gefühlsmattigkeit　132
感情背景　Gefühlshintergrund　93
感情病　affektive Psychose　150
感情病質者　Thymopathen　60
感情貧困　Gefühlsarmut　130
感情麻痺　Gefühlslähmung　49
関心　Interesse　129
完全寛解　Vollremission　150,182,184,202,207
感動　Gerührtheit　129
観念奔逸　Ideenflucht　87
鑑別診断　Differentialdiagnose　14
鑑別類型学　Differentialtypologie　14,117,123,200,205
願望　Wunsch　26
簡約類型　Prägnanztypen　161,165

き

記憶　Gedächtnis　58,59,73
記憶減弱　Hypomnesie　108
記憶亢進　Hypermnesie　108
記憶障害　Gedächtnisstörungen　108,195
記憶性妄想知覚　mnestische Wahn-

251

wahrnehmung	98	Amalgamierung der Bassissymptome mit der Anthropologischen Matrix	194
記憶性妄想着想　mnestischer Wahneinfall	98	基底段階　Basisstadien	156,180,183
器官感覚　Organempfindungen	125	気分　Stimmung	101,130
偽記憶　Pseudomnesie	108	気分易変者　Stimmungslabile	24
奇矯なあり方　exzentrisches Wesen	23	気分易変性　Stimmungslabilität	73
奇形　Mißbildungen	8,59,62	気分易変性精神病質者　stimmungslabile Psychopathen	23
起源　Herkunft	78	気分変調　Verstimmung	24,38,101,109,139
機嫌　Laune	23	気分変調の生気的性格　vitaler Charakter der Verstimmung	117,179
器質性　organisch	67	気分変動　Stimmungsschwankungen	38
器質性精神症候群　organische Psychosyndrome	174,175	基本気分　Grundstimmung	119
器質性精神病　organische Psychosen	67,174	義務感　Pflichtgefühl	140
記述現象学的精神病理学　deskriptiv-phänomenologische Psychopathologie	184,193	記銘能力　Merkfähigkeit	59,73
記述的精神病理学　deskriptive Psychopathologie	214	逆志向　Widerstreben	139
希少点　Seltenheitspunkt	150	客観から主観・体験への跳躍　Sprung vom Objektiven zum Subjektiven und Erlebnishaften	193
偽神経症性統合失調性　pseudoneurotische Schizophrenie	200	急性疾患　akute Krankheiten	69
偽神経衰弱性症候群　pseudoneurasthenisches Syndrom	175	急性独房拘禁精神病　akute Einzelhaftpsychose	54,55
偽精神病質性統合失調症　pseudopsychopathische Schizophrenie	200	急性の感情麻痺　akute Gefühlslähmung	131
基体近接的基底症状　substratnahe Basissymptome	156,183,187,189	境界症候群　Borderline-Syndrome	156
きっかけ　Anlaß	41,45,54,93,97,133	驚愕　Schreck	39,43,44,48,129,130,135
きっかけ状況　Anlaßsituationen	195	驚愕性　Schreckhaftigkeit	39
きっかけのある自己関係付け　Eigenbeziehung mit Anlaß	93	驚愕体験反応　Schreckerlebnisreaktion	48,49,50
きっかけのある単純自己関係付け　einfache Eigenbeziehung mit Anlaß	190	共感感情　Sympathiegefühle	135
きっかけのない関係設定　Beziehungssetzung ohne Anlaß	98	郷愁　Heimweh	44,45,47,129
基底欠損　Basisdefizienz	183	狂信者　Fanatiker	22
基底障害概念　Basissymptomkonzept	183,184	狂信性精神病質者　fanatische Psychopathen	22
基底症状　Basissymptome	156,177,183,187	驚嘆　Staunen	129
基底症状の人間学的基質との融合		強調されたパーソナリティ　akzentuierte Persönlichkeiten	162
		共通体質　Gesamtkonstitution	65

索引

強迫　Zwang　21,38,89,91,107
強迫過程　Zwangvorgänge　21
強迫感情　Zwanggefühle　89
強迫観念　Zwanggedanken　89
強迫行為　Zwanghandlungen　90
強迫思考　Zwanggedanken　21,89
強迫状態　Zwangzustände　91
強迫神経症　Zwangsneurose　169
強迫体験　Zwangerlebnisse　89
強迫着想　Zwangeinfall　21,89
強迫表象　Zwangvorstellungen　89
強迫欲動　Zwangtriebe　22,89,90, 139
恐怖　Furcht　36,44,50,51,127,129, 133
虚栄心　Eitelkeit　129
極　Pol　79
局在性-任意　lokalisatorisch-fakultativ　69,73
虚言者　Pseudologe　23
拒絶症　Negativismus　112,138
虚無妄想　nihilistischer Wahn　105
緊張　Spannung　109,112,129
緊張型　katatone Form　80
緊張病　Katatonie　80
緊張病性昏迷　katatonischer Stupor　138

く

空想　Phantasie　58
空想虚言　Pseudologia phantastica　23
空想的願望充足　phantastische Wunscherfüllungen　55
具体化　Konkretisierung　187,190, 193,215
具体的なことの中での安定　Halt im Konkreten　194
グレートヒェン精神病　Gretchenpsychose　55
クレペリンの規則　Kraepelinsche Regel　149,151,152,200

け

経過　Verlauf　81
軽快　Leichtigkeit　129
経過診断学　Verlaufsdiagnostik　149
経過類型　Verlaufstypen　202
軽愚　Debilität　62
経験的二元論　empirischer Dualismus　1,72,109
経験の使用困難を伴う習慣ヒエラルキーの喪失　Verlust an Gewohnheitshierarchien mit erschwerter Nutzung von Erfahrungen　195
形式(存在様式)と主題(内容)　Form (Seinsweise) und Thema (Inhalt)　186
啓示の色彩　Offenbarungfarbe　99
軽躁性後変動　hypomanische Nachschwankungen　133
形態圏　Gestaltkreis　33
形態へと押しやること　Hindrängen zur Gestalt　194
軽佻者　Haltlose　19
軽佻性　Haltlosigkeit　25
軽蔑　Verachtung　129
傾眠　Somnolenz　70
激越　Agitiertheit　119,120
激怒　Wut　36,41,43,44,56,129,130
結果後悔　Folgereue　135
欠陥　Defekt　63,111
月経　Menstruation　101
血統　Abstammung　95
気配　Anmutung　192
原因としての作用価値　kausaler Wirkungswert　134
嫌悪　Abneigung　128,129
限界概念　Grenzbegriff　38
幻覚(妄覚)　Halluzinationen (Sinnestäuschungen)　83
幻覚症　Halluzinosen　7,70,80
原感情　Urgefühl　51
衒奇症　Manieriertheit　114

253

限局性の生気的身体感覚	lokalisierte vitale Leibempfindungen		125
顕現化	Aktualisierung		192
言語	Sprache		44,129
原始関係反応	primitive Beziehungsreaktion		53
原始関係妄想	primitiver Beziehungswahn		53
顕示性精神病質者	geltungsbedürftige Psychopathen		23
現実性	Wirklichkeit		107
現実判断	Realitätsurteil		191
原始的な者	Primitive		61
原始反応	Primitivreaktion		24,41
現象学	Phänomenologie		185
現象学的態度	phänomenologische Einstellung		193,206,209
現象領域	phänomenaler Bereich		187
幻声	Stimmenhören		85
現存在	Dasein		64,68,108
現存在意識	Daseinsbewußtsein		105
現存在体験	Daseinserlebnis		105
現存在分析	Daseinanalyse		188
現代の診断体系	moderne Diagnosesysteme		210,213
原不安	Urängste		122
健忘	Amnesie		108
健忘症候群	amnestisches Syndrom		7

こ

恋と愛	Verliebtheit und Liebe		137
行為	Handlung(en)		36
行為後悔	Tatreue		135
後悔	Reue		24,36,45,102,127,128, 129,130,135
拘禁「精神病」	Haft "psychose"		55
攻撃的に悪態をつく者	aggressive Losschimpfer		61
恍惚	Exstase		114,133
恍惚者	Ekstatischer		105
強情な頑固者	sture Eigensinnige		61
好訴	Querulanz		95
考想化声	Gedankenlautwerden		84,115
考想吹入	Gedankeneingebung		87
考想奪取	Gedankenentzug		89,112,115,116
構造的秩序と平衡の復元	Wiederherstellung der strukturellen Ordnung und des Gleichgewichtes		187
考想伝播	Gedankenausbreitung		89,115,116
考想被影響	Gedankenbeeinflussung		116
考想被影響体験	Gedankenbeeinflussungen		115
構造分析	Strukturanalyse		63,65
構造変形	Strukturverformung		192
考想没収	Gedankenenteignung		88
好訴者	Querulant		22
交代意識	alternierendes Bewußtsein		105
肯定的自己価値感情	bejahende Selbstwertgefühle		135
肯定的他者価値感情	bejahende Fremdwertgefühle		135
行動療法	Verhaltenstherapie		167
好発型	Prädilektionstypen		68
幸福	Beglücktheit		129
興奮	Erregung		111,129
興奮した発揚者	aufgeregter Hyperthymiker		19
興奮性	Erregtheit		118
興奮性精神遅滞者	erethische Schwachsinnige		60
高揚	Erhebung		95,133
高揚気分	gehobene Stimmung		133
心のあり方の異常変種	abnorme Spielart seelischen Wesens		1
心のあり方の変種	Spielart seelischen Wesens		146
心のやましさ	schlechtes Gewissen		

	21
心の欲動　Triebe des Herzens	138
個人的狂信者　persönlicher Fanatiker	22
個人診断　Individualdiagnose	166
個人的-任意　individuell-fakultativ	69
誇大型進行麻痺　expansive Paralyse	68
誇大着想　Größeneinfälle	119
誇大的狂信者　expansiver Fanatiker	22
古典的精神病理学　klassische Psychopathologie	193, 201, 205
小娘　Backfish	80
コルサコフ症候群　Korsakow-Syndrom	69, 74, 176
混合感情　gemischte Gefühle	129
混合残遺　gemischte Residuen	184
混合状態　Mischzustände	79
コンプレックス　Komplexe	109
昏迷　Stupor	111
昏蒙　Benommenheit	105
困惑　Ratlosigkeit	87, 116

さ

罪悪感情　Schuldgefühl	51, 129, 130, 135
猜疑心　Argwohn	93
罪業妄想　Versündigungswahn	122
催眠　Hypnose	104
詐欺　Schwindel	105
作業能力　Leistung	82
錯誤知覚　Trugwahrnehmungen	83
錯乱　Verwirrtheit	70
錯乱思考　verwirrtes Denken	87
些細な過ち　petites fautes	193
ささやかな環境　kleines Milieu	157
させられ体験　gemachte Erlebnisse	107, 115
錯覚　Illusionen	83
錯覚性誤認　Illusionäre Verkennung	52, 53
錯覚性錯誤知覚　illusionäre Trugwahrnehmung	94
詐病　Simulation	55, 115
差別，烙印，タブー視　diskriminierung, Stigmatisierung, Tabuierung	212
作用圏　Wirkungskreis	33
残遺症候群　Residualsyndrome	181
3級症状　Symptome 3. Ranges	199
暫定的慣習　provisorische Konvention	153, 206

し

自我意識　Ichbewußtsein	104
自我異和性　Ichfremdheit	90
自我異和的　ichfremd	90
自我-環境-境界の透過性　"Durchlässigkeit" der "Ich-Umwelt-Schranke"	116
自我障害　Ichstörungen	104, 116
自我性　Ichhaftigkeit	104
自我体験　Ich-Erlebnis	104
自我の状態　Zustände des Ich	125, 128
自我の性格　Ichcharakter	90
自我の輪郭喪失　Konturverlust des Ich	116
しかめ顔　Grimassieren	112
時間経過における同一性　Identität im Zeitverlauf	105
時間経過における同一性の意識　Bewußtsein der Identität im Zeitverlauf	105
時間体験　Zeiterlebnisse	108
識覚　Sensorium	110
刺激フィルタリングと解号の障害　Reizfilterungs- und Dekodierungsstörung	177
自己意識　Selbstbewußtsein	19, 41
志向(欲動)　Streben, Strebungen	

255

（Trieb）	15,36,103,136,139,140
思考 Denken	82
思考経過の障害 Störungen des Denkverlaufes	86
思考行為の障害 Störungen des Denkaktes	86
思考作業の障害 Störungen des Denkleistung	86
思考制止 Denkhemmung	86
指向的性格 intentionaler Charakter	125
志向同士の闘争 Kampf der Strebungen	140
思考内容の障害 Störungen des Denkinhaltes	86
思考の障害 Denkstörungen	86
自己価値感情 Selbstwertgefühle	128,129
自己価値を高めようとする志向 Streben nach Erhöhung des Selbstwertes	138
自己関係付け Eigenbeziehung	91,93,96,190
自己観察 Selbstbeobachtung	25,37
自己観察傾向 Selbstbeobachtungsneigung	132
自己観察者 Selbstbeobachter	25
自己感情 Selbstgefühl	19,57,129
自己所属性 Meinhaftigkeit	106,107,1313,186
自己身体の体験 Erleben des eigenen Leibes	106
自己像幻視 halluzinierte Heautoskopie	105
自己陳述 Selbstschilderungen	114
自己認識 Selbstwahrnehmung	176,184
自己非難 Selbstanklage	102
自己保有性 Meinhaltigkeit	106
自殺 Selbstmord	83,139
自殺企図 Selbstmordversuche	47
自傷 Selbstverletzung	127
視床原性自発感覚 thalamogene Spontansensationen	182
自信 Zuversicht	129
自信あり気に知ったかぶりをする者 selbstsichere Besserwisser	61
自信欠乏者 Selbstunsichere	21
自信欠乏性精神病質者 selbstunsichere Psychopathen	20
自責 Selbstvorwürfe	119
考想奪取 Gedankenentzug	87
考想中断 Gedankenabbrechen	87
持続状態 Dauerzustände	81
持続的欠陥症候群 persistierende Defizienzsyndrome	151
疾患 Krankheit	3,7,43,112
疾患（および奇形）の結果 Folge von Krankheit(und Mißbildungen)	1,146
疾患隠蔽 Dissimulation	115
疾患概念 Krankheitsbegriff	7,10,43,146,147,148
疾患仮説 Krankheitshypothese	154
疾患過程 Krankheitsprozesse	59,62
疾患診断 Krankheitsdiagnose	28
疾患単位 Krankheitseinheiten	153,204
疾患的 krankhaft	4,7,15
疾患的な精神遅滞 krankhafter Schwachsinn	62
疾患分類学的体系 nosologisches System	214
疾患分類学的単位 nosologische Einheit	150,154,205
潜勢性の発展 schleichende Entwicklung	12
疾患要請 Krankheitspostulat	157
失見当識 Desorientiertheit	94,108
実在意識 Existenzbewußtsein	105
失踪 Fortlaufen	47,139
実存的不安 existentielle Angst	170
質的に異常な症状 qualitativ abnorme Symptome	187
嫉妬 Eifersucht	23,41,43,44,56,93,95,129,135

嫉妬感情　Eifersuchtsgefühle	135		循環病性精神病　zyklothyme	
嫉妬反応　Eifersuchtsreaktion	56		Psychosen	6,13,14,18,81,110
自動機械性　Automatenhaftigkeit	104		循環病性躁病　zyklothyme Manie	71,79,123
自動症候群　Automatosesyndrom	186		純粋欠陥　reiner Defekt	179,180, 182,184
至福感情　Glücksgefühle	133		純粋欠損症候群　reine Defizienzsyndrome	150
自閉　Autismus	215			
嗜癖　Sucht	5		純粋残遺　Reines Residuum	180, 184,195
自慢気に大言壮語する者　prahlerische Großsprecher	61		純粋地下抑うつ　reine Untergrunddepression	170
社会病質者　Soziopathen	167			
斜に構えた態度　Querlage	99		純粋無力性残遺状態　reine, asthenische Residualzustände	156
習慣的傾向　habituelle Neigungen	130			
周期的徘徊者　periodischer Wanderer	138		純粋無力性精神病質者　reine asthenische Psychopathen	26
羞恥　Scham	24		純粋妄想精神病　reine Wahnpsychosen	210
自由に浮んでくる　freisteigend	38			
主観的体験　subjektives Erlebnis	193,214		準備野　Vorbereitungsfeld	93,95
			情愛　Neigung	137
主観的体験次元　subjektive Erlebnisdimention	212		生涯有病率の増加　Zunahme der Lebenszeitprävalenz	181
主題(精神病の)　Thema	186		状況因性統合失調症　situativ mitbedingte Schizophrenie	172
主体中心性　Subjektzentrismus	187			
主導感情　Leitgefühle	43		状況反応　Situationsreaktionen	41
主導症状　Leitsymptom	174		症候群交代　Syndromwechsel	181
循環精神病　zirkuläres Irresein	123		賞賛　Bewunderung	129
瞬間における単一性　Einfachheit im Augenblick	105		小疾患単位　kleine Krankheitseinheiten	149
瞬間における単一性の意識　Bewußtsein der Einfachheit im Augenblick	105		症状　Symptom	112,183
			症状学説　Symptomlehre	147
循環病　Zyklothymie	2,6,78,117		症状クラスター　Symptomcluster	204
循環病エピソード　zyklothyme Episode	123		症状性循環病　symptomatische Zyklothymie	71,116,158
循環病概念　Zyklothymiebegriff	153		症状性精神病　symptomatische Psychosen	52,112
循環病質　zykloid	13		症状性統合失調症　symptomatische Schizophrenie	71,72,158
循環病症状　zyklothyme Symptome	113,118			
循環病性うつ病　zyklothyme Depression	4,38,47,63,64,71,79, 86,102,118,120,123,127,128,131		症状の等級付け　Rangordnung der Symptome	113
			症状分析　Symptomanalyse	77
			症状変化(画一化，平準化，身体化といった意味での)　Symptomwandel	

257

	179, 201	dystone Depression	178
情性欠如者　Gemütlose	24, 40	自律神経性うつ病　vegetative	
情性欠如性精神病質者　gemütlose		Depression	178
Psychopathen	24	死を悼む気持ち　Betrauern	45
情性の動き　Gemütsbewegung		心因性　psychogen	11, 42, 134
	54, 130	心因性身体障害　psychogene Körper-	
状態感覚　zuständliche Empfin-		störungen　26, 42, 43, 47, 50, 54, 169	
dungen	125	心因性精神病　psychogene	
状態感情　Zustandsgefühle	129	Psychose	173
状態診断学　Zustandsdiagnostik		心因性もうろう状態　psychogener	
	149, 200	Dämmerzustand	42, 52
状態像　Zustandsbilder	81, 149	心因反応　psychogene Reaktionen	
象徴体験　Symbolerlebnisse	97		42
情動　Affekte	130	心気症　Hypochondrie	26, 37, 95
情動空虚　Affektleere	71	心気的虚無妄想　hypochondrische	
情動欠如　affektlos	77, 102	Nihilisme	119
衝動行為　impulsive Handlungen		心気妄想　hypochondrischer Wahn	
	138		122
情動作用　Affektwirkung	110, 195	神経学的-精神病理学的移行症状	
衝動制御障害　Impulskontrollstör-		neurologisch psychopatholo-	
ung	164	gische Übergangssymptome	152
情動性の身体的-自律神経性切り替え作用		神経症　Neurosen	10, 32, 42
körperlich-vegetative Schalt-		神経症者　Neurotiker	43
wirkungen der Affektivität	157,	神経症性発展　neurotische	
	195	Entwicklung	169
情動打撃　Affektschlag	157	神経症的傾向　neurotische Tendenz	
情動的基底　endothymer Grund	170		163
情動的導出可能性　emotionale		神経衰弱　Neurasthenie	33
Ableitbarkeit	93	神経病質者　Neuropathen	26
情動的なものが身体的なものに及ぼす作		神経放射線学的な脳底神経節症候群	
用　Wirkung des Affektives		neuroradiologische Basalgang-	
auf das Leibliche	110, 157	liensyndrom	181
情動投射　Affektprojektion	157	信仰告白　Glaubensbekenntnis	10
情動の表現　Ausdruck von Affekten		進行麻痺　Paralyse　2, 13, 63, 73, 74,	
	11		78, 112
情動麻痺　Emotionslähmung	48	自身の行動と共に発言する幻声	
上部構造現象・最終現象　Überbau-		Hören von Stimmen die das	
und Endophänomene	156, 183	eigene Tun mit Bemerkungen	
情報処理障害　Informationsverar-		begleiten	115
beitungsstörung	177	心情　Gesinnung	128
消耗抑うつ　Erschöpfungsdepres-		心身問題　psychophysisches Prob-	
sion	173	lem	215
処理量　Verarbeitungshof	94, 100	真性てんかん　genuine Epilepsie	
自律神経失調性うつ病　vegetativ-			5, 75, 78

振戦せん妄　Delirium tremens　12
身体医学的(病因論的)系列
　somatologische(ätiologische)
　Ordnung　2,147
身体因性　somatogen　11
身体感情　Leibgefühle　126,127
身体感情の高揚　Gehobenheit der
　Leibgefühle　117,118
身体感情の全般的沈滞　allgemeines
　Darniederliegen der Leibgefühle
　117
身体近接的　leibnah　80,86,118
身体幻覚　leibliche Halluzinationen
　85
身体所見　körperliche Befunde　78
身体精神性離人症　somatopsychische
　Depersonalisation　186
身体的(生気的)感情・欲動生活
　leibliches(vitales) gefühls- und
　Triebleben　15
身体的「転化」　somatische "Umset-
　zung"　50
身体的易変者　somatisch Labile　26
身体的易変性　somatische Labilität
　26
身体的違和感覚　körperliche
　Mißempfindungen　102
身体的違和感情　leibliche
　Mißgefühle　117,118
身体的基盤における移行　Übergang
　in somatisches Substrat　155
身体的基盤が明らかな急性の精神病
　akute körperlich begründbare
　Psychosen　70,71,72
身体的基盤が明らかな精神病　körper-
　lich begründbare Psychosen　5,
　67
身体的基盤が明らかな慢性の精神病
　chronische körperlich begründ-
　bare Psychosen　59,71,175,176
身体的基盤が不明の精神病　körper-
　lich nicht begründbare Psychosen
　9,10,65,112
身体的切り替え　leibliche Umstellun-
　gen　121
身体的検査　körperliche Untersu-
　chung　158
身体的循環病性うつ病　leibliche
　zyklothyme Depression　118
身体的な感情・欲動生活　leibliches
　Gefühls- und Triebleben　58
身体的被影響　leibliche Beeinflus-
　sung　116
身体的被影響体験　leibliche Beein-
　flussungserlebnisse　85,115
身体的欲動　leibliche Triebe　126,
　137
身体の疾患的変化　krankhafte Ver-
　änderung des Leibes　8
身体病質　Somatopathie　26
身体病質者　Somatopathen　26
身体病質的易変性　somatopathische
　Labilität　26
身体病質的体質　somatopathische
　Konstitution　26
身体病の要請　Somatosepostulat
　177
診断　Diagnose　113,115,124
診断学　Diagnostik　4,147,148,178
診断的に「である」ということ
　diagnostisches "Ist"　113,197
診断上のヒエラルキー規則
　diagnostische Hierarchieregeln
　181
診断的慣習　diagnostische Konven-
　tion(en)　154
診断に至る王道　via regia zur Diag-
　nose　206,210
診断併存の原則　Komorbiditätsprin-
　zip　181
心的暈　seelischer Hof　118,178
心的感情　seelische Gefühle　43,
　127,128
心的感情能力　seelische Gefühlsfä-
　higkeit　130
心的きっかけ　seelischer Anlaß
　3,56
心的機能統一体　seelische Funktions-

259

einheit 82
心的驚愕　seelisches Erschrecken
　　　　　　　　　　　　48,51
心的羞恥　seelische Scham　43,44,
　　　　　　　　　　　　　57
心的状態感情　seelische Zuständs-
　gefühle　　　　　　　　128
心的ショック　seelische Erschütte-
　rung　　　　　　　39,48,49
心的層形成　seelische Schichtung　16
心的な力感情と優越感情　seeliche
　Kraft- und Überlegenheitsgefühle
　　　　　　　　　　　　　135
心的反応　seelische Reaktion　73,75
心的反応能力　seelische Reaktions-
　fähigkeit　　　　　　　　108
心的悲哀　seelische Traurigkeit　102
心的不全　seelisches Versagen　37
心的誘発　seelische Auslösung　37
心的抑うつ　seelische Depression
　　　　　　　　　　　　　119
心的欲動　seelische Triebe　130,138
人物誤認　Personenverkennung　93,
　　　　　　　　　　　　　108
信用詐欺師　Hochstapler　　23
信頼　Vertrauen　　　　　　129
心理学化　Psychologisierung　27
心理学的(症候学的)系列
　psychologische (symptomatologis-
　che) Ordnung　　　　　　2
心理学的「層形成」psychologische
　"Schichtung"　　　　　　17
心理主義　Psychologismus　　170
心理律的　psychonom　　　　215

せ

性格因性　charakterogen　41,169
性格因性の類パラノイア性発展
　charakterogene paranoide
　Entwicklungen　　　　　　57
性格学　Charakterologie　　　141
性格学的体系　charakterologisches
System 16
性格神経症　Charakterneurose 161
性格変化　Wesensveränderung 78
生活基盤　Lebensgrund 170
生活発展の意味連続性　Sinnkonti-
　nuität der Lebensentwicklung
　　　　　　　　　　　　　156
生活発展の意味連続性の中断
　Unterbrechung der Sinnkonti-
　nuität der Lebensentwicklung
　　　　　　　　　　155,156,187
生活発展の完結性　Geschlossenheit
　der Lebensentwicklung 119
生活不確実性　Lebenunsicherheit
　　　　　　　　　　　　　20,26
生気うつ病　vitale Depression
　　　　　　　　　　102,118,123
生気感覚　vitale Empfindungen 125
生気感情のうつ病　Depression der
　Vitalgefühle 118
生気障害　Vitalstörungen 118
生気的違和感情　vitale Mißgefühle
　　　　　　　　　　　　　118
生気的気分変調　vitale Verstimmung
　　　　　　　　　　　　　101
生気的志向　vitale Strebungen 126
生気的身体感覚　vitale Leibempfin-
　dung 126
生気的躁病　vitale Manie 118
生気的な衝撃　vitaler Stoß 110
生気的な力　vitale Kraft 110
生気的悲哀　vitale Traurigkeit 127
生気的不安　vitale Angst 127
生気欲動素質　vitale Triebanlagen
　　　　　　　　　　　　　5
制止　Hemmung　63,86,111,119,120
生殖　Zeugung 137
生殖欲動　Fortpflanzungstrieb 139
精神医学　Psychiatrie　1,146,148
精神医学の体系学　psychiatrische
　Systematik 1
精神神経症　Psychoneurose 43
精神遅滞　Schwachsinn　24,58,111
精神遅滞者　Schwachsinnige 58

精神遅滞者の精神病　Psychosen der Schwachsinnigen　61
精神遅滞状態　Schwachsinnszuständen　75,152
精神的エネルギーポテンシャルの減少　Reduktion des psychischen energetischen Potentials　182
精神的-反応性誘発　psychisch-reaktive Auslösung　151,154
精神薄弱　Oligophrenie　152
精神反応性障害　psychoreaktive Störungen　160,168,174,200
精神病　Psychose　4,18
精神病概念　Psychosebegriff　147
精神病理学総論　allgemeine Psychopathologie　79
精神病後の無力性基底段階　postpsychotische asthenische Basisstadien　195
精神病質　Psychopathie　26,33
精神病質エピソード　psychopathische Episoden　31
精神病質概念に対する批判　Kritik des Psychopathiekonzeptes　27
精神病質者　Psychopathen　24
精神病質者の類型　Psychopathentypen　27
精神病質者の類型学的分類　typologische Psychopatheneinteilungen　27
精神病質パーソナリティ　psychopathische Persönlichkeiten　5,15,33,160
精神病性の嫉妬　psychotische Eifersucht　135
精神病のかくある存在　Sosein der Psychose　68
精神病の現存在とかくある存在　Dasein-Sosein der Psychose　68
精神病前性先駆段階　präpsychotische Vorläuferstadien　211
精神病理学　Psychopathologie　146
精神病理学的　psychopathologisch　147

精神病理学的外観　psychopathologisches Aussehen　78
精神病理学的概念　psychopathologische Begriffe　101
精神病理学的現象学　psychopathologische Phänomenologie　178
精神病理学的現象像上の移行　Übergänge im psychopathologischen Erscheinungsbild　189
精神病理学的所見　psychopathologischer Befund　77
精神病理学的な状態-経過-単位　psychopathologische Zustands-Verlaufs-Einheiten　112
精神病理学的な目的症候群　psychopathologisches Zielsyndrom　179
精神分析　Psychoanalyse　38,51
精神病の一次予防・二次予防　primär- und Sekundärprävention der Psychose　184,212
精神療法　Psychotherapie　43,46
性精神病理学　Sexualpsychopathologie　137
生体リズム障害　Biorhythmusstörungen　205
制縛者　Anankast, Anankastin　22
制縛性ないし強迫性精神病質者　anankastischer oder Zwangpsychopath　21
生命脅威的緊張病　lebensbedrohliche Katatonie　158
性欲動　Sexualtrieb　137
脊髄癆　Tabes　12
責任能力　Verantwortungfähigkeit　188
責任概念　Verantwortlichkeitsbegriff　146
責任不安　Verantwortungsangst　22
接枝統合失調症　Pfropfschizophrenie　63,171,172
接触　Kontakt　103,151
摂食欲動　Nahrungstrieb　137

261

窃盗	Stehlen	139	Diagnostik		198
窃盗常習者	Stehlsüchtige	138	層の規則（ヤスパース）	Schichtregel	161,180,205
絶望	Verzweiflung	3,129,133	層の法則（N. ハルトマン）	Schichtgesetze	140
先鋭化	Zuspitzungen	14,69,72,73	躁病性気分	manische Stimmung	102
前駆症	Prodrome	180,184,211	躁病的統合失調症	manische Schizophrenie	123
先駆症候群	Vorläufersyndrome	151,211	相貌的性格	physiognomischer Charakter	191
先決問題要求の虚偽	petitio principii	54,111	疎隔体験	Entfremdungserlebnisse	25,38,107
洗浄強迫	Waschzwang	22,90	促迫行為	Drangshandlungen	104
前哨症状群	Vorpostensyndrome	180,184,211	素質	Anlage	16,31,32,65
漸進的発展	allmähliche Entwicklung	12	素質概念	Anlagebegriff	16
前兆現象	Aura-Phänomene	177	素質と環境	Anlage und Umwelt	162,168
先天性精神遅滞	angeborener Schwachsinn	8,59,76	素質パーソナリティ	Anlagepersönlichkeit	167
先天性精神遅滞状態	angeborene Schwachsinnszustände	4,75	疎通	Rapporte	103
先天性の感情貧困	angeborene Gefühlsarmut	130	素朴さ	Naivität	25,61
全般的欲動性	allgemeine Triebhaftigkeit	137	素朴な者	Einfältige	61
羨望	Neid	129	尊敬	Achtung	128,129
せん妄	Delir	112	存在概念	Seinsbegriff	7
専門用語	Fachausdrücke	34,77,124			
前野	Vorfeld	100			
戦慄	Grauen	129			

そ

躁うつ病	manisch-depressive Erkrankungen	150,200,205	体感型統合失調症	Coanästhetische Schizophrenie, Zoenästhetische Schizophrenie	127,181
憎悪	Haß	129	体感症	Coenästhesien	182,184,185,186,192,194
爽快さ	Heiterkeit	102	体感性うつ病	coenästhetische Depression	178
早期警告徴候	Frühwarnzeichen	211	退屈	Langeweile	129
想起錯誤	Erinnerungsfälschung	22,98	体系	System	1
想起せん妄	Erinnerungsdelir	49	体系的統合失調症	systematische Schizophrenie	150
層誤認	Schichtenverkennung	148	体系のない類型学	systemlose Typologie	164
操作的診断学	operationalisierte		体験されない地下	nicht erlebte Untergrund	37

体験される環境　erlebte Umwelt　33
体験処理　Erlebnisverarbeitung　17, 169
体験陳述　Erlebnisschilderungen 114
体験の外包　Umgreifungen des Erlebens　82
体験の基本特性　Grundeigenschaften des Erlebens　82
体験の位置価値（主観的な重み）Stellenwert (subjektives Gewicht) eines Erlebnisses　171,195
体験の種類　Arten des Erlebens　82
体験の地下　Erlebnisuntergrund　38
体験反応　Erlebnisreaktion　26,36
体験反応性発展　erlebnisreaktive Entwicklung　5,10
体験不能な地下　unerlebbarer Untergrund　31
体質　Konstitution　64,66
体質精神医学　Konstitutionspsychiatrie　64,124
体質的　konstitutionell　65
体質類型　Konstitutiontypen　27, 124,159
大酒家　Trinker　138
代償，代償不全，再代償　Kompensationen, Dekompensationen und Rekompensationen　176
対象化による解消　auflösende Objektivierung　123
対処行動　coping behavior　188
対処戦略　Bewältigungstrategie 183,184
対処の試み　Bewältigungsversuche 188
対人葛藤の内在化　internalisierung interpersoneller Konflikte　171
怠惰な享楽者　faule Genießer　61
対比反応　Kontrastreaktion　108
絶えず驚嘆している者　ständig Erstaunte　61
他者価値感情　Fremdwertgefühle 128,129

他者にさせられる欲動　von anderen gemachte Triebe　139
他者の苦しみ　fremdes Leid　135
多重人格　Multipersonalization　105
多次元的検討　mehrdimensionale Betrachtung　63,65
多次元的診断学　mehrdimensionale Diagnostik　63
多発性硬化症　multiple Sklerose　12
単一精神病概念　einheitspsychotische Konzeption　180
単純型　einfache Form　80
単純さ　Einfalt　61
単純な発展　einfache Entwicklung 169
単純な者　Einfache　61
短絡反応　Kurzschlußreaktion　47

ち

地下　Untergrund　9,20,38,62,109, 170
地下気分　Untergrundstimmungen 120
地下気分変調　Untergrundverstimmung　102,120
知覚　Wahrnehmen, Wahrnehmung 82
知覚界の疎隔化　Entfremdung der Wahrnehmungswelt　107
知覚結合性　wahrnehmungsgebunden　96
知覚硬直　Wahrnehmungsstarre 191
知覚に基づく妄想知覚　wahrnehmungsfundierte Wahrwahrnehmung　191
知覚の細部による固着　Fesselung durch Wahrnehmungsdetails　191
知覚の障害　Störungen des Wahrnehmens　83
知覚野の弛緩　Lockerung des Wahrnehmungsfeldes　191

263

近づこうとする志向　Hinstreben　140
地下変動　Untergrundschwankungen　32,33,119
地下抑うつ　Untergrunddepression　9,38,101,119,120,121,134
力　Kraft　129
痴愚　Imbezillität　62
致死性緊張病　tötliche Katatonie　80
遅鈍性精神遅滞者　torpide Schwachsinnige　60
知能　Intelligenz　15,58,110
知能資質の変異　Variation der Verstandesbegagung　62
遅発形態　Spätformen　80
注意　Aufmerksamkeit　110
注意障害　Aufmerksamkeitsstörungen　195
中核精神病質者　Kernpsychopathen　28
中華メニュー効果　chinese menue effect　181
中間例　Zwischen-Fälle　6,14,123,124,150,153,161,200,202
中軸　Achse　68
中軸症候群　Achsensyndrome　74
中毒性昏蒙　toxische Benommenheit　56
中毒性せん妄　toxisches Delir　72
長期研究　Langzeitstudien　179,180,181,189,190,202,206,207,211
長期貯蔵からの合目的的解号の障害　Störung der gezielten Dekodierung aus dem Langzeitspeicher　195
長期予後(内因性精神病の)　Langzeitprognose　150,151,206,207
超現象および前現象領域　trans-und präphänomenaler Bereich　187
徴候　Anzeichen　112
超個人的な特徴　überindividuelle Züge　70
嘲笑　Spott　129
超性格的　übercharakterlich　41,43,56,169

直観診断　Anhiebsdiagnose　77

つ

追跡　Verfolgung　95
通過症候群　Durchgangssyndrom　7,74,174

て

DSM-III　206
DSM-IV　181,199,204,208
定型的統合失調症性欠陥精神病　typische schizophrene Defektpsychosen　184,208
定常性と可変性　Konstanz und Wandelbarkeit　166
訂正可能性　Korrigierbarkeit　94
訂正不能性　Unkorrigierbarkeit　191
諦念　Resignation　129
敵意　Feindseligkeit　129
哲学的仮決定　philosophische Vorentscheidung　72
てんかん　Epilepsie　75
てんかん気質精神病質　epileptoide Psychopathen　24
てんかん欠神　epileptische Absence　87
てんかん性もうろう状態　epileptischer Dämmerzustand　42,116,120
転帰(統合失調症)　Ausgang　149,152,180,197,200,202,207
転帰診断学　Ausgangsdiagnostik　149
電気的被影響　elektrische Beeinflussungen　85

と

同意　Billigung　129
動機　Motiv　134

動機付けられた気分変調　motivierte Verstimmung　102
動機づけられた反応性抑うつ　reaktive, motivierte Depression　133
動機付けられた不安　motivierte Angst　50,51
動機のない不安　motivlose Angst　50,170
統合失調感情精神病　Schizoaffektive Psychose　150,151,200
統合失調感情中間領域　schizoaffektiver Zwischenbereich　150,153,180
統合失調質　schizoid　13
統合失調質症状の量的増大　quantitative Steigerung schizoider Symptome　16
統合失調症　Schizophrenie　2,6,63,78,92,113,115
統合失調症エピソード　schizophrene Episode　123
統合失調症概念　Schizophreniebegriff　153
統合失調症基底症状　schizophrene Basissymptome　177
統合失調症状　schizophrene Symptome, Symptomatik　42,70,72,92,113,132,139
統合失調症スペクトラム障害　schizophrenia spectrum disorder　198,208
統合失調症性欠陥　schizophrener Defekt　34,80,182
統合失調症性幻覚症　schizophrene Halluzinose　80
統合失調症性精神病　schizophrene Psychosen　65,81,93,94,110,133
統合失調症性の欠陥と持続形態　schizophrene Defekte und Dauerformen　80
統合失調症特異性　schizophrene Spezifität　104
統合失調症反応型　schizophrener Reaktionstypus　41,172

統合失調症様精神病　schizophreniforme Psychose　200
統合失調症の診断　Diagnose der Schizophrenie　116,151
導出不能　unableitbar　100
同情　Mitleid　24,129
同情詐欺師　Mitleidschwindler　23
逃走　Weglaufen　24
疼痛　Schmerzen　126
疼痛感覚　Schmerzempfindungen　125
道徳的自我　moralisches Ich　90
道徳的精神遅滞　moralischer Schwachsinn　130
逃避躁状態　Fluchtmanie　20,135
動物精神医学　Veterinär Psychiatrie　10
動揺　Fluktuation　176,190
特性群　Eigenschaftverbände　30
特性複合体　Eigenschaftskomplexe　15
特徴　Zug　112
特定の局在化を有する脳萎縮　Hirnatrophie bestimmter Lokalisation　127
途絶　Sperrung　87,114
突発性精神症候群の連続体仮説　Kontinuumhypothese der idiopathische Psychosyndrome　151,205
鈍化　Verblödung　59,73

な

内因性　endogen　134
内因性基盤を有する類パラノイア反応　endogen unterbaute paranoide Reaktionen　190
内因性若年-無力性不全状態　endogene juvenil-asthenische Versagenszustände　186
内因性精神病　endogene Psychosen　6,10,78,112,124

内因性の外観を呈する病像　endogen aussehende Bilder　74
内因反応性気分異常症　endoreaktive Dysthymie　172
内因反応性極　endoreaktiver Pol　172
内因表現性-抑うつ症状　endogenomorph-depressive Symptome　151
内的葛藤反応　innere Konfliktreaktionen　40,43
内的体験　innere Erlebnisse　40
内的不確実性　innere Unsicherheit　20

に

2級症状　Symptome 2. Ranges　116,117,152,197,199
二次的強迫欲動　sekundäre Zwangtriebe　90
二重化体験　Verdoppelungserlebnisse　105
二重帳簿　doppelte Buchführung　192
二分節性　zweigliedrig　96,97
二本立て　Zweispurigkeit　14,147
二命名テスト　Zwei-Felder-Test　195
入眠幻覚　hypnagogische Halluzinationen　86
尿毒症性精神病　urämische Psychose　79
尿毒症性せん妄　urämisches Delir　78
任意症状　fakultative Symptome　68
人間学的基質　anthropologische Matrix　156,183
人間的現存在　menschliches Dasein　51
人間的状態　Conditio humana　161
認識価値　Erkenntniswert　7,35

認知症　Demenz　2,59,68,73,75,109
認知症性通過症候群　dementielles Durchgangssyndrom　176
認知的思考・知覚・行為障害　kognitive Denk- Wahrnehmungs- und Handlungsstörungen　211

ぬ

ヌミノーゼ　Numinoses　98
ヌミノーゼ的特異性　numinose Singularität　211

ね

粘液質者　Phlegmatiker　138

の

脳炎　Enzephalitis　5,74,138,158,173
脳過程　Hirnprozeß　112,116
脳クリーゼ　Gehirnkrise　112
脳震盪後錯乱　postcommotionelle Verwirrtheit　72
能動意識　Aktivitätsbewußtsein　105,106
能動感　Tätigkeitsgefühl　105,106
脳波検査　EEG-Untersuchungen　62,177

は

パーソナリティ　Persönlichkeit　15,40,58,111
パーソナリティ意識　Personlichkeitsbewußtsein　105
パーソナリティ異和的　persönlichkeitsfremd　106,139
パーソナリティ次元　Persönlichkeitsdimention　164

索引

パーソナリティ障害　Persönlichkeitsstörung (personality disorder) 161,164
パーソナリティ素質　Persönlichkeitsdisposition 16
パーソナリティ低格　Persönlichkeitstiefstand 2,4,60,76,109
パーソナリティ特徴　Persönlichkeitszüge 31,46,69,122
パーソナリティ発展　Persönlichkeitsentwicklung 95,111,157,162, 165,173,193
パーソナリティ反応　Persönlichkeitsreaktionen 41
パーソナリティ変化　Persönlichkeitsveränderung 181
パーソナリティメルクマール　Persönlichkeitsmerkmal 166
徘徊　Wandern 139
背景　Hintergrund 39,170
背景反応　Hintergrundreaktion 39,45
背景抑うつ　Hintergrunddepression 39
賠償願望反応　Rentenwunschreaktion 55
賠償好訴者　Rentenquerulant 22
破瓜病　Hebephrenie 80
白痴　Idiotie 62
白昼夢　Wachtraum 86
爆発性精神病質者　explosible Psychopathen 24
恥　Beschämtheit 129
発現形態　Ausgestaltung 30,64,69
発生　Genese 169,184
発生的了解　genetisches Verstehen 155,187
発展パーソナリティ　Entwicklungspersönlichkeit 168
発動性欠如　Antriebslosigkeit 104
発動性低下　Antriebsschwäche 138
発明　Erfindungen 95
発揚者　Hyperthymiker 19
発揚性ないし活動性精神病質者　hyperthymisch, betriebsam Psychopathen 18
離れようとする志向　Wegstreben 140
パラノイア　Paranoia 95,157,194
パラフレニー　Paraphrenie 80,95, 194
バランスのとれた発揚者　ausgeglichener Hyperthymiker 19
反抗心　Trotz 129
反抗反応　Trotzreaktionen 102
犯罪療法　Kriminaltherapie 166
反射的驚愕作用　reflektorische Schreckwirkung 135
半睡眠　Halbschlaf 47,86,105
反対志向　Widerstreben 36,140,141
判断能力　Urteilsfähigkeit 59,73
反応　Reaktion 42
反応性意識混濁　reaktive Bewußtseinstrübungen 40
反応性気分変調　reaktive Verstimmung 3,101
反応性幻覚　reaktives Halluzinieren 40
反応性拘禁状態　reaktive Haftzustände 55
反応性-心因性身体障害　reaktivpsychogene Körperstörungen 40
反応性精神病　reaktive Psychose 56,200
反応性躁状態　reaktive Manie 48,133
反応性に抑うつから抜け出すこと　reaktives Herausgeraten 120
反応性に抑うつに陥ること　reaktives Hineingeraten 120
反応性の特徴　reaktive Züge 56, 156,188
反応性の喜び　reaktive Freude 132
反応性悲哀　reaktive Traurigkeit 117
反応性もうろう状態　reaktiver Dämmerzustand 43,54
反応性誘発（循環病相）　reaktive Auslösung 120

267

反応性抑うつ　reaktive Depression
　　　　　　　　　　　　　　121

ひ

悲哀　Traurigkeit　36,41,43,44,45,
　　　　　　　　　　128,129,133
被影響体験　Beeinflussungserlebnisse, Beeinflußte　　　　85,115
非現実性　Unwirklichkeit　107,131
非心理律的　apsychonom　　　215
ヒステリー　Hysterie　　　　33,34
ヒステリー者　Hysterische　　　27
ヒステリー性　hysterisch　　　42
ヒステリー性精神病　hysterische Psychosen　　　　　　　　　56
ヒステリー性パーソナリティ　hysterische Persönlichkeiten　23
非体系的統合失調症　unsystematische Schizophrenien　　　150
非体系的な類型学説　unsystematische Typenlehre　　　　18
必発症状　obligate Symptome　68,
　　　　　　　　　　　　　70,73
非定型例　atypischer Fall　　　14
否定的自己価値感情　verneinende Selbstwertgefühle　　　　135
否定的他者価値感情　verneinende Fremdwertgefühle　　　　136
非特異性(精神病理学的症状の)　Unspezifität(psychopathologischer Symptome)　　　　　174
日内変動　Tagesschwankungen
　　　　　　　　　　　　　119
ひねくれ　Verschrobenheit　80,111,
　　　　　　　　　　　　　114
批判的に距離をとること　kritische Distanzierung　　156,183,192
飛躍的発展　sprunghafte Entwicklung　　　　　　　　　　12
憑依　Besessenheit　　　　　104
憑依体験　Besessenheitserlebnis
　　　　　　　　　　　　　107

病因　Ätiologie　　　　　　　68
評価　Werten　　　　　　　　82
表現共通性　Ausdrucksgemeinschaft
　　　　　　　　　　　156,174
病識能力　Einsichtsfähigkeit　188
表出　Ausdruck　　　　　82,111
表出症状　Ausdruckssymptome　116,
　　　　　　　　　　　152,197
表象　Vorstellen　　　　　　82
表情の動き　Mienenspiel　　　111
病像　Bilder　　　　　　　　78
病像形成的要因　pathoplastische Faktoren　　　　　　　　65
病像成因的要因　pathogenetische Faktoren　　　　　　　　64
病態心理学的　pathopsychologisch
　　　　　　　　　　　　　148
病的性格学　Pathocharakterologie
　　　　　　　　　　　　41,141
敏感関係妄想　sensitive Beziehungswahn　　　　　　　　53,157
敏感者　Sensitive　　　　　21,27
貧困不安　Verarmungsangst　102,
　　　　　　　　　　　　　119
貧困妄想　Verarmungswahn　122

ふ

不安　Angst　21,25,26,38,41,43,44,
　　　48,50,51,93,101,122,127,129,133,
　　　　　　　　　　　　　134
不安性　Ängstlichkeit　　　26,39
不安躁状態　Angstmanie　20,134
不安反応　Angstreaktionen　41,50
不意　Überraschung　　　　129
フィルター機能の障害　Beeinträchtigung der Filterfunktion　195
不運不安　Unglücksangst　　22
不快な自我状態　unangenehme Ichzustände　　　　　　　128
不機嫌な　mißmutig　　　　20
不気味　unheimlich　　　　44,51
不気味さ　Unheimlichkeit　95,129,

索 引

	133
副次的特徴　Nebenzüge	64
複線性　zweigleisig	147
不合理性　Widersinnigkeit	107
無骨者　Flegel	80
不作為　Unterlassung	36,140
不自然さ　Unnatürlichkeit	111
不信　Mißtrauen	44,57,93,129
不全感　Insuffizienzgefühle	21
不同意　Mißfallen	129
プトレマイオス的態度の主体中心性への退行　Regression in den Subjekt-Zentrismus der ptolemäischen Einstellung	187
不愉快　Unbehagen	129
フランクフルト愁訴質問票　Frankfurter Beschwerdefragebogen	195
不良娘　Gänschen	80
古い緊張病患者　alte Katatoniker	80
不連続性の欠如　Fehlen von Diskontinuitäten	151
憤慨　Entrüstung	129
分析的―記述的方法　analytisch-beschreibende(deskriptive) Methode	184,194,201
紛争者　Streitsüchtige	19
憤怒　Zorn	44,56,129

へ

平均基準　Durchschnittsnorm	15,160
平均気分　Durchschnittsstimmung	39,130
平静　Ruhe	129
辺縁系　limbisches System	177
辺縁精神病質者　Randpsychopathen	28
変化する可変的存在　ens mutans et mutabile	166
変化という体験　Erlebnis der Veränderung	76
変身体験　Verwandlungserlebnisse	106
片頭痛　Migräne	101

ほ

防衛措置　Abwehrmaßnahmen	169
放火　Brandstiftung	47,139
放火魔　Brandstifter	138
方法論的診断学　methodologische Diagnostik	155,187
誇り　Stolz	128,129,130
奔逸的思考　flüchtiges Denken	87
ボン基底症状評価尺度（BSABS）Bonner Skala zur Beurteilung von Basissymptomen	177,195
ボン－ケルン早期発見研究　Bonne-Kölner-Früherkennungsstudie	211
ボン研究　Bonne-Studie	152,181,195,196,202,205,207
本質特性の支配　Dominieren von Wesenseigenschaften	191

ま

マゾヒズム　Masochismus	136
末期状態　Endzustand	111
まどろみ認知症　Schlummerdemenz	74
幻の追求　Jagd nach einem Phantom	154,203
慢性アルコール体質　chronische alkoholische Konstitution	12
慢性疾患　chronische Krankheit	72
慢性的に気を悪くしている者　chronische Beleidigte	61
満足　Zufriedenheit	129

269

み

見かけ上の記憶障害　scheinbare Gedächtnisstörung　108
三つ組み体系　triadisches System　147

む

無意識的反応　unbewußte Reaktionen　51
無意味さに対する洞察　Einsicht in das Unsinnige　90
無縁性　Fremdheit　107
むかつき　Ekel　129
無感情　Apathie　45
無関心　Gleichgültigkeit　103,131
無邪気さ　Harmlosigkeit　25
無邪気な者　Schlichte　61
無邪気に押し付けがましい者　treuherzig Aufdringliche　61
無傷性の回復　restitutio ad integrum　149
無思慮に逆らう志向のある者　kopflos Widerstrebende　61
無精な受動者　indolente Passive　61
夢遊病者　Somnambule　56
無力者　Asthenische　25
無力性基底段階　asthenische Basisstadien　180
無力性精神病質者　asthenische Psychopathen　25
無力性不全　asthenisches Versagen　31,38,73

め

名誉感情　Ehrgefühl　24
メタ因性　metagen　11
メッセージ　Mitteilung　97

滅裂　Zerfahrenheit　87
滅裂思考　zerfahrenes Denken　87
メルクマール　Merkmal　112

も

妄覚　Sinnestäuschungen　83
妄想　Wahn　89,91
妄想-意味　Wahn-Sinn　97,99
妄想意味付け　Wahnbedeutung　97
妄想確信　Wahngewißheit　192,194
妄想学説　Wahnlehre　186
妄想型　paranoide Form　80
妄想観念　Wahnidee　96
妄想機能　Wahnfunktion　190
妄想気分　Wahnstimmung　95,133
妄想緊張　Wahnspannung　96
妄想研究　Wahnforschung　190
妄想考想　Wahngedanken　96
妄想作業　Wahnarbeit　187,193
妄想主題　Wahnthema　122
妄想準備性　Wahnbereitschaft　96
妄想精神病　Wahnpsychose　54
妄想性人物誤認　wahnhafte Personenverkennung　207
妄想選択　Wahnwahl　96
妄想体系　Wahnsystem　96
妄想態度　Wahneinstellung　96
妄想知覚　Wahnwahrnehmung　84,91,96,100,114,115,116
妄想知覚の最終段階　Endstufe der Wahnwahrnehmungen　193
妄想知覚の3段階　drei Stufen der Wahnwahrnehmung　190
妄想知覚の前段階　Vorstufe der Wahnwahrnehmung　96
妄想着想　Wahneinfall　94,96,98,100,116,119,127
妄想追想　Wahnerinnerung　98
妄想的加工　wahnhafte Verarbeitung　108
妄想的現実確信　wahnhafte Realitätsgewißheit　191

妄想的変造　wahnhafte Verfälschung　108
妄想における現実意義　Realitätsbedeutung beim Wahn　192
妄想の代償機能　kompensatorische Funktion des Wahns　194
妄想表象　Wahnvorstellung　96,98
もうろう状態　Dämmerzustand　49, 52,70,114
目的という要素　Zweckeinschläge　54
目的反応　Zweckreaktionen　42,52, 55,169

や

夜驚症　Pavor nocturnus　51
薬物渇望　Arzneimittelhunger　139
ヤスパースの定理　Jaspers-Theorem　188

ゆ

有意味　sinnvoll　36,41,97
優越感　Überlegenheit　129
優格的　überwertig　90
融合　Amalgamierung　183
憂愁な　schwermütig　20
優勢度に従った命名　nominatio fit a potiori　180
誘発（内因性精神病）　Auslösung　71, 72,120,155
愉快気分変調　frohe Verstimmung　116
愉快さ　Fröhlichkeit　101,102,118
夢　Traum　114
夢体験　Traumerlebnis　107

よ

幼児殺害罪　Tötungsdelikte an Kindern　47
幼少期の脳損傷　frühkindliche Hirnschädigung　152,160
要請　Postulat　6,8,9,10
幼稚な者　Infantile　61
抑圧　Verdrängung　51,169,170,210
抑圧せん妄　Verdrängungsdelir　50
抑うつ気分　depressive Stimmung　131
抑うつ気分変調　depressive Verstimmung　26,101,116
抑うつ基本気分　depressive Grundstimmung　132
抑うつ者　Depressive　19
抑うつ準備性　depressive Bereitschaft　134
抑うつ性精神病質者　depressive Psychopathen　19
抑うつ体験反応　depressive Erlebnisreaktion　39
抑うつなきうつ病　depressio sine depressione　118
抑うつに陥ること　Hineingeraten　120
抑うつ反応　reaktive Reaktionen　44,57
欲動　Trieb　103,136
欲動間の力動　Dynamik der Triebe　139
欲動行為　Triebhandlungen　24,140
欲動人　Triebmenschen　24,138
欲動的衝動行為　triebhafte, impulsive Handlungen　104
欲動的脱抑制　triebhafte Enthemmung　104
欲動的な人　triebhafter Mensch　141
欲動と意志　Trieb und Wille　139
欲動同士の力比べ　Triebspiel　140
欲動の流れ　Triebstrom　137
欲望　Begehren　136
予後　Prognose　81,123,149,180,207
予後診断学　prognostische Diagnostik　150,202
予測因子　Prädiktoren　211

271

より高い現実　eine höhere Wirklichkeit　91
寄る辺のなさ　Hilflosigkeit　133
喜び　Freude　127,128,129,212
弱々しい狂信者　matter Fanatiker　22

ら

落胆　Verzagtheit　129,133

り

罹患という体験　Erlebnis des Krankseins　75
力動構造心理学的構想　dynamisch-strukturpsychologische Konzeption　197
力動的・認知的基底欠損　dynamische und kognitive Basisdefizienz　157
力動的・認知的基底症状　dynamische und kognitive Basissymptome　151
力動的基本布置　dynamische Grundkonstellation　191
力動の不安定性　dynamische Unstetigkeit　190
力動不全　dynamische Insuffizienz　182
立腹　Ärger　44,129
離人症・現実感喪失体験　Depersonalisations- und Derealisationserlebnis　186
理念的狂信者　Ideenfanatiker　22
流動的移行　fließende Übergänge　40,43
両価性　Ambivalenz　103
両価的な状態感情　ambivalente Zustandsgefühle　129
領識　Auffassung　53,58,59,73
良心　Gewissen　24,130

良心の呵責　Skrupel　21,138
良心の呵責による懺悔　Beichtskrupel　22
良心の人　Gewissensmensch　138
量的に(強度の面で)異常な体験　quantitativ(intensitativ) abnorme Erlebnisse　91
臨床診断　klinische Diagnose　77
臨床精神医学　klinische Psychiatrie　1,146
臨床精神医学の体系　System der klinischen Psychiatrie　1,146
臨床精神病理学　klinische Psychopathologie　1,113,193
臨床単位　klinische Einheiten　147
臨床脳波相関研究　klinisch-elektroenzephalographische Korrelationsuntersuchung　177

る

類型診断(精神病質)　Typendiagnose　166
類循環精神病　zykloide Psychose　150,200
類パラノイア性解釈　paranoide Deutung　84
類パラノイア性発展　paranoide Entwicklungen　21,23,128
類パラノイア反応　paranoide Reaktionen　43,52,54,93,95

れ

例外状態　Ausnahmezustände　56
冷遇　Benachteiligung　95
霊的感情　geistige Gefühle　133
霊媒　Medium　56
レッテル貼り　Etikettierung　28,31,164
恋愛嫉妬　Liebeseifersucht　56

ろ

狼狽　Betroffensein　　　　　　　97
浪費　Geldausgeben　　　　　　139
浪費家　Verschwender　　　　　139

わ

ワーキングメモリの障害　Störungen
　des Arbeitsgedächtnisses　195,196
わざとらしさ　Geziertheit　　　114

人名索引

E. ブロイラー　E. Bleuler　60,149, 157,168,186,195,198,200,201,202, 204,206,207,208
F. ハルトマン　F. Hartmann　1
G. シュヴァーブ　G. Schwab　49
G. シュペヒト　G. Specht　68
G. シュミット　G. Schmidt　47,93
H.-H. マイヤー　H.-H.Meyer　71
J.-E. マイヤー　J.-E. Meyer　1
J. H. シュルツ　J. H. Schultz　28
K. F. シャイト　K. F. Scheid　73
M. ブロイラー　M. Bleuler　207
N. ハルトマン　N. Hartmann　17,61, 140,148,163
N. ペトリロビッチ　N. Petrilowitsch　159
V. v. ヴァイツゼッカー　V. v. Weizsäcker　33
v. バイヤー　v. Baeyer　188
W. シュテルン　W. Stern　58
W. シャイト　W. Scheid　94,174

アルゼン　Alsen　158
アレルス　Allers　54
ヴァイツ　Weitz　70
ヴァイトブレヒト　Weitbrecht　79, 118,156,158,173,176,186,210
ヴィーク　Wieck　7,74,174
ヴィーザー　Wieser　177
ヴィリンガー　Villinger　55
ウィング　Wing　203,205
エヴァルト　Ewald　17
エーゲンター　Egenter　61
オグラディ　O'Grady　203
カーン　Kahn　16,31
ガウプ　Gaupp　95,157
キスカー　Kisker　9,147
キュビー　Kubie　146
キルン　Kirn　54

クラーゲス　Klages　27
クライスト　Kleist　68,80
クランツ　Kranz　109
クリッシュ　Krisch　68
クリッチトン　Crichton　199,203
クルーガー　Krueger　130
グルーレ　Gruhle　16,59,73,88,209
クレッチマー　Kretschmer　16,21, 24,27,40,41,53,63,65,124,146, 157,159,160,187
クレペリン　Kraepelin　16,80,95, 149,159,200,202,203,204,205,213, 214,216
クロウ　Crow　203,205
グロス　Gross　158,190,191,192,199
クロスターケター　Klosterkötter　149
ケルトケ　Körtke　1
ケンデル　Kendell　207,210
コルサコフ　Korsakow　69
コルンフーバー　Kornhuber　121
コレ　Kolle　95
コンラート　Conrad　190,191,192
シェファード　Shepherd　214
シェラー　Scheler　126,133,140
シュテルツ　Stertz　68
シュトゥンプフ　Stumpf　126,136
シュルボルト　Süllwold　195
シュレーダー　Schröder　27,121
スタンダージ　Standage　158,159
ゼーレルト　Seelert　68
ツービン　Zubin　211
ツッカー　Zucker　91
テレンバッハ　Tellenbach　113
トーマス・サス　Th. Szasz　146
ドムリッヒ　Domrich　48
トラマー　Tramer　17
ニクソン　Nixon　205
ノイシュタット　Neustadt　62
ハイデッガー　Heidegger　194
ハインツェ　Heinze　27
バウマー　Baumer　121
パウライコフ　Pauleikhoff　120
ビルンバウム　Birnbaum　63

ビンスヴァンガー	Binswanger	194
ファイナー	Feighner	206
フーバー	Huber	11,127,158,176,181, 190,191,192,199,210
プフェンダー	Pfänder	128
ブラウン	Braun	41
ブロニッシュ	Bronisch	176
ヘーニッヒ	Hoenig	212
ベックマン	Beckmann	150
ベルツ	Baelz	48,131
ホーファー	Hofer	113
ホーヘ	Hoche	68
ポーリッシュ	Pohlisch	68
ボストレーム	Bostroem	71
ホンブルガー	Homburger	16,41
ボンヘッファー	Bonhoeffer	5,41, 67,68,71,174
マイケルズ	Michaels	146
マトゥセック	Matussek	96,190,191
メドウ	Medow	63
ヤスパース	Jaspers	23,36,82,95, 105,155,157,161,166,188,192,193, 201,212,214,215
ヤンツァリック	Janzarik	79,80, 95,122,147,157,190,191,197,208
ライマン	Raimann	49
ラングフェルト	Langfeldt	149
ランゲ	Lange	42
リーボルト	Liebold	27
リップス	Lipps	125,136
リュムケ	Rümke	133,149
リルケ	Rilke	46,109
ルックデッシェル	Ruckdeschel	123
レオンハルト	Leonhard	150,162, 202,207
レルシュ	Lersch	170
ロペス・イボール	López Ibor	127

275

臨床精神病理学

著者経歴

クルト・シュナイダー（Kurt Schneider），教授，医学博士，哲学博士，名誉法学博士，名誉神学博士（物故）

1887年　ドイツ・ヴュルテンベルク州クライルスハイムに生まれる
1912年　医学学位取得，ケルン大学病院精神科助手
1919年　精神医学の教授資格取得
1921年　哲学学位取得
1922年　ケルン大学員外教授
1931年　ミュンヘン・ドイツ精神医学研究所臨床部門長およびミュンヘン・シュヴァービング市立病院精神科医長
1946年　ハイデルベルク大学精神神経科正教授
1951／52年　ハイデルベルク大学総長
1955年　定年退官
1967年　死去。80歳

著書：主要著書である本書のほか，「病態心理学序説」（湯沢千尋訳，中央洋書出版部），「精神病理学序説」（西丸四方訳，みすず書房），「精神病質人格」（懸田克躬，鰭崎轍訳，みすず書房），「宗教精神病理学入門」（懸田克躬，保谷真純訳，みすず書房），「今日の精神医学」（平井静也，鹿子木敏範訳，文光堂）などの日本語訳がある。

解説者経歴

ゲルト・フーバー（Gerd Huber），教授，医学博士，名誉医学博士

1921年　ドイツ・シュトゥットガルトに生まれる
1948年　ハイデルベルク大学医学部卒業
1948年　ハイデルベルク大学精神神経科およびミュンヘン・ドイツ精神医学研究所助手
1953年　精神神経科専門医の資格取得
1955年　ハイデルベルク大学精神神経科総合外来および神経放射線科医長
1957年　精神神経医学の教授資格取得
1961年　ハイデルベルク大学員外教授
1962年　ボン大学病院精神神経科員外教授

著者経歴

1965 年　ボン大学経過精神医学研究部長および学術評議員
1967 年　クルト・シュナイダーの学問的遺産を受け継ぐ
1968 年　ウルム大学正教授，ヴァイセナウ州立精神科病院院長
1974 年　リューベック大学精神神経医学正教授，同大学精神神経科科長
1976 年　ボン大学およびミュンヘン大学精神医学主任
1978-1987 年　ボン大学精神医学正教授および同大学精神科総合外来教授
現在：ボン大学名誉教授，同大学神経科名誉科長
専門分野：臨床精神医学，精神病理学。経過精神医学・社会精神医学，統合失調症・統合失調感情障害・うつ病，長期経過研究，臨床神経化学的・神経放射線学的・神経生理学的関連研究。50 年代より基底症状概念を展開，統合失調症の一亜型における神経放射線学的変化を最初に記載，統合失調症および統合失調感情障害の精神病理学的早期発見・早期治療を最初に記載，統合失調症および統合失調感情障害の一次・二次予防。統合失調症性精神病の精神病理学的早期発見のための尺度の作成（1987 年，「ボン基底症状評価尺度（BSABS）」として出版）。
著書：「精神医学」（第 7 版，2005 年。林拓二訳：「精神病とは何か」，新曜社），「妄想」（木村定，池村義明訳，金剛出版）のほか多数。

ギセラ・グロス（Gisela Gross），教授，医学博士
1936 年　ドイツ・ブラスラウに生まれる
1962 年　ハイデルベルク大学医学部卒業
1961-1963 年　ハイデルベルク大学精神神経科および内科・産科・外科にて研修
1964-1969 年　ケルン大学精神神経科・ボン大学精神神経科・ボン大学神経病理学研究所助手
1969-1974 年　ウルム/ヴァイセナウ精神科医長および神経科科長，ウルム大学社会精神医学・経過精神医学科長
1974 年　ウルム大学にて精神神経科教授資格取得
1974-1978 年　リューベック大学精神神経科学術指導部長・臨床医長
1978 年　ボン大学精神医学教授および経過精神科科長，現在に至る

277

臨床精神病理学

専門分野：臨床精神医学，精神病理学，統合失調症・統合失調感情障害・感情障害，突発性精神病の長期経過研究，器質性脳症候群・神経病理学，内因性精神病における脳波・CT・神経化学，内因性精神病の早期診断・早期治療・予防，内因性および身体性精神病における精神病理学的所見と身体的所見の関連，強迫性障害・パニック障害。
著書：「ボン基底症状評価尺度（BSABS）」（フーバーらと共著），「妄想」（フーバーと共著）のほか多数。

訳者経歴
針間博彦（はりま　ひろひこ）
1963 年　山口県宇部市に生まれる
1988 年　東京大学医学部医学科卒業
1997 年　東京大学大学院医学系研究科修了，東京大学医学部精神医学教室助手
1999 年　東京都立松沢病院精神科医員
2002 年　東京都立松沢病院精神科医長，現在に至る
東京大学医学部精神医学教室非常勤講師兼務，医学博士，精神保健指定医。
著書：「臨床精神医学講座　精神分裂病I」（共著，中山書店），「思春期青年期ケース研究 10　初期分裂病」（共著，岩崎学術出版），「精神科臨床ニューアプローチ 1　症候からみた精神医学」（共著，メジカルビュー社）など
訳書：「クレランボー精神自動症」（星和書店）など

検印省略

新版 臨床精神病理学

定価（本体 4,000 円＋税）

2007年8月23日　第1版　第1刷発行
2023年3月13日　　同　　第7刷発行

訳　者　針間 博彦（はりま ひろひこ）
発行者　浅井 麻紀
発行所　株式会社 文光堂
　　　　〒113-0033　東京都文京区本郷7-2-7
　　　　TEL （03）3813-5478（営業）
　　　　　　（03）3813-5411（編集）

ⓒ針間博彦, 2007　　　　　　　　　　印刷・製本：壮光舎印刷

ISBN978-4-8306-3620-2　　　　　　　　　　Printed in Japan

・本書の複製権，翻訳権・翻案権，上映権，譲渡権，公衆送信権（送信可能化権を含む），二次的著作物の利用に関する原著作者の権利は，株式会社文光堂が保有します．
・本書を無断で複製する行為（コピー，スキャン，デジタルデータ化など）は，私的使用のための複製など著作権法上の限られた例外を除き禁じられています．大学，病院，企業などにおいて，業務上使用する目的で上記の行為を行うことは，使用範囲が内部に限られるものであっても私的使用には該当せず，違法です．また私的使用に該当する場合であっても，代行業者等の第三者に依頼して上記の行為を行うことは違法となります．
・JCOPY〈出版者著作権管理機構 委託出版物〉
本書を複製される場合は，そのつど事前に出版者著作権管理機構（電話03-5244-5088, FAX 03-5244-5089, e-mail：info@jcopy.or.jp）の許諾を得てください．